Prof. Dr. Michael Friedrich Vogt
Sven-David Müller-Nothmann
Doreen Nothmann

Moderne Ernährungsmärchen

W0040465

Prof. Dr. Michael Friedrich Vogt
Sven-David Müller-Nothmann
Doreen Nothmann

Moderne Ernährungsmärchen

Was ist dran an:

- Zucker macht krank
- Eier erhöhen den Cholesterinspiegel
- Diäten machen schlank

2., aktualisierte und erweiterte Auflage

schlütersche

Bibliografische Information Der Deutschen Bibliothek

Die Deutsche Bibliothek verzeichnet diese Publikation in der Deutschen National-
bibliografie; detaillierte bibliografische Daten sind im Internet über http://dnb.ddb.de
abrufbar.

ISBN-10: 3-89993-524-1
ISBN-13: 978-3-89993-524-0

Anschrift der Autoren:

Sven-David Müller-Nothmann
Praxis für Ernährungskommunikation und Ernährungsberatung
Viktoriastraße 8
52066 Aachen

Prof. Dr. Michael Friedrich Vogt M. A.
In der Mehleck 3
56459 Elbingen

Diplom-Trophologin Doreen Nothmann
Carl-Neuberg-Straße 2C 2
30625 Hannover

© 2007 Schlütersche Verlagsgesellschaft mbH & Co. KG,
  Hans-Böckler-Allee 7, 30173 Hannover

Gestaltung: Schlütersche Verlagsgesellschaft mbH & Co. KG, Hannover
Satz: Die Feder GmbH, Wetzlar
Druck und Bindung: Werbedruck GmbH Horst Schreckhase, Spangenberg

Inhalt

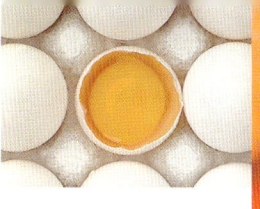

Vorwort zur 2. Auflage 7

1 Moderne Ernährungs-märchen – eine Einleitung . . 9

2 Kurz und knapp: Die 33 populärsten Ernährungsmärchen 13

3 Lauter süße Märchen . . 25

3.1 Zucker ist ein Industrie-produkt 26
3.2 Zucker macht krank 27
3.3 Zucker verursacht Diabetes mellitus 30
3.4 Zucker macht dick 31
3.5 Zucker enthält leere Kalorien . . . 33
3.6 Zucker allein macht Karies 34
3.7 Zucker macht Kinder zappelig . . 36
3.8 Brauner Zucker ist gesünder als weißer 38
3.9 Süßstoffe sind gesundheits-schädlich und Krebs erregend 38
3.10 Schokolade enthält Rinderblut 42
3.11 „zuckerfrei" heißt, da ist kein Zucker drin 43

4 Heißkalte Aufwärmmärchen . . 45

4.1 Tiefkühlware enthält keine Vitamine 46
4.2 Dosengemüse enthält keine Vitamine und ist ungesund 49
4.3 Pilze und Spinat darf man nicht aufwärmen 52

5 Fette Märchen 55

5.1 Fett macht fett 57
5.2 Olivenöl ist das gesündeste Öl der Welt 58
5.3 Butter erhöht den Cholesterinspiegel und Margarine macht schlank 59

6 Schlanke und dicke Märchen 61

6.1 Weintrauben und Bananen machen dick und sind für Diabetiker tabu 62
6.2 Diäten machen dick 63
6.3 Wer abnehmen will, muss hungern 68
6.4 Die beste Art abzunehmen: mit negativen Kalorien 69
6.5 Kartoffeln machen dick. 70

7 Flüssige Märchen 73

7.1 Leitungswasser ist besser als Mineralwasser 74
7.2 Kaffee entwässert 81
7.3 Alkohol ist ungefährlich und gesund 82

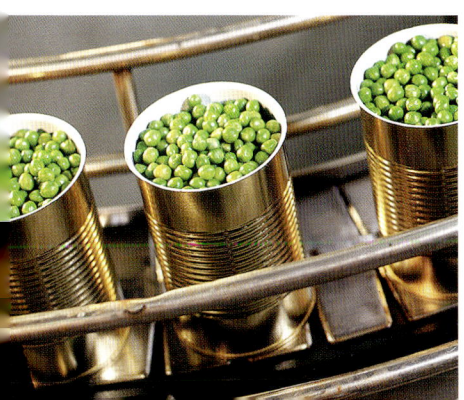

▶▶

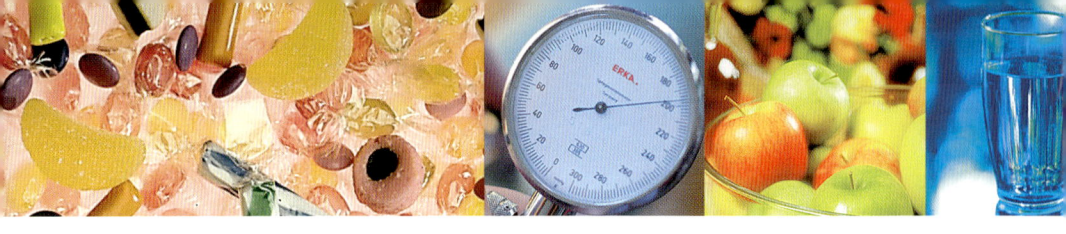

7.4 Sauerstoffangereichertes Mineral-
wasser macht fit 83
7.5 Cola hilft bei Durchfall 85
7.6 Tafelwasser ist besonders
hochwertiges Mineralwasser 86

8 Zusätzliche Märchen 87
8.1 Zusatzstoffe sind gefährlich und
lösen Allergien und Krebs aus 88
8.2 Salz erhöht den Blutdruck 90
8.3 Süßigkeiten mit Vitaminzusätzen
sind gesünder 91
8.4 Zitrusfrüchte enthalten das meiste
Vitamin C 91
8.5 Traubenzucker wird aus Trauben
gewonnen 92
8.6 Zu viele Nahrungsergänzungsmittel
sind gefährlich 93
8.7 Sportlernahrung ist überflüssig 96
8.8 Vegetarier leiden unter chronischem
Eisenmangel 98
8.9 Natürliche Aromen kommen aus
der Frucht 99

**9 Ammen- und Kinder-
märchen** 101
9.1 Kinder kosten Knochen 102
9.2 Kinder müssen viel Spinat essen . . . 103
9.3 Babynahrung macht dick 104
9.4 Babynahrung muss Bio sein 104
9.5 Gummibärchen übertragen Rinder-
wahnsinn 107

**10 Rohe und vollwertige
Märchen** 109
10.1 Rohköstler ernähren sich gesund   110
10.2 Rohkost am Abend gärt im Magen 112

10.3 Vollwertkost ist immer gesund . . . 113
10.4 Ballaststoffe sind Ballast 115
10.5 In Obst und Gemüse steckt nichts
mehr drin 117
10.6 Karotten bewahren vor Seh-
schwäche 118

**11 Gefährliche und krank
machende Märchen** 119
11.1 Dreck reinigt den Magen 120
11.2 Fasten macht schlank und hält
gesund 122
11.3 Kalzium fördert die Gefäß-
verkalkung 127
11.4 Jod verursacht Allergien und
Akne 130
11.5 Unsere Körper sind zu sauer 131

12 Märchen rund ums Ei 133
12.1 Eier erhöhen den Cholesterin-
spiegel 133
12.2 Eier von glücklichen Hühnern
schmecken besser 136

13 Nichts als die Wahrheit . . . 141
13.1 Gesunde Lebens- und Ernährungsweise erhält oder macht gesund 141
13.2 Modell zu einer gesunden
Ernährungsweise 144
13.3 Sieben klare Regeln für eine
gesunde Ernährungsweise 150

Quellennachweis 153

Autoreninfo 155

Register 156

Vorwort

Liebe Leserin, lieber Leser,

nach dem überwältigenden Erfolg der „Modernen Ernährungsmärchen" liegt nun die vollständig überarbeitete 2. Auflage des einzigen optimistischen Aufklärers von Ernährungsunwahrheiten vor. Ein wichtiges Anliegen war uns auch diesmal, wissenschaftliche Erkenntnisse verständlich aufbereitet an die Leser weiterzugeben.

Bei jedem Interview und jeder Vorstellung des Buches in der Öffentlichkeit hörten wir immer wieder die gleichen Fragen: Ist Olivenöl wirklich nicht das beste Öl der Welt? Und warum wird dies immer wieder behauptet? Aber Zucker macht doch süchtig? Oder warum kann meine Frau keinen Abend auf Schokolade verzichten? Werden die Menschen in Frankreich nicht älter, weil sie immer Rotwein trinken? Aber essen wir etwa nicht zu viel Salz und haben deshalb einen zu hohen Blutdruck?

Die Weltgesundheitsorganisation und Ernährungswissenschaftler warnen vor den Folgen von Fehl- und Überernährung: Übergewicht, Diabetes mellitus Typ 2, koronare Herzkrankheiten, Gicht und Krebs. Viele Menschen scheinen jedoch größere Angst vor einzelnen Lebensmitteln oder Inhaltsstoffen als vor den schwer wiegenden Folgen von Übergewicht zu haben: Eier, die den Cholesterinspiegel erhöhen sollen, Salz, das den Blutdruck angeblich erhöht oder aber mittlerweile jede einzel-ne Fleischsorte, weil alle Nutztiere derzeit von todbringenden Erkrankungen heimgesucht werden, alarmieren uns im höchsten Maße.

Einzelne Lebensmittel als ungesund und schlecht darzustellen, kann nicht der Weg zu einer gesunden Ernährungsweise sein. Sicher ist die Aufklärung über Geflügelpest und BSE für den Verbraucher wichtig. Aber auch da sollten Erkenntnisse erst dann verbreitet werden, wenn sich die Informationen als gesicherte Tatsachen erweisen.

Doch nicht nur ein manchmal überschneller Nachrichtenfluss kann den Verbraucher unnötig verunsichern, auch ausgewiesene Nichtfachleute wie Orthopäden, Köche, Fitnesstrainer, Psychologen, Journalisten und Lebensmittelchemiker scheinen mitunter besser über eine gesunde Ernährungsweise Bescheid zu wissen, als Ernährungswissenschaftler und Diätassistenten. Vergleicht man die Dichte an Fernsehköchen mit der an öffentlichkeitsaktiven echten Ernäh-

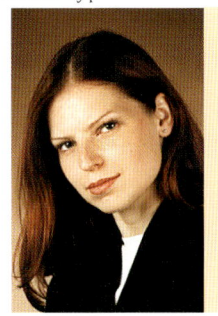 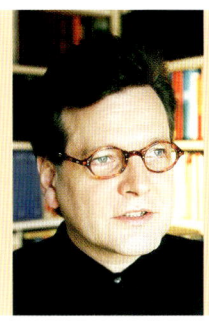 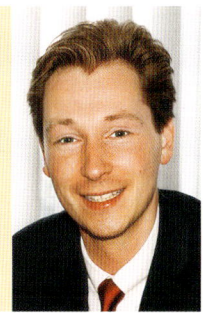

Diplom-Trophologin Doreen Nothmann

Professor Dr. Michael Friedrich Vogt M. A.

Diätassistent Sven-David Müller-Nothmann

rungsexperten, so kann man getrost davon ausgehen, dass Expertenwissen in der Küche zusammengekocht und nicht aus Fachzeitschriften recherchiert wird.

Nur wenige Fachgesellschaften für Ernährungswissenschaft werden überhaupt von den Medien wahrgenommen. Kein Mensch würde jemals auf die Idee kommen, seine Steuererklärung von einem Fliesenleger oder seine Scheidung von einem Arzt durchführen zu lassen. Lediglich bei den Fachbereichen Ernährung und Pädagogik bauen wir vollständig auf die Aufklärungsmedien vom Zeitschriftenkiosk. Dabei wird Essen meist zur Nebensache, und auch der Begriff Ernährung wird schon von Slow Food, Functional Food und High tech Food verdrängt.

Kaum einer isst mehr, um satt zu werden. Wir versuchen unseren Cholesterinspiegel über die Ernährung zu regulieren oder die Vitaminzusammenstellung zu perfektionieren. Dabei geht auch der Geschmack oft die Speiseröhre runter. Doch nicht nur Frauenzeitschriften, Haustürvertreter für Vitaminsupplemente und Drogerieverkäufer, sondern auch Wettermänner im Werbefernsehen berauschen uns schon mit Immunsystem steigernden Joghurtversprechen.

Glaube ist alles, auch im Ernährungsboom. Wenn Sie nicht alles glauben wollen und können, dann ist dieses Buch genau das richtige für Sie.

Ohne das engagierte Mitwirken zweier weiterer Ernährungswissenschaftlerinnen, Bettina Geier und Irina Baumbach, sowie dem unermüdlichen Einsatz unserer treuen Lektorin Katja-Maria Koschate, wären viele Weiterentwicklungen der 2. Auflage dieses Werkes übrigens nicht denkbar gewesen. Vielen Dank dafür.

Wir hoffen, Ihnen ein schmackhaftes Lesemenü zusammengestellt zu haben, und wünschen Ihnen Guten Appetit bei jedem einzelnen Leckerli!

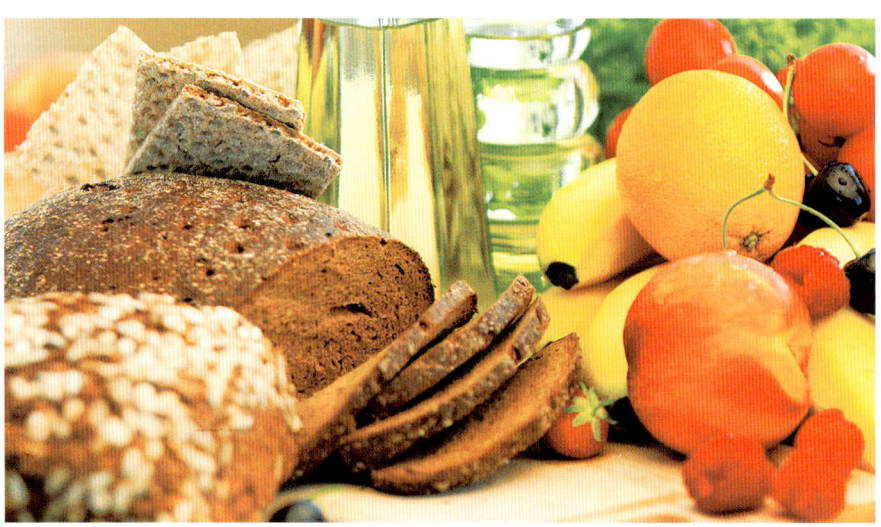

Moderne Ernährungs-märchen – eine Einleitung

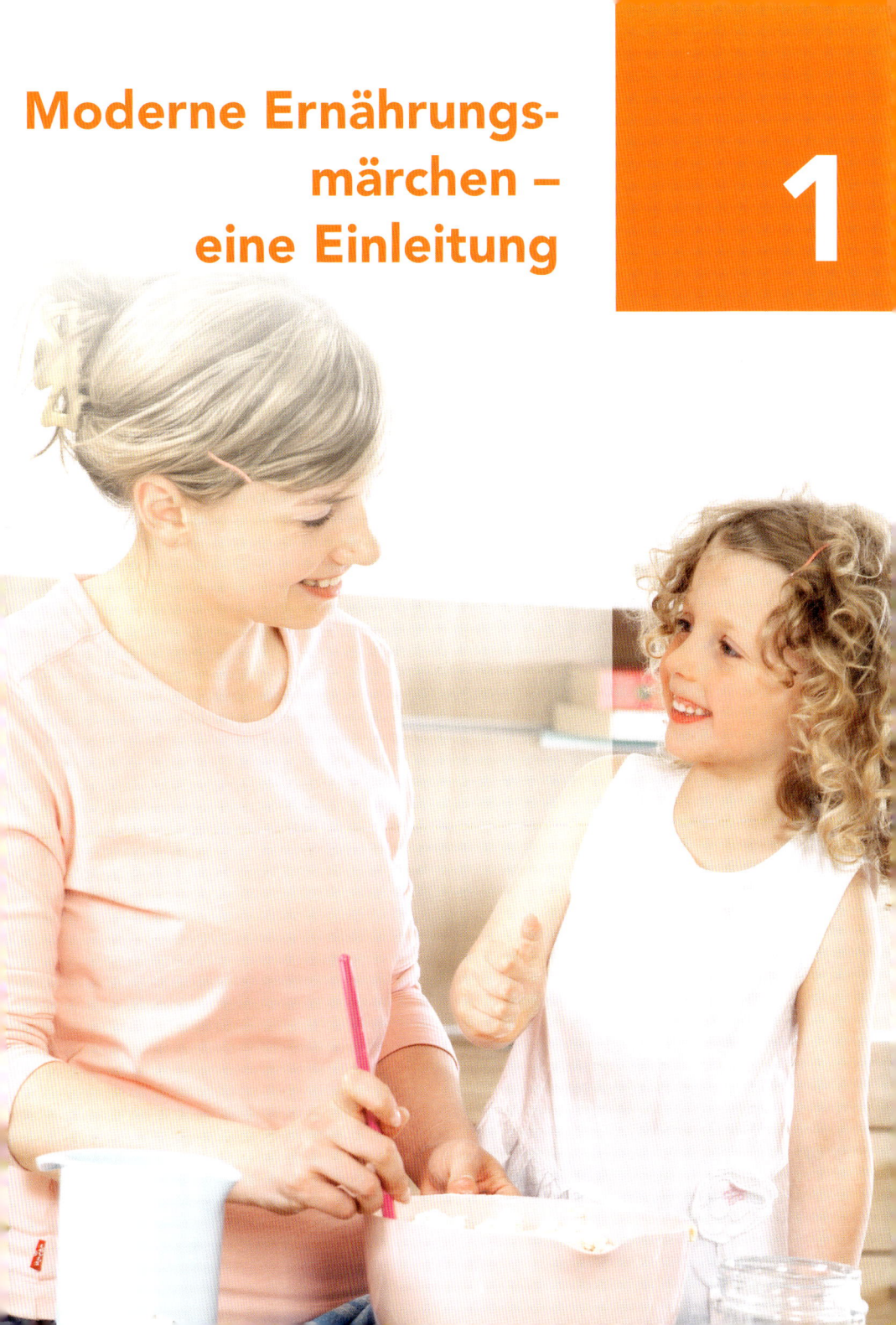

1

Es war einmal eine gesunde, ausgewogene Ernährungsweise, und alle Menschen auf der Welt genossen diese in vollen Zügen. Die Menschen aßen fünf Mal am Tag Gemüse und Obst und tranken zwei Liter Flüssigkeit in Form von Mineralwasser, Säften, Kräuter- und Früchtetees. Alkoholische Getränke, Schokolade und frittierte Speisen waren unbekannt. Und noch besser: Es gab quasi keine sitzenden Tätigkeiten. Die Menschen schrieben an Stehpulten. Jeder machte nach ein bis zwei Stunden Arbeit eine Bewegungspause. Die Menschen liefen dabei um den Block, spielten in werkseigenen Sportanlagen risikoarme Ballspiele und ab und an fanden sie sich auch in abgedunkelten Räumen zum Autogenen Training ein und entspannten einfach mal. In dieser Welt gab es keine Ernährungswissenschaftler, -mediziner und Diätassistenten. (Frauen-) Zeitschriften waren frei von Ernährungstipps und Diäten, denn Dicke oder „ernährungskranke" Menschen gab es nicht.

Gott sei Dank ist das nur ein Märchen. Diese Welt hat es nie gegeben und ohne übertriebenen Pessimismus glauben wir, dass es sie nie geben wird. Denn das Streben nach einer gesunden Ernährung bleibt so lange ein Streben, wie die Forschung zu diesem Thema neue Erkenntnisse erlangt. Ein Ende ist bislang nicht in Sicht, denn häufig vergessen Wissenschaftler die Individualität der Persönlichkeit, die Rolle der Psyche in Bezug auf Nahrung und Fettpölsterchen – und manchmal unterschätzen sie auch die Evolution.

Wie entstehen nun Ernährungsmärchen? Zumindest auch durch die Medien: Manchmal sollten wir wissenschaftliche Ergebnisse vor deren Publizieren besser überprüfen, anstatt im Konkurrenzdruck Geschwindigkeit über die Qualität der Arbeit zu stellen. Auch die Presse sollte nicht jedes vorgesetzte Futter gedankenlos verteilen, sondern den Inhalt zunächst hinterfragen. Manchmal fällt es Journalisten allerdings schwer, einmal getroffene Aussagen zu revidieren. So kommt es, dass man, wenn man beim MDR anruft und einer netten Dame erklären will, worum es im Buch „Moderne Ernährungsmärchen" geht, zu hören bekommt: „Dass Spinat viel Eisen enthält, weiß man doch schon lange." Und das, nachdem man ihr vom gleich lautenden Märchen – also einer Falschaussage – berichtet hat.

Aber auch wir trennen uns manchmal nur schwer von einmal Gelerntem. Kennen Sie das auch, Sie haben irgendwann einmal, als Kind, irgendein Wort falsch ausgesprochen und Ihre Eltern haben Sie noch im Erwachsenenalter auf jeder Familienfeier daran erinnert? Das ist peinlich, aber kein Grund zum Ärgern. Denn schließlich ist das ein Teil des Ganzen – des Lebens. Ärgerlich wäre es nur dann, wenn Sie es heute immer noch falsch aussprechen würden und Ihre Kinder vielleicht auch. So ähnlich verhält es sich mit ganz vielen Ernährungsmärchen: Denn viele von ihnen waren irgendwann einmal wahr. Und in dieser Zeit hätte wohl keiner der Autoren dieses Buch das Recht gehabt, diese wissenschaftlichen Erkenntnisse in Frage zu stellen. Aber die Dinge ändern sich.

Warum ist aber die Ernährungsforschung so langsam, und warum ist in der Welt des Essens nicht immer $1 + 1 = 2$? Nun, zunächst zur Beantwortung des zweiten Teils der Frage: Sie kennen das nicht nur aus dem Fernsehen, sondern auch Ihr Arzt und/oder Ihre (Frauen-) Zeitschrift hat es Ihnen bestätigt, jeder von uns ist anders, und das in verschiedenerlei Hinsicht: Da geht es nicht nur um die Psyche und die Wahrnehmung, sondern auch um unsere so genannte Biochemie – wobei sich die Frage stellt, ob nicht beide unmittelbar miteinander verknüpft sind. Die mysteriöse Biochemie eines jeden Körpers funktioniert eben nur so, wie unser Erbgut es zulässt. In diesem unterscheiden Sie sich maßgeblich von Ihren Mitmenschen. Daher kommt auch häufig der Spruch: Na, bei uns in der Familie sind alle etwas kräftiger. Klar, da haben alle auch nichts gegessen und Ihnen auch nicht vorgemacht, wie man fett und ungesund isst ... Auch die äußeren Umstände haben einen Einfluss auf unser Ess- und Bewegungsverhalten, und das sind die beiden Hauptverdächtigen auf der Suche nach dem Täter, der uns auf den OP-Tisch befördert hat.

Bei der Entstehung dieses Buches haben wir oft darüber nachgedacht, ob es nicht wir, also die Ernährungswissenschaftler und Diätassistenten sind, die solche Irrungen und Wirrungen im Ernährungsmärchenwald aufkommen lassen. Doch der einzige Vorwurf, den wir uns machen müssen, ist, dass wir gegen diese Behauptungen, von denen wir wissen, dass sie falsch sind, nicht hart genug vorgehen. Da vor allem die Ernährungswissenschaftler oft als Zehnkämpfer der Naturwissenschaften bezeichnet werden und somit angeblich nichts richtig und vieles halb wissen – und das oft auch von sich selbst denken –, treten sie mit ihrem Know-how zu selten in Erscheinung. Meist wird dem Mediziner, dem Lebensmittelanalytiker und dem Sportlehrer in den Medien und auch in der Beratung am Klienten oder Patienten der Vortritt gelassen. Und somit dürfen hierzulande stets und ständig ausgewiesene Nichtfachleute ihr Halbwissen zum Besten geben, während die Wissenden im Schattendasein verbleiben. Übrigens werden Ihnen nahezu alle Mediziner auf die Frage danach, wie viel Ahnung Ärzte von gesundheitsbezogener Ernährung haben, „Wenig!" oder sogar „Nichts!" antworten. Der gerade einmal 100-Stunden-Kurs des Ernährungsmediziners wird im Übrigen maßgeblich von Ernährungswissenschaftlern und Diätassistenten gehalten.

Trotz teurer naturwissenschaftlicher Ausbildung glauben selbst Menschen, die in Medizinalfachberufen tätig sind, dass Cola light in der Schweinemast eingesetzt wird. Die Erfrischungsindustrie würde es freuen und Schweinefleisch wäre unbezahlbar. Süße Reize sollen die Insulinsekretion steuern, ist eine dieser wirren Behauptungen ohne Hand und Hirn.

Skandale erregen Aufsehen und lassen vielen Kassen klingeln. Die täglichen und bunten Medien sind nicht die einzigen Bösewichte, die davon profitieren. Auch Verbraucher(„schutz")zentralen und Produktüberprüfungszeitschriften gehören zu den Nutznießern der bösen Nachricht. Manchmal scheint die Verunsicherung dabei vor dem Schutz des Verbrauchers zu stehen. Damit entsteht bei vielen Menschen eben ein gefährliches Halbwissen, was dazu führt, dass vor allen Dingen eine Angstmauer aufgebaut wird, die auch nur ansatzweise negativ ins Gewicht fallen.

Vielleicht macht der Staat auch Fehler, denn er gibt im Vergleich zu großen Lebensmittelkonzernen viel zu wenig

Geld für Ernährungsaufklärung und -information aus und die Projekte, die er finanziert, überprüft er kaum auf Wirksamkeit. Die Agrarwirtschaft wird durch Subventionen der Europäischen Union und vom Staat überhaupt nur am Leben gehalten. Andererseits sieht der Staat dabei zu, wie die Marketingmaschinerie der Agrarlobby leicht genießbare Butter und kraftvolles Fleisch anpreisen, obwohl rund 60 Prozent der Deutschen übergewichtig sind.

Nach dem neuen Parteiprogramm der SPD soll im Gesundheitswesen mehr Wert auf Prävention gelegt werden. Wird ja auch Zeit, denn momentan zahlen die Kassen 99 Prozent ihres Etats für Therapie, und gerade mal ein Prozent für Prävention.

In unserer Überflussgesellschaft fehlt uns nur eines, der Kummer. Schließlich haben mehr als 50 Prozent der Deutschen sämtliche Etagen der Maslow'schen Bedürfnispyramide erklommen und fragen sich, was machen wir mit unserem ach so perfekten Leben. Gern spenden wir Geld in Katastrophen- und Armutsgebiete. Doch trotzdem fehlt der gewisse Kick. Der Reiz des Bösen, Schlechten, Pessimistischen. Die Nachfrage nach Bad News ist so extrem, dass den Medien kaum etwas anderes übrig bleibt, als von Erdbeben, Firmenpleiten und Geflügelpest zu berichten. Und sie machen es gern. Dramatische Geschichten erzählen und verkaufen sicht gut, sehr gut. Bei James Bond wird der Bösewicht nicht selten von hervorragenden deutschen Schauspielern verkörpert. Wir sind nicht böse, aber wir brauchen den bösen schwarzen Peter in unserem täglichen Leben. Die angebliche Droge Haushaltszucker täuscht bestechend echt darüber hinweg, dass eigentlich Fehlernährung und Bewegungsarmut unsere dicken Bäuche und Schenkel verursachen. Daran ist nicht die Schokoladenindustrie schuld, sondern wir selbst sind es!

Weil die Autoren dieses Buches, weil noch jung, manchmal zur Blauäugigkeit neigen, hoffen wir, dass die Industrielandbewohner es vielleicht irgendwann einmal schaffen, ihre Lebensweise umzustellen und positive Impulse eben auch aus einem Buch wie „Moderne Ernährungsmärchen" aufzunehmen.

Die ernährungswissenschaftliche Welt ist einer der wandelbarsten Forschungszweige, nicht nur im Hinblick auf die Vielzahl an Studien zum selben Thema, sondern auch auf deren fragliche Konformität. Daher muss ist es in diesem Bereich unablässig, seine eigene Meinung herauszukristallisieren. Viele Studien wären ohne finanzielle Beihilfen der Industrie in Form von Drittmitteln nicht möglich. Diese Herangehensweise ist mitunter essentiell und kann nicht grundsätzlich als verwerflich angesehen werden. Dennoch sollten Ernährungsfachkräfte stark differenzieren können zwischen Ernährungsmärchen und der aktuellen, wissenschaftlich begründeten Wahrheit. Da die Forschung gerade im Bereich der Ernährung einem permanenten Wandel unterzogen ist, sind die Ansprüche an deren Multiplikatoren immens.

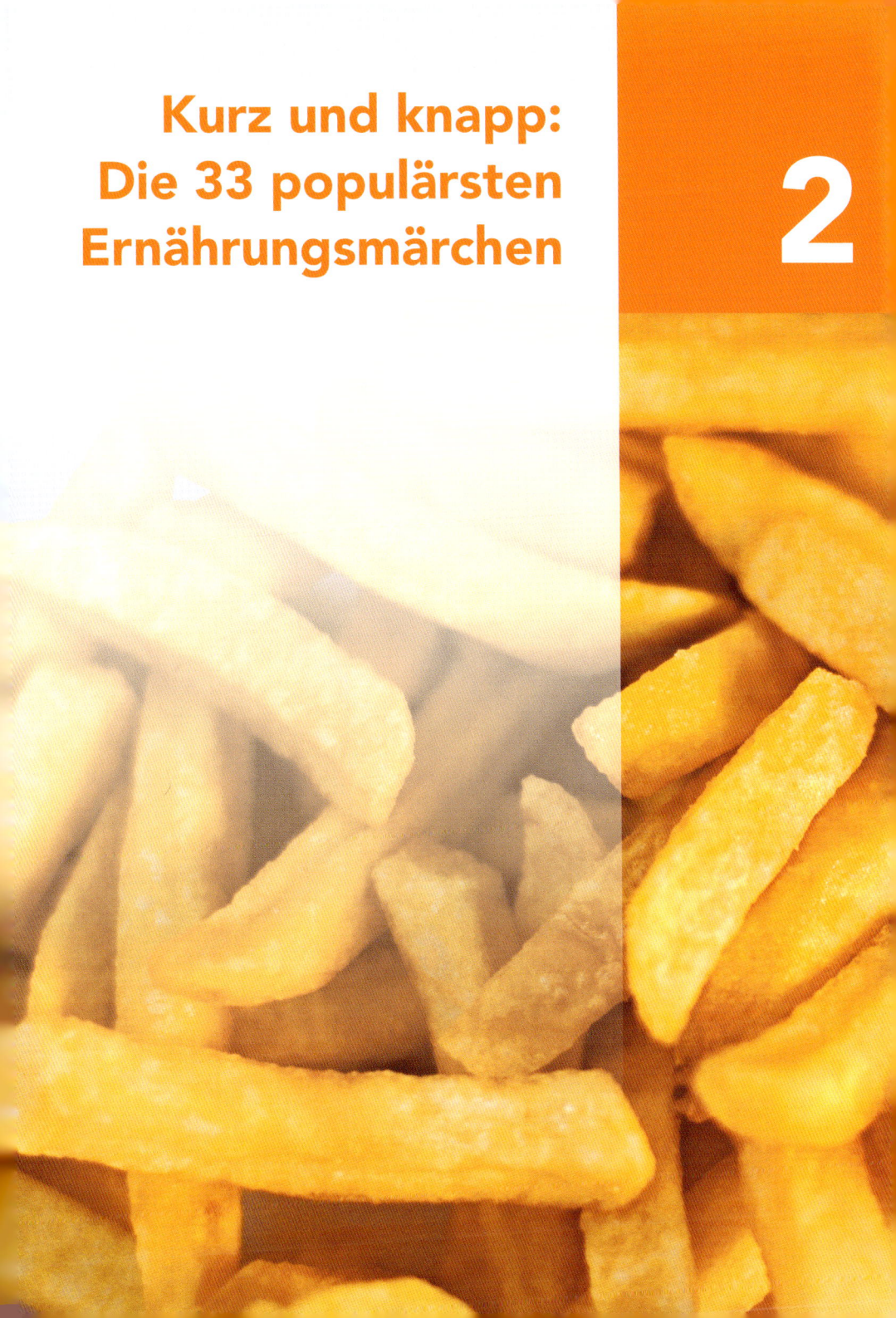

Kurz und knapp:
Die 33 populärsten
Ernährungsmärchen

2

1 Spinat enthält viel Eisen

Beginnen wir mit dem Klassiker unter den Ernährungsmärchen! Leider ist dem nicht so, auch wenn manch ein Veganer oder Spinatfan das gerne hätte. Dieses Gerücht hat seinen Ursprung in einem ganz simplen Rechenfehler, bei dem man sich um eine Kommastelle vertan hat. Nicht nur dem Lehrer in der Schule, sondern auch der Wissenschaft unterlaufen solche Fehler. Dennoch gehört Spinat zu den eisenreicheren Gemüsesorten und ist und bleibt in jedem Fall gesund.

2 Mit vielen kleinen Mahlzeiten nimmt man besser ab

Praktisch alle Diäten empfehlen die Einhaltung von vielen kleinen Mahlzeiten anstelle von drei normalen. Nur das soll angeblich schlank machen. Man sollte also möglichst jeden Tag fünf bis sechs Mahlzeiten essen – aber wie sollen aus 1200 bis 1600 Kalorien sechs Mahlzeiten werden? Eine Scheibe Knäckebrot mit Harzer Käse und einem Apfel sind eher eine Qual denn eine genussvolle Mahlzeit! Studien zeigen, dass Menschen mit fünf Mahlzeiten rund 250 Kalorien mehr aufnehmen als Übergewichtige, die eine Reduktionskost mit drei Mahlzeiten einhalten. Zudem sorgt ständiges Naschen für einen ständig hohen Insulinspiegel. Insulin ist das fett machende Masthormon. Auf jeden Nahrungsreiz schüttet die Bauchspeicheldrüse Insulin aus, das den Fettabbau hemmt und somit dick, und nicht schlank

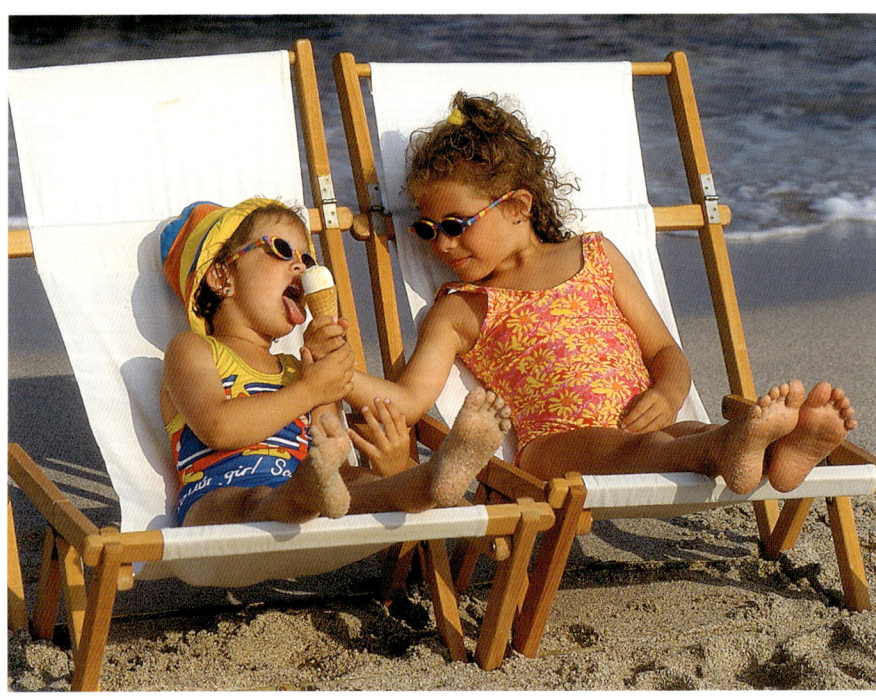

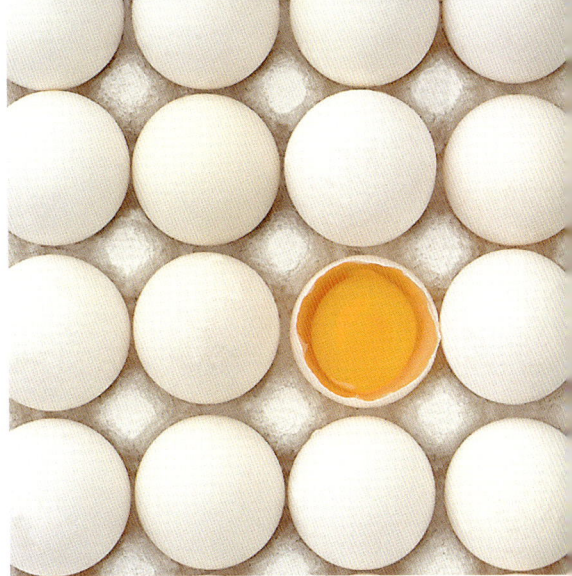

macht. Außerdem erzeugt Insulin nicht nur durch seine Blutzucker senkende Wirkung Hunger. Insulin ist ein klassisches Anabolikum, das am Fettaufbau mitwirkt. Mit drei größeren, ballaststoffreichen und damit sättigenden Mahlzeiten ist der Körper am besten vor Fressattacken geschützt, und bei der richtigen Nahrungszusammensetzung sinkt das Gewicht stetig. Wenn Sie nur dreimal täglich essen und drei lange Nüchternphasen von mindestens vier Stunden haben, kann der Körper wirksam Fett abbauen, und man bleibt satt.

3 Wenn man spät abends noch isst, nimmt man besonders leicht zu

Das ist sicher falsch, denn die Gewichtsentwicklung wird nicht von den Tageszeiten, sondern von der Energiebilanz bestimmt. Sonst wäre auch nicht erklärlich, warum die Menschen in südlichen Ländern durchschnittlich deutlich weniger dick sind als in den nördlichen Ländern. Exakt betrachtet, ist es für den Organismus unwichtig, ob Sie morgens, abends oder nachts essen. Solange die Energiebilanz stimmt, stimmt auch das Gewicht. Grundsätzlich ist es entscheidend, wie viele Kalorien Sie aufnehmen und wie viele Kalorien Sie verbrauchen. Spät abends essen macht also nicht dick!

4 Braune Eier schmecken besser

Nein, reine Einbildung: Die Schalenfarbe hat keinerlei Einfluss auf den Geschmack des Hühnereis. Die Farbe der Schale hat einzig etwas mit den Hühnerrassen zu tun. Die Schale hat grundsätzlich praktisch keinen Einfluss auf den Geschmack und den Gesundheitswert des Eies. Dieser wird vorrangig durch die

Art der Fütterung beeinflusst. (→ Kapitel 12)

5 Eier sind ungesund und erhöhen den Cholesterinspiegel

Falsch – Hühnereier gehören zu den gesündesten Lebensmitteln überhaupt, denn sie enthalten praktisch alle wichtigen Nahrungsinhaltstoffe. Auch wenn Eier viel Cholesterin enthalten, sind sie gesund: Das im Eidotter enthaltene Cholesterin erhöht Studien zufolge das gefährliche LDL-Cholesterin nicht. Im Gegenteil: Im Eidotter befindet sich reichlich Lecithin, das den Cholesterinspiegel deutlich senkt. (→ Kapitel 12)

6 Alkohol hilft bei der Verdauung

Genau das Gegenteil ist der Fall. Bier und hochprozentige Alkoholika wie Schnaps oder Wein haben einen ungünstigen Einfluss auf den Fettstoffwechsel und die Verdauung. Lediglich bestimmte Kräuterliköre und artischockenhaltige Produkte können in begrenztem Umfang

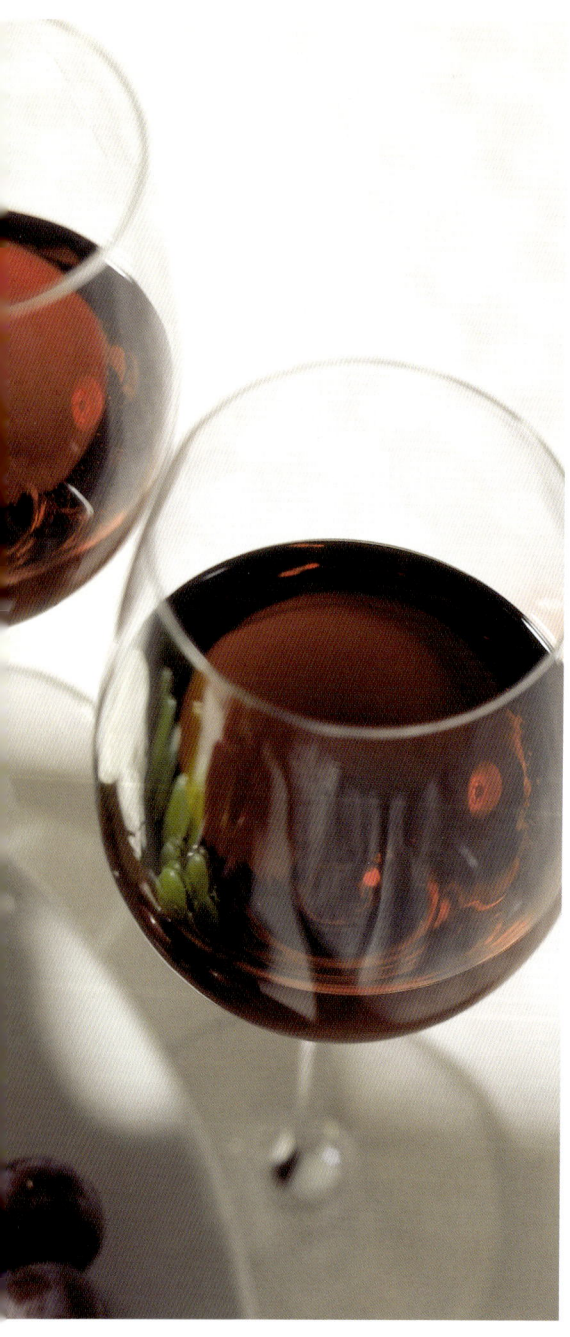

die Fettverdauung unterstützen. Alkohol verdünnt nicht das fette Essen, sondern die Magensäure. Nach der Aufnahme von Alkohol steigt zudem der Triglyzeridspiegel im Blut massiv an, er hemmt den Fettabbau, ist kalorienreich und macht dick. Der angeblich verdauungsfördernde Effekt von Alkoholika ist vornehmlich darauf zurückzuführen, dass der Alkohol die Wahrnehmung für eine zu große Mahlzeit verändert: Sie nehmen also unter Alkoholeinfluss den Magendruck weniger deutlich wahr. (→ *Kapitel 7.3*)

7 (Rot-) Wein ist gut fürs Herz

Nicht der Wein, sondern die darin enthaltenen Polyphenole schützen vor koronarer Herzkrankheit. Und besonders bei alkoholhaltigen Lebens- und Genussmitteln sollte der Ausspruch „Je mehr, je besser!" nicht allzu zu ernst genommen werden. Manchmal ist weniger mehr. Zu viel Alkohol schadet nämlich dem ganzen Körper: Er erhöht den Blutdruck, der wiederum Ursache für verschiedene Herz schädigende Erkrankungen bis hin zum Infarkt ist. Alkohol macht auch abhängig und stellt für den Körper ein Gift dar. Es gibt bereits alkoholfreien Wein, der einen höheren Gehalt an Polyphenolen aufweist als die alkoholhaltigen Varianten. (→ *Kapitel 7.3*)

8 Auf Steinobst darf man nichts trinken

Das gilt nur, wenn das Trinkwasser nicht frei von schädigenden Mikroorganismen ist (das teilt das Wasserwerk mit – in diesen Fällen sollten Sie das Trinkwasser abkochen oder besser auf Mineralwasser ausweichen). Wenn Keime im Wasser sind und reichlich Obst aufgenommen wird, kann es zu Beschwerden kommen.

Da aber die Trinkwasserqualität in Deutschland in der Regel sehr gut ist, kommen Krankheitserreger nicht häufig im Trinkwasser vor. Es besteht also meist keine Gefahr! (→ *Kapitel 7.1*)

9 Schimmelpilze auf Marmelade sind nicht so schlimm

Oft wird empfohlen, bei Lebensmitteln, die von Schimmelpilzen befallen werden, nur die schimmligen Stellen zu entfernen und den Rest einfach aufzuessen. Besonders gepriesen wird dieses Prinzip bei Marmelade. In dem Moment, in dem Sie den Schimmelpilz bewegen, verstreut er seine Sporen und kann dann schön ungestört weiter wachsen. Schimmelpilze produzieren zum Beispiel das Gift Aflatoxin, das zu erheblichen Leberschäden führen kann. Werfen Sie verschimmelte Lebensmittel also besser weg!

10 Fett macht krank

Studien haben ergeben, dass aktive, sportliche dickere Menschen gesünder sind als schlaffe dünne. Fett macht auch nicht unbedingt fett. Man sollte immer auf ein gesundes Verhältnis zwischen tierischen und pflanzlichen Fetten achten. In vielen Mittelmeerländern ist die Aufnahme an Fett höher als bei uns, und trotzdem leiden weniger Menschen an koronaren Herzkrankheiten. Auf die Art und Qualität des Fettes kommt es also an! (→ *Kapitel 5.1*)

11 Milchgenuss verhindert Osteoporose

Zwar ist Milch ein wichtiger Lieferant für den Knochenbestandteil Kalzium, doch ist sie nicht jedermanns Geschmack. Viele Menschen vertragen auch keine

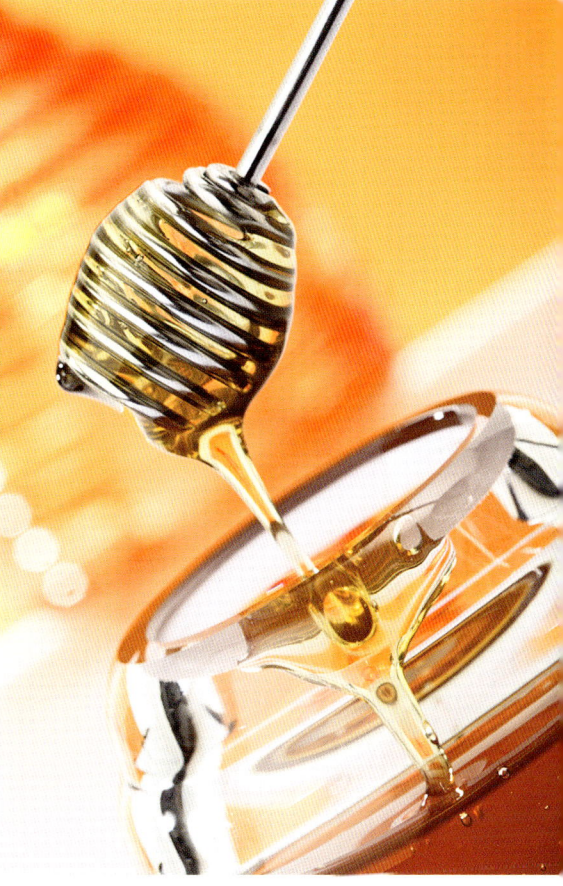

Milch oder wollen sie aus anderen Gründen nicht verzehren. Viele pflanzliche Lebensmittel, wie Broccoli, Grünkohl, Fenchel und Lauch, sowie Käse sind genauso gute Kalziumspender.

12 Honig ist gut für erkältete Babys

Bitte süßen Sie die Tees für Ihr Baby, besonders im ersten Lebensjahr, nie mit Honig. Im Honig wurde ein Bakterium gefunden, das den so genannten Säuglingsbotulismus auslöst. Dies ist für die Kleinen eine lebensbedrohliche Erkrankung. Auch für Kleinkinder, die an Pollenallergien leiden, stellt Honig eine erhöhte Gefahr dar. Die Symptome können sich hier noch verschlimmern.

13 Chips und Schokolade machen Pickel

Bisher gibt es keinen wissenschaftlichen Nachweis für einen solchen Zusammenhang. Wie Schokolade oder Chips Talgdrüsen verstopfen sollen, ist völlig unklar.

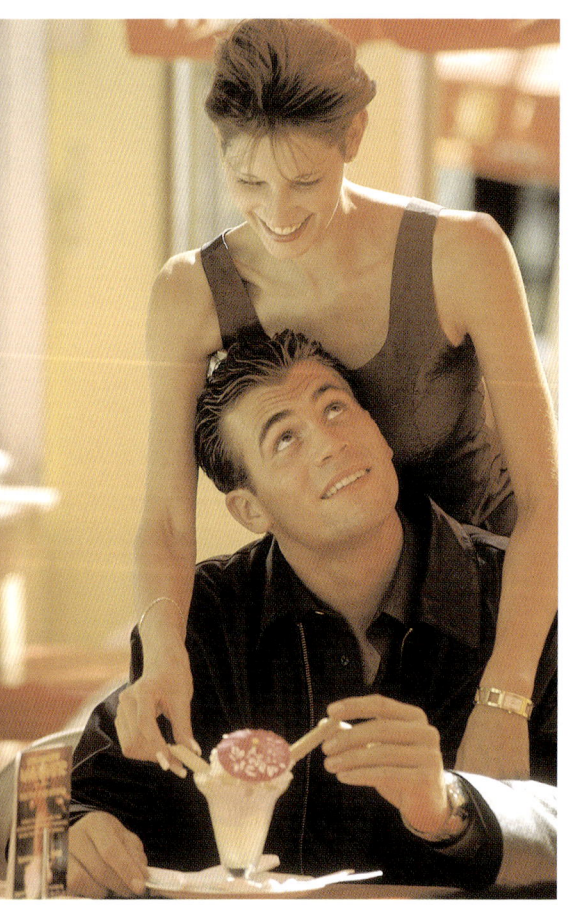

14 Zucker macht süchtig

Eine Sucht wird ausgelöst durch Stoffe, die man im Allgemeinen als Drogen bezeichnet. Drogen zeichnen sich dadurch aus, dass deren Konsumenten in Rauschzustände versetzt werden beziehungsweise die Substanzen zumindest eine gewisse psychogene Wirkung aufweisen und mitunter das Bewusstsein verändern. Sie machen körperlich abhängig und man hat ein ständig stärker werdendes Verlangen danach. Als besonders gefährlich sind die körperlichen Entzugserscheinungen zu bewerten, die das Weglassen der Droge mit sich führt. All das konnte weltweit in keiner klinischen Studie und auch nicht im Selbstversuch der Autoren nachgewiesen werden. Zucker macht also ganz sicher nicht süchtig – aber er schmeckt gut! (→ Kapitel 3.2)

15 Alkohol macht schlank

Darauf spekulieren wahrscheinlich nur diejenigen, die so viel Alkohol konsumiert haben, dass sie ihren Mageninhalt oral entleeren müssen. Eine in jeglicher Hinsicht ungesunde Methode. Alkoholische Getränke sind ganz im Gegenteil wahre Kalorienbomben. Entgegen gängiger Behauptungen bremst Alkohol sogar die Fettverdauung.

16 Vegetarier nehmen schneller ab

Das stimmt auch nicht, da es nicht darauf ankommt, ob man Fleisch isst oder nicht, sondern wie viele Kalorien man aufnimmt. Auch Vegetarier nehmen kalorienreiche Lebensmittel zu sich: Nüsse und pflanzliche Öle liefern z. B. jede Menge Energie, sind aber aus einem vegetarischen Speiseplan kaum wegzudenken.

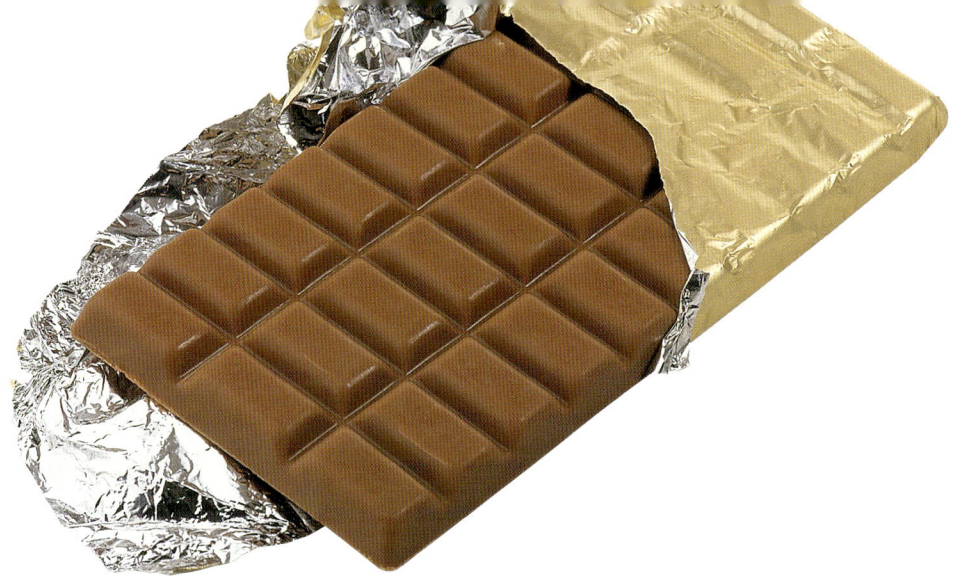

17 Wenn es heiß ist, muss man weniger essen

Unser Körper ist leider nicht in der Lage, sich seine Umgebungswärme als Energie zunutze zu machen. Im Gegenteil, um die Körpertemperatur konstant zu halten, braucht er sogar Energie. Auch Schwitzen kostet uns Kraft. Neben einer ausreichenden Nährstoffzufuhr im Sommer, ist aber vor allem das Trinken von mineralstoffreichem Wasser oder Saftschorlen eine entscheidende Hilfe, um fit durch den Sommer zu kommen.

18 Der Mensch braucht täglich eine warme Mahlzeit

Diese Behauptung entbehrt jeglicher wissenschaftlicher Basis. Man weiß sogar, dass zu heiße Getränke oder zu heißes Essen das Risiko von Speiseröhrenkrebs fördern können. Tatsache ist, dass in verschiedenen Lebensmitteln wichtige Stoffe durch Erhitzen erst verfügbar gemacht werden können. Jedoch kann man die Nahrung dann trotzdem auch abgekühlt zu sich nehmen. Bei heißem Essen kühlt der Körper unseren Magen-Darm-Trakt wieder ab, da die Verdauungsenzyme in zu warmer Umgebung nicht wirken können. Ein Mensch ist im Laufe seines Lebens nicht darauf angewiesen, auch nur eine warme Mahlzeit aufzunehmen, wenn er sich ausgewogen kalt ernährt. Die warme Suppe mag im Winter angenehm sein, sie ist aber keine Pflicht für unseren Organismus.

19 Zucker verursacht Kandida-Infektionen

Candida albicans ist ein Hefepilz, der sich ganz natürlich in unserem Darm ansiedelt. Und das geschieht völlig unabhängig davon, was wir essen. Der Pilz selbst ist außerdem für einen gesunden Menschen völlig ungefährlich.

20 Verarbeitete Nahrung ist ungesünder als unverarbeitete

Würde Milch nicht erhitzt und somit verarbeitet werden, würde sie ziemlich schnell sauer werden. Würden wir nur Vollkorn essen, würde unser Darm recht schnell angegriffen werden. Bohnen sollten wir überhaupt nie ungegart verzehren, da giftige Solanine den Körper belasten. Diese Aussage kann auf gar keinen Fall allgemeingültig angewendet werden.

21 Süßigkeiten enthalten keine Vitamine

Würde jemand behaupten, Nüsse seien vitaminfrei, würde er verständnislose Blicke ernten. Marzipan und Nugat sind prall mit Mandeln und Nüssen und somit Vitaminlieferanten. Besonders die Vitamine E und B_6 sind in beachtlicher Menge enthalten.

22 Frischmilch ist gesünder als H-Milch

Die Inhaltsstoffe von Frisch- und H-Milch unterscheiden sich kaum. Frischmilch ist jedoch nicht so lange haltbar und stellt somit ein Risiko vor allem für Kindernahrung dar.

23 Karies entsteht durch zu viel Zucker

Karies hat viele Ursachen. Bakterien in den Zahnbelägen können aus kohlenhydrathaltigen Lebensmitteln Säuren bilden, die den Zahn angreifen. Doch ein sauber geputzter Zahn wird nicht krank.

Man hat in Studien festgestellt, dass besonders stärkereiche Lebensmittel, wie beispielsweise Haferflocken oder Chips, wenn sie zu lange am Zahn haften, eher zu einer Kariesbildung beitragen, als purer Zucker. Das liegt daran, dass Stärke länger in der Mundhöhle verweilt, langsam abgebaut wird und noch lange Zeit, nachdem der Zucker längst mit dem Speichel weggespült wurde, als Energielieferant für Kariesbakterien zur Verfügung steht. Zähneputzen und ausreichend Fluorid schützen vor Karies. (→ *Kapitel 3.6*)

24 Cola kann Fleisch auflösen

Weder Phosphor-, noch Zitronen-, noch Essigsäure können die Struktur von einem Stück Fleisch zerstören. Es quillt in einem Bad mit diesen Säuren lediglich auf. Auch Cola ist dazu nicht in der Lage!

25 Kräutertees sind einfach nur gesund

Auch in der Naturheilkunde kann man überdosieren und somit erhebliche Schäden anrichten. Bei Kräutertees aus der Apotheke sollten die Anwendungsempfehlungen mindestens genauso ernst genommen werden, wie bei allen anderen Medikamenten.

26 Alles kann gentechnisch verändert sein und man merkt es nicht

In der Europäischen Union müssen sämtliche Lebensmittel genauestens gekennzeichnet sein. Das gilt ganz besonders für gentechnisch veränderte Lebensmittel, denn der Verweis, dass es sich um eben solches Essen handelt, ist europaweit immer auf dem Etikett vermerkt. Die Kennzeichnungspflicht für gentechnisch veränderte Nahrungsmittel gilt allerdings (noch) nicht für das Fleisch von Tieren, die gentechnisch verändertes Futter gefressen haben.

27 Gespritztes Obst ist gesundheitsschädlich

Es gibt Verordnungen, in denen Höchstmengen für den Einsatz von Pflanzenschutzmitteln festgelegt sind. Diese garantieren dem Verbraucher den risikofreien Genuss von Obst und Gemüse. Diese Werte werden ständig überprüft. Außerdem würde in der heutigen Zeit wahrscheinlich kaum jemand Obst und Gemüse völlig ungewaschen verzehren.

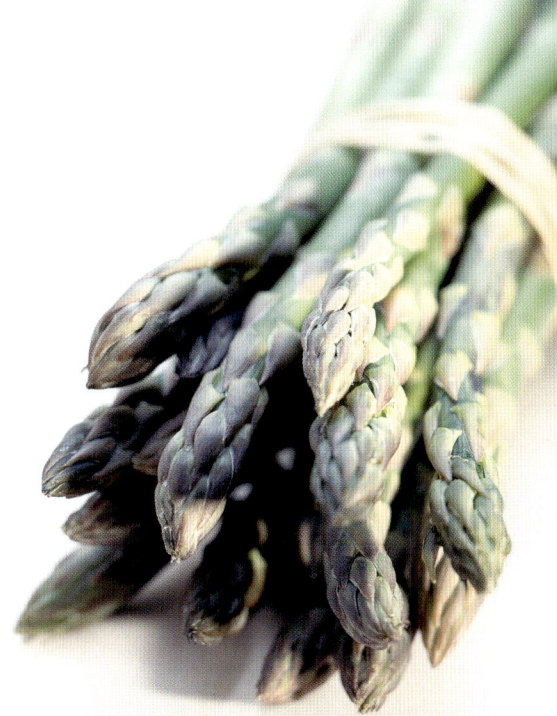

28 Es gibt eine Akne-Diät

Bisher konnte man nicht feststellen, dass über eine Nahrungsumstellung die Entstehung von Akne verringert oder gar verhindert werden kann. Man weiß jedoch von Einzelfällen, bei denen das Weglassen von bestimmten Nahrungsmitteln einen positiven Effekte auf die Haut hatte. Leider können hierzu aber keine allgemeinen Empfehlungen gegeben werden, denn jeder Akne-Patient reagiert anders.

29 Spargel entschlackt den Körper

Nach dem Verzehr von Spargel riecht der Urin oft etwas streng. Das ist aber nicht auf die angeblich entschlackende Wirkung von Spargel zurückzuführen, sondern darauf, dass vielen Menschen ein Enzym – also ein körpereigener Katalysator – fehlt, der für den Abbau einiger „stinkender" Inhaltsstoffe des Spargels verantwortlich ist. Diese auffällig riechenden Substanzen schaden dem Körper nicht und werden außerdem recht schnell ausgeschieden. Spargel glänzt aber nicht nur durch seinen Ballaststoff-, sondern auch durch Wasser- und Mineralstoffreichtum. Das wiederum sorgt dafür, dass wir nach dem Verzehr dieses gesunden Gemüses recht schnell den Drang verspüren, eine Toilette aufzusuchen. Schlacke wurde außerdem im menschlichen Körper von noch keinem Mediziner entdeckt. (→ *Kapitel 11.2*)

30 Wurst ist fettreich
In vielen Nährwert-Tabellen finden sich veraltete Fettangaben für Wurst. Oft ist davon zu lesen, dass viele Sorten zu 40 oder mehr Prozent aus Fett bestehen und Wurst damit eine echte Kalorienbombe ist. Aktuelle Analysen der

Fettgehalt von Wurst	
	pro 100 g/kcal
Teewurst	34,8 g/367 kcal
Salami	30,8 g/360 kcal
Kalbsleberwurst	27,4 g/316 kcal
Wiener Würstchen	26,4 g/296 kcal
Fleischkäse	22,1 g/269 kcal
Bierschinken	11,9 g/180 kcal
Lachsschinken	4,4 g/116 kcal

Bundesforschungsanstalt für Fleischforschung in Kulmbach zeigen jedoch ganz andere Ergebnisse: Selbst die Kalbsleberwurst enthält nur 27 Prozent Fett. Bierschinken ist mit 11,9 Prozent schon als Fettarm zu bezeichnen.

31 Ein dunkles Mehrkornbrötchen ist ein Vollkornbrötchen
Immer wieder kommen die Menschen beim Kauf eines Mehrkornbrötchens mit einem Gefühl der Zufriedenheit aus der Bäckerei – endlich mal wieder etwas für die Gesundheit getan. Stimmt zwar, aber aus einem Mehrkornbrötchen wird nicht gleich ein Vollkornbrötchen! Unter Mehrkorn ist die Verwendung mehrerer Getreidesorten zu verstehen. In welcher Menge diese im Brötchen enthalten sind, ist allerdings nicht speziell festgelegt. Vollkorn dagegen bezieht sich auf den Ausmahlgrad des verwendeten Korns. Vollkorn enthält alle Bestandteile des Korns, inklusive Schalen. Es kann grobkörnig oder fein gemahlen sein, wie bei Vollkorntoast. Mehrkorn heißt also nicht, dass Brötchen oder Brot die gleichen Nährstoffmengen wie Vollkorn enthalten. Häufig wird Malz oder Zuckerkulör zur Dunkelfärbung von Brot- und Backwaren eingesetzt, da der Verbraucher dem Irrglauben, ein Vollkornpro-

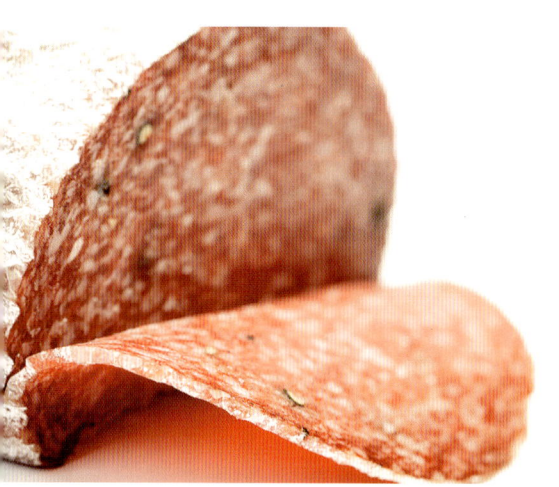

dukt in der Hand zu halten, nach wie vor gerne aufsitzt.

32 Frisches Brot verursacht Bauchschmerzen

Ein allseits beliebtes Märchen aus vergangenen Tagen. Wer frisches Brot isst, lebt ungesund, so der Volksmund. Würde frisches Brot zu Bauchschmerzen führen, müsste sich die Hälfte der deutschen Bürger vor Schmerzen krümmen. Wer isst schon noch altes Brot? Diese Annahme ist vermutlich ein Überbleibsel aus jener Zeit, als Brot zu den elementarsten Nahrungsmitteln gehörte und nicht verschwendet werden durfte: Es sollte immer das „alte" Brot verzehrt werden, bevor der frische Laib angeschnitten wurde. Folgerichtig ermahnten die Eltern ihre Kinder, sich nicht mit

dem duftenden frischen Brot „den Magen zu verderben". Und irgendwie musste man das alte Brot ja auch schmackhaft machen – kurzerhand wurde es für gesund erklärt. Wer frisches Brot isst, hat schlimmstenfalls mit Blähungen zu kämpfen, von einer „ungesunden" Ernährung kann hier nicht die Rede sein.

33 In Kalbsleberwurst ist Kalbsleber drin

In den allerseltensten Fällen ist das so. Und das ist gesetzlich sogar völlig legitim. In einer Kalbsleberwurst müssen laut den Leitsätzen für Fleisch- und Fleischerzeugnisse zwar wenigstens 10 Prozent Kalbfleisch enthalten sein, aber keine Spur von der Leber des Jungrindes. Leber muss auch die Wurst bereichern,

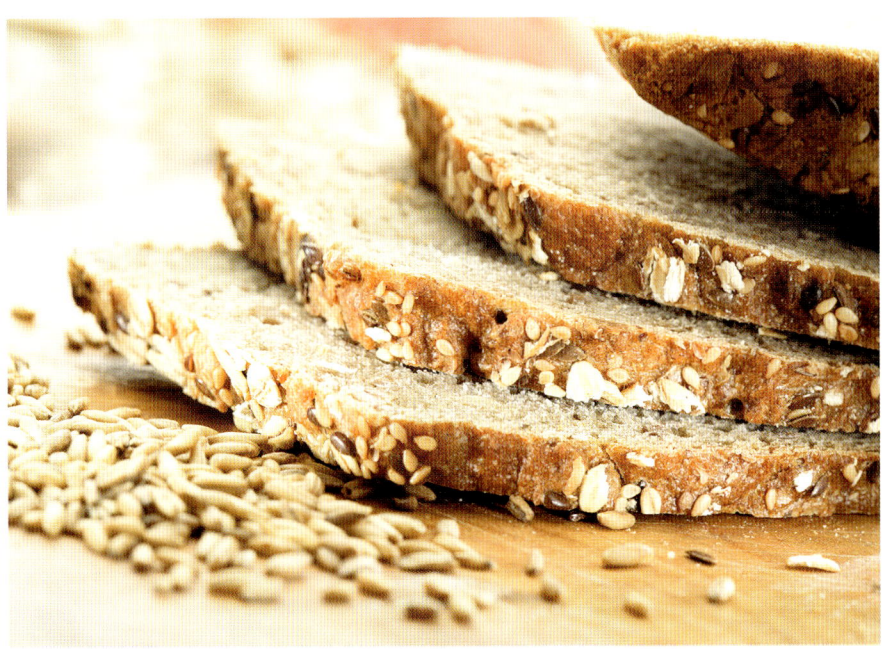

die kann aber ebenso vom Schwein sein – und das ist sie in aller Regel auch. Der Grund ist ganz profan: die technologische Eignung der Organe gibt den Ausschlag. Wie es das Lebensmittelbuch der Fleischwarenherstellung beschreibt, ist die Leber vom Kalb nicht zuträglich für eine Wurst. Das Handbuch sieht „von daher keine Bedenken, bei Kalbsleberwurst lediglich Kalbfleisch zu verarbeiten" – und keine Leber. Doch selbst Schweineleber macht nur bei einer Wurst der Kategorie Spitzenqualität 25 Prozent der Wurstmasse aus, wohingegen die preislich normal angesiedelte Kalbsleberwurst nur noch 10 Prozent wirkliche (Schweine-)Leber enthalten muss. Sollte sich der ahnungslose Verbraucher nun wieder einmal wie die Kuh aufs Glatteis geführt fühlen? Nicht nach Meinung der Bundesregierung. Die argumentierte auf Anfragen, die Verkehrsbezeichnung „Kalbsleberwurst" würde zum einem bereits seit vielen Jahren verwendet werden, zudem würde der Verbraucher ausreichend durch die Angabe des Zutatenverzeichnisses von den Bestandteilen in Kenntnis gesetzt werden.

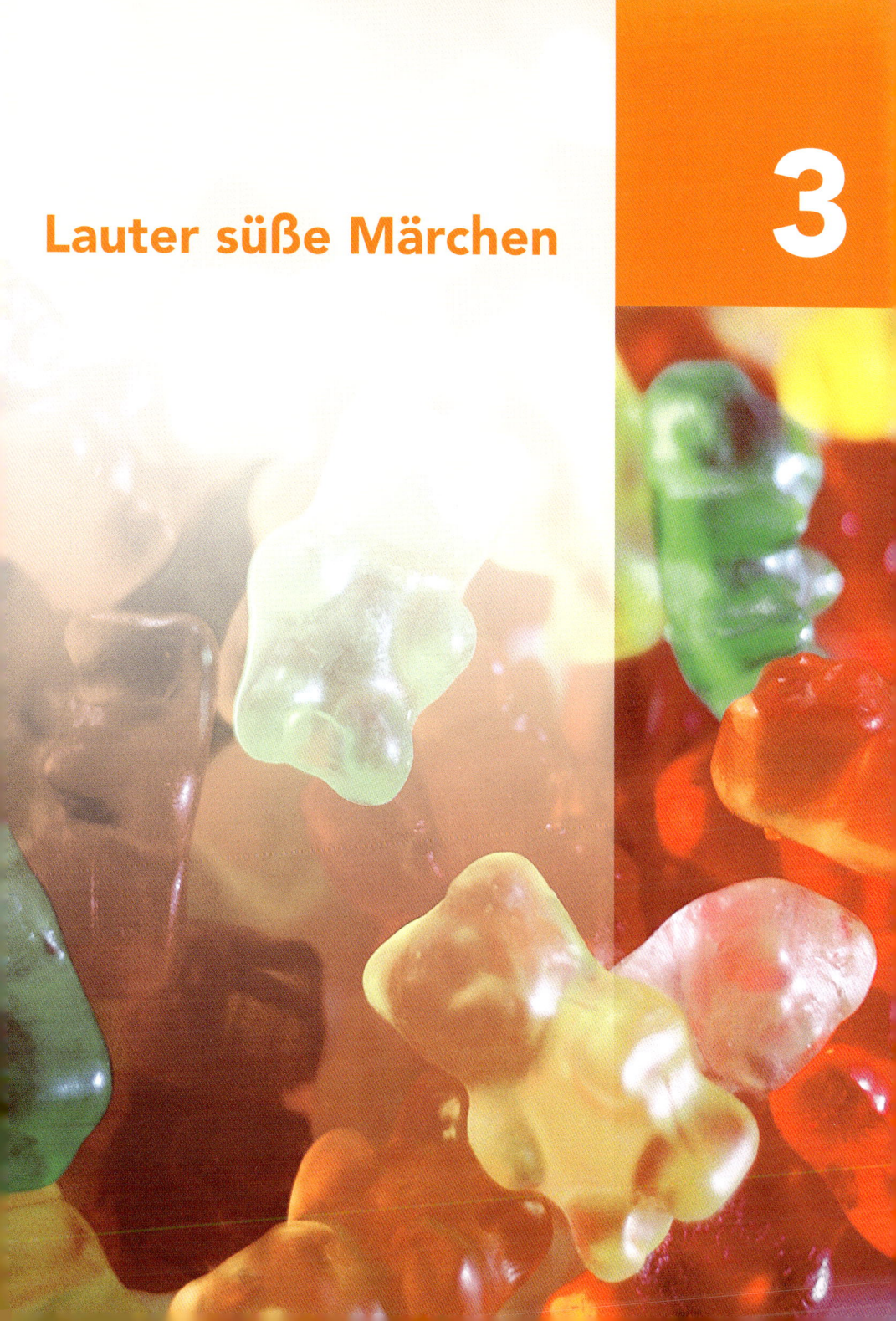

Lauter süße Märchen

3

In der Natur schmecken vor allem kohlenhydrathaltige Lebensmittel wie Milch sowie Obst und Gemüse wie beispielsweise Karotten süßlich. Der Mensch zeigt von Anfang an, schon bei der Aufnahme der zuckerreichen süßen Muttermilch, eine Vorliebe für die Geschmacksrichtung süß. Kohlenhydrate sind Nährstoffe, die dem Organismus rund vier Kalorien pro Gramm liefern. Im chemischen Aufbau unterscheiden Ernährungswissenschaftler zwischen Einfach-, Zweifach- und Mehrfachzuckern (Stärke und Ballaststoffe). Der prominenteste und am meisten umstrittene Zucker ist der von Biochemikern als Saccharose bezeichnete Haushaltszucker – ein Zweifachzucker. Fast alle Kohlenhydrate werden früher oder später zu Traubenzucker (Glukose) im Dünndarm abgebaut, und nach der Verdauung nimmt der Körper die Einfachzucker und Fruktose (Fruchtzucker) dann ins Blut auf. Lediglich Glukose erhöht den Blutzuckerspiegel und benötigt für die Verstoffwechselung das Hormon Insulin.

Neben Kohlenhydraten schmecken auch Süßstoffe und Zuckeraustauschstoffe süß. Auf unserer Zunge befinden sich tausende von Geschmackspapillen, von denen nur ein Teil ausschließlich für die Sinneswahrnehmung „süß" zuständig ist. Süßstoffe sind Substanzen, die zwar süß schmecken, aber chemisch gesehen überhaupt nichts mit Kohlenhydraten zu tun haben. Einen Einfluss auf den Blutzucker- und Insulinspiegel haben sie daher nicht. Im Gegensatz zu Haushaltszucker, der ein Lebensmittel ist, sind Süßstoffe Zusatzstoffe, die definitionsgemäß keine pharmakologische Wirkung haben dürfen. Dementsprechend machen sie weder schlank noch dick noch verändern sie die Appetitwahrnehmung.

Alle zu Traubenzucker abbaubaren Kohlenhydrate können Karies mit verursachen. Da Haushaltszucker nur zu einer Hälfte aus Traubenzucker besteht und wir ihn in großen Mengen selten pur zu uns nehmen, ist bei guter Zahnhygiene und ausreichender Fluoridzufuhr keine Karies zu befürchten. Für die Entstehung von Übergewicht und Diabetes mellitus, der unberechtigterweise als Zuckerkrankheit bezeichnet wird, sind viele Faktoren verantwortlich, und ganz sicher nicht in erster Linie der Zuckerkonsum.

3.1 Zucker ist ein Industrieprodukt

Der Haushaltszucker mit der chemischen Bezeichnung Saccharose ist chemisch gesehen ein Zweifachzucker. Wenn alle Lebensmittel so einfach aufgebaut wären, hätten wir vermutlich weniger Probleme mit der adäquaten Bedarfssättigung unseres Körpers. Die fehlenden Substanzen würden wir uns einfach chemisch nachbilden, so wie beim Zucker – könnte man denken. Stimmt aber nicht, denn der Zucker, den es als Haushaltszucker in allen Supermärkten zu kaufen

| Glucose, Monosaccharid | Saccharose, Disaccharid |

Chemischer Aufbau von Mono- und Disacchariden

gibt, ist kein künstlich hergestelltes Produkt aus der Fabrik, sondern ein richtiges Naturprodukt. Wenn das für Sie neu ist, gehören Sie zu den 40 Prozent der Deutschen, die meinen, Zucker sei ein Industrieprodukt. Vielen Menschen ist gar nicht bewusst, wie der Zucker entsteht und schließlich in die Tüte kommt.

Saccharose ist eigentlich eine Art Energiespeicher der Pflanzen. Pflanzen bilden Saccharose mit Hilfe der Sonnenenergie, dem Wasser aus dem Boden und dem Kohlendioxid aus der Luft. Diesen Vorgang bezeichnet man als Photosynthese. Die Wissenschaft ist noch nicht annähernd so weit, dass sie Zucker so einfach und günstig wie die Pflanzen herstellen könnte.

Bis zu 24 Prozent ihres Gewichtes kann die Zuckerrübe an Saccharose speichern. In unseren Breiten gibt es keinen idealeren Zuckerproduzenten. Bei der Zuckergewinnung aus der Rübe bleibt die Saccharose in ihrer natürlichen Form erhalten. Im abgepackten Haushaltszucker finden wir also chemisch gesehen denselben Stoff, wie er in der Rübe gebildet worden ist.

Was muss passieren, damit der Zucker aus der Rübe in die Tüte kommt? Zunächst werden die Rüben schon während der Ernte und vor der weiteren Verarbeitung gründlich gereinigt. Sie werden zerkleinert und der Zucker wird mit heißem Wasser herausgelöst. Der dabei entstandene Rohsaft wird zunächst von Nichtzuckerstoffen befreit und anschließend durch Eindampfen des Wassers eingedickt. Dem so gewonnenen Dicksaft wird weiter Wasser entzogen, bis sich Zuckerkristalle bilden. Die Kristalle sind das, was wir als Haushaltszucker kennen. In verschieden abgepackten Variationen können wir diesen Kristallzucker dann im Supermarkt kaufen. Die Saccharose ist stets naturbelassen, egal in welcher Form sie vorliegt, ob als Puderzucker, als Kandis oder als raffinierter Zucker. Bei vielen pflanzlichen Lebensmitteln wird darauf bestanden, auch wenn sie in irgendeiner Art und Weise verarbeitet sind, die wertvollen Inhaltsstoffe möglichst ursprünglich zu erhalten. Warum sollten wir das nicht auch mit einem der wichtigsten Kohlenhydrate unserer Ernährung tun?

3.2 Zucker macht krank

Ungefähr die Hälfte aller Deutschen glaubt laut Umfragen, dass Zucker der Grund für eine Anzahl von Erkrankungen sei. Das bekommen wir häufig durch „alternative" Ernährungsartikel und -bücher suggeriert.

So werden Krankheiten wie Diabetes mellitus, Karies, Übergewicht und Adipositas, Kandida-Infektionen und Osteoporose oft fälschlicherweise mit einem erhöhten Zuckerkonsum in Verbindung gebracht. Keine dieser Krankheiten wird aber nur durch einen Faktor verursacht. Sonst könnte man präventiv ja ganz einfach dagegen vorgehen, indem man den Risikofaktor einfach ausschaltet.

Grundsätzlich ist es nicht möglich, einzelne Nahrungsfaktoren als gesund oder ungesund zu bezeichnen. Auch Sauerstoff oder Wasser sind Faktoren, ohne die wir gar nicht existieren könnten, aber in großen Mengen und in hundertprozentig reiner Form schaden sie dem Körper mehr, als sie ihm nutzen. Schließlich muss stets der Zusammenhang mit der gesamten Ernährungs- und Lebensweise betrachtet werden. Alleinstehende Vorwürfe gegen Zucker können oft als Vorurteil oder Ideologie entlarvt werden. Im Rahmen einer ausgewogenen Ernährung empfehlen Ernährungsexperten, die Fettzufuhr auf 30 bis 35 Prozent der Gesamtenergieaufnahme zu begrenzen und eine Kohlenhydratzufuhr von 55 Prozent zu erreichen. In unserer Ernährung verhalten sich Fettzufuhr und Zuckeraufnahme gegenläufig. Zucker fördert keinesfalls die Entstehung von Übergewicht, da sind sich Ernährungsexperten sicher. Viele Studien zeigen sogar, dass Menschen mit eingeschränktem Zuckerkonsum eher zu Übergewicht neigen.

Zuckerkonsum wurde auch als Risikofaktor für Herz-Kreis-lauf-Erkrankungen angebracht. Dieses Märchen wurde aus einer längst überholten Untersuchung heraus geboren. In einer ländervergleichenden Studie wurde ein Zusammenhang zwischen einem recht hohen Zuckerkonsum und Herz-Kreislauf-Erkrankungen untersucht, und man glaubte hierbei einen Zusammenhang zu erkennen. Jedoch wurden dabei einige Staaten gar nicht berücksichtigt, die zwar einen recht hohen Zuckerkonsum, aber kaum Herz-Kreislauf-Erkrankungen aufwiesen. Im Jahr 1998 wurden von der Weltgesundheitsorganisation (WHO) und der UN-Lebensmittel- und Landwirtschaftsorganisation (FAO) Expertenbefragungen durchgeführt. Wissenschaftler aus 13 Ländern bestätigten, dass der Zuckerkonsum in den heute üblichen Mengen keinerlei gesundheitsschädliche Wirkungen hat.

Der Zuckerkonsum ist in Deutschland gar nicht so hoch, wie Sie vielleicht vermuten. Die tägliche Aufnahme an Saccharose, also dem handelsüblichen Zucker, liegt zwischen 43,2 und 82,3 Gramm pro Tag, abhängig von Altersstufe und Geschlecht. Dieser Wert ist seit vielen Jahren praktisch konstant. Frauen im mittleren Alter, die besonders häufig an Übergewicht leiden, nehmen besonders wenig Zucker auf. In jungen Jahren besteht 14 Prozent unserer täglich aufge-

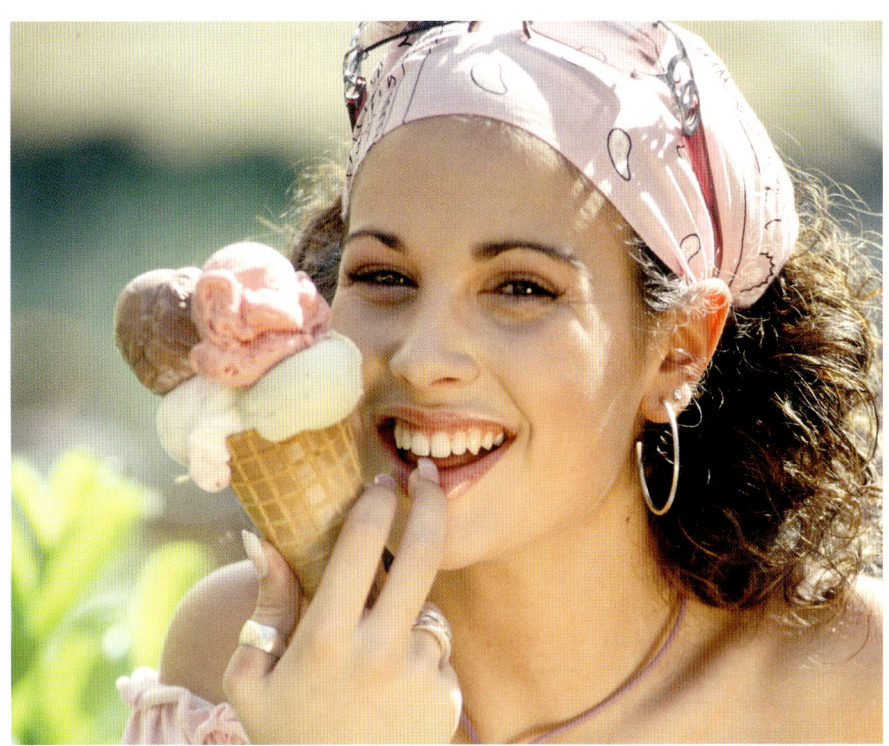

nommenen Energielieferanten aus Zucker, im Alter zwischen 51 und 64 Jahren sind es nur noch sieben bis neun Prozent. Dies stellte eine Studie aus dem Jahr 1998 fest, bei der Ernährungsprotokolle von 15.838 Personen im Alter ab vier Jahren ausgewertet wurden. 80 bis 90 Prozent der Zweifachzucker wurden in Form von Saccharose aufgenommen.

Aber Zucker wird nicht jedem Lebensmittel beigefügt; er kommt darin mitunter schon natürlich vor. Die Menge an aufgenommenem Zucker, die nicht Produkten künstlich zugesetzt wird, entspricht 15 bis 25 Prozent. Auch in dieser Studie stellte sich erneut eindeutig heraus, dass sich eine erhöhte Aufnahme von Zucker negativ auf die Zufuhr ener-

gieliefernder Nährstoffe auswirkt. Das heißt, die Menschen, die mehr Zucker aßen, nahmen automatisch weniger Energie auf.

Schlagzeilen, wie „Zucker macht krank", verkaufen sich immer recht gut. Das ist in der gesamten Medienwelt so. Die Menschen wollen wahrscheinlich immer gern etwas von Gefahren und Bedrohungen lesen und hören. Nur dann werden sie wachgerüttelt. Aber manchmal sieht es hinter den Kulissen der Horrorszenarien in der Lebensmittelwelt gar nicht so düster aus, wie uns immer suggeriert wird. Also versuchen Sie sich generell ausgewogen und nicht einseitig zu ernähren. Einen so wichtigen Nährstoff wie Zucker sollte man keinesfalls grundsätzlich weglassen. Das wird noch nicht einmal Diabetikern empfohlen. Natürlich können Sie sich auch nicht nur von diesem schmackhaften weißen Süßungsmittel ernähren. Das würde sicher niemand lange durchhalten. Grundsätzlich gibt es keine gesunden oder ungesunden Lebensmittel. Die Menge macht's. Zu viel Broccoli ist auch nicht wirklich gesund oder schon gar nicht schmackhaft. Doch unser Körper ist schon so konzipiert, dass er sich einseitige Ernährung nicht lange gefallen lässt. Schokolade ist ja schließlich keine Sünde, sondern ein Genuss. Jeder Genuss ist aber nur dann eine Erfüllung, wenn man ihn nicht permanent erlebt.

3.3 Zucker verursacht Diabetes mellitus

Diabetes mellitus ist eine Krankheit, die im Volksmund auch unter dem Begriff „Zuckerkrankheit" oder kurz „Zucker" bekannt ist. Der Begriff „Zuckerkrankheit" legt nahe, dass der Konsum von Zucker oder zuckerhaltigen Lebensmitteln Diabetes auslöst. Das stimmt nach wissenschaftlichen Erkenntnissen nicht. Es ist vielmehr so, dass bei Patienten, die „Zucker" haben, der Blutzuckerspiegel erhöht ist. Der Körper braucht den Botenstoff Insulin, um den Zucker über das Blut in die Zellen hinein zu transportieren. Bei einem „zuckerkranken" Menschen ist dieser Mechanismus gestört. Das kann je nach Typ des Diabetes zwei Ursachen haben. Beim so genannten Diabetes mellitus Typ 1 produziert der Körper gar kein oder nur sehr wenig Insulin. Diese Patienten müssen das Insulin dem Körper als Medikament zuführen, um einen möglichst konstanten Blutzucker-

spiegel zu erreichen. Bei Typ 2-Diabetikern kann man zwar Insulin im Körper nachweisen, aber es reicht entweder nicht aus oder es wirkt nicht ausreichend, weil die Zielzellen dieses Hormons eine so genannte Insulinresistenz entwickelt haben. Weder der erste noch der zweite Typ der Krankheit hat etwas mit einem zu hohen Zuckerkonsum zu tun. Es wäre eher angebracht, von einer „Insulinmangelkrankheit" zu sprechen.

Im Falle der Insulinresistenz wird nun eher diskutiert, welchen Einfluss das Nahrungsfett auf die Entwicklung von Diabetes hat. Professor Dr. med. Hans Hauner, Ernährungsmediziner an der Technischen Universität München, meint hierzu, dass Übergewicht die Insulinwirkung beeinträchtigt und die Entstehung der Zuckerkrankheit fördert. Die Gründe für Übergewicht sind ja schließlich zu wenig Bewegung und eine zu hohe Energieaufnahme.

Studien beim Menschen, so Professor Hauner, zeigen einen positiven Zusammenhang zwischen Fett- beziehungsweise Gesamtcholesterinaufnahme und dem Risiko, einen Diabetes zu entwickeln. Auch eine Studie von der University of Yale zeigt einen Zusammenhang zwischen Übergewicht und Insulinresistenz.

Auch wenn in Ihrer Familie diese Krankheit schon aufgetreten ist, Sie also zu der Risikogruppe der erblich vorbelasteten Menschen gehören, die an dieser Krankheit erkranken können, so müssen Sie durchaus nicht auf Süßes verzichten. Vielmehr sollten Sie auf ein „gesundes" Körpergewicht achten.

In einem Artikel, der im Februar 2004 in der renommierten Zeitschrift Public Health Nutrition erschien, wurden aus den Ergebnissen bedeutender internationaler Studien folgende Risikofaktoren für die Entstehung von Diabetes mellitus Typ 2 herausgearbeitet:

- (Krankhaftes) Übergewicht
- Abdominale Fettsucht (Fettansammlung am Bauch – männliche Fettverteilung)
- Körperliche Trägheit
- Familiäre Neigung

Zucker taucht auch hier nicht auf. Eine ausgewogene Ernährung, die einem möglichen Übergewicht entgegenwirkt, und viel Bewegung sind der Schlüssel zu einem gesunden Lebensstil ohne eine Erkrankung wie die so genannte „Zuckerkrankheit".

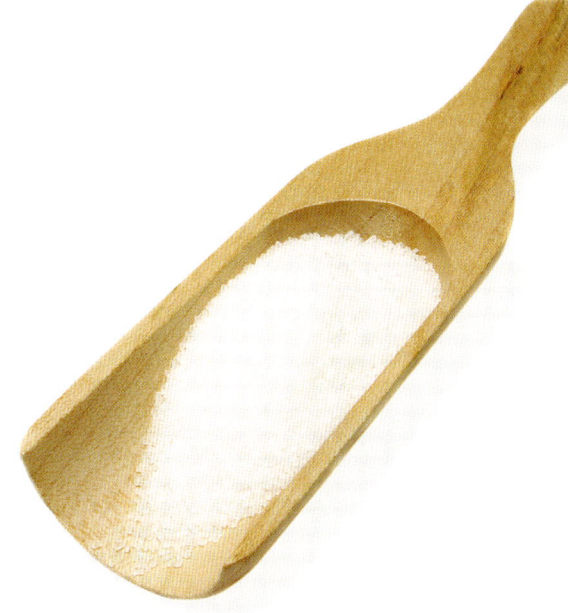

3.4 Zucker macht dick

In der breiten Öffentlichkeit kursiert das Gerücht, dass der Stoff, der Schuld ist an all den ernährungsmedizinischen Übeln, wie Diabetes, Übergewicht, ja sogar Karies, Zucker heißt. Ein Diätslogan heißt: Zucker macht dick.

Eine Grundlage dafür schafft die Behauptung, Zucker mache süchtig. Doch eine Sucht beinhaltet das Verlangen nach einem immer wieder gesteigerten Konsum der entsprechenden Droge. Das bestätigt auch Professor Dr. Volker Pudel, Leiter der Ernährungspsychologischen Forschungsstelle der Universität Göttingen. Jeder, der schon einmal versucht hat, einen Löffel Zucker pur zu genießen, wird bemerkt haben, dass dies meist der erste und letzte Löffel bleibt. Vielleicht schafft der ein oder andere noch einen zweiten, aber spätestens nach dem dritten Löffel dürfte auch er keine Lust mehr haben.

Außerdem haben Sucht auslösende Stoffe eine psychogene beziehungsweise euphorisierende Wirkung. Es ist jedoch nicht bekannt, dass Menschen schon einmal Rauschzustände aufgrund des Zuckerkonsums bekommen haben. Auch haben wir keine körperlichen Entzugserscheinungen bei Nicht-Konsum von Süßigkeiten. Nicht zu bestreiten ist jedoch, dass es kaum Menschen gibt, die den Geschmack von Zucker als unangenehm empfinden. Das ist genetisch bedingt und liegt vermutlich daran, dass es kaum süße Lebensmittel gibt, die giftig sind, meint Prof. Pudel. Außerdem schmeckt selbst Muttermilch im Vergleich zu Kuhmilch viel süßer, da sie mehr Milchzucker als andere Milchsorten enthält. Die meisten Senioren empfinden im Alter weniger intensiv die Genuss bildenden Inhaltsstoffe unserer Nahrung. Nur das Süßempfinden bleibt uns bis ins hohe Alter erhalten.

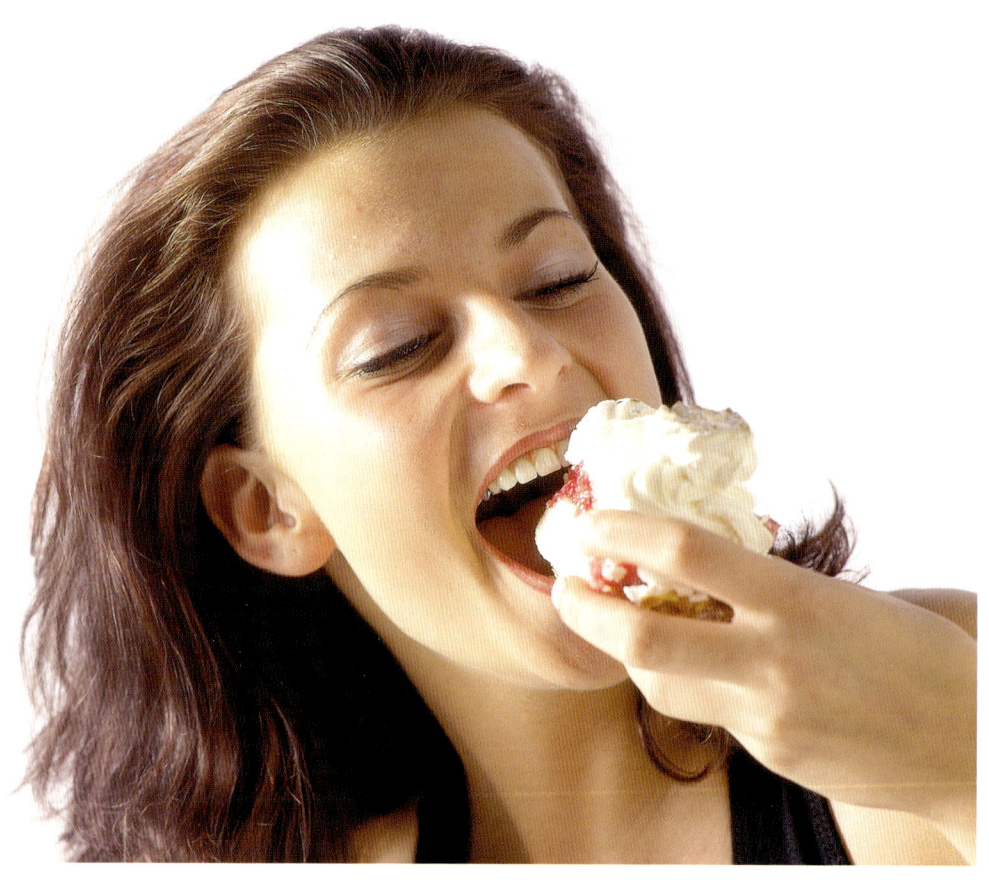

Zucker spielt bei der Bildung von Serotonin in unserem Gehirn eine Rolle. Serotonin ist ein wichtiges Hormon in unserem Körper, das unter anderem einen Einfluss auf den Gemütszustand hat. Zu wenig Zucker könnte also die Stimmung trüben und der ein oder andere überbrückt diesen Frust mit Fressattacken. Das nährt wiederum das Fettgewebe.

Macht Zucker dennoch dick? Die eindeutige Antwort hierauf ist: Nein. Auch wenn nach wie vor über 70 Prozent der Deutschen glauben, Zucker mache dick.

In der Abteilung von Professor Volker Pudel wurde die Gute-Laune-Diät entwickelt. In einer Studie wurde die Wirksamkeit wissenschaftlich nachgewiesen. Die Gute-Laune-Diät zeigt eindeutig, dass eine dauerhafte Gewichtsreduktion mit Zucker einfacher und wirksamer funktioniert als ohne.

Auch Experten, wie Professor Dr. Hans Hauner von der Klinik für Ernährungsmedizin der TU-München, bestätigen, dass Zucker allein gar nicht dick machen kann. Das kann nämlich kein Lebensmittel. Vielmehr liegt die Ursache für die allgemeine Gewichtszunahme in unserer Gesellschaft an zu wenig Bewegung, verbunden mit einer generell zu hohen Kalorienaufnahme. Viele Menschen bewegen sich kaum noch, da sie beispielsweise im Beruf nur sitzende Tätigkeiten ausführen und auch in der Freizeit oft der Sport hinter unbewegten Freizeitaktivitäten ansteht. Doch nicht nur die Kalorienmenge selbst ist ausschlaggebend für die allgemeine Übergewichtigkeit vieler Deutscher, sondern besonders die Zusammensetzung unseres Speiseplans.

Viele Studien der letzten 20 Jahre zeigen, dass Menschen mit einer erhöhten Aufnahme an Stärke und Zucker ein eher niedriges Körpergewicht aufweisen. So können wir bei einem hohen Kohlenhydratanteil in der Nahrung auch bis zu 20 Prozent unserer Gesamtenergie in Form von Zucker aufnehmen, ohne dass wir Angst vor Übergewicht haben müssen, bestätigte Professor Hauner.

Leider kann unser Körper noch nicht so gut „mitdenken" und scheidet die überflüssigen Energielieferanten nicht einfach aus. Bis zur Mitte des vergangenen Jahrhunderts waren die Menschen eher mangelversorgt, als dass ihnen zu viel Energie zur Verfügung stand. Der Körper hat sich selbst darauf trainiert, für den Notfall zu sparen. Zucker wird, wenn er zusammen mit Fett aufgenommen wird, als erstes „verbrannt". Das verhältnismäßig energiereichere Fett kann der Körper besonders gut speichern. Doch wenn wir bezogen auf unseren Energieverbrauch angemessene Mengen an Nahrung aufnehmen, werden wir nicht dick.

3.5 Zucker enthält leere Kalorien

Nach Umfragen des Marktforschungsinstitutes Produkt + Markt in Wallenhorst sehen 61 Prozent der Deutschen Zucker als einen Stoff mit leeren Kalorien an.

Jedem Physiker würde diese Aussage, die der Grundaussage des Energieerhaltungssatzes vollständig widerspricht (Energie kann nicht aus dem Nichts entstehen und auch nicht verloren gehen), Falten auf die Stirn zaubern. Der renommierte Ernährungswissenschaftler Professor Dr. Berthold Gassmann, Potsdam, prägte den Ausspruch: „Eine Kalorie ist eine Kalorie ist eine Kalorie ist eine Kalorie!" Seiner Meinung nach ist Übergewicht eine Folge des Ungleichgewichts zwischen Energieaufnahme und Energieverbrauch, und dabei spielt die Energiequelle, also Kohlenhydrate, Eiweiße, Fette, keine Rolle.

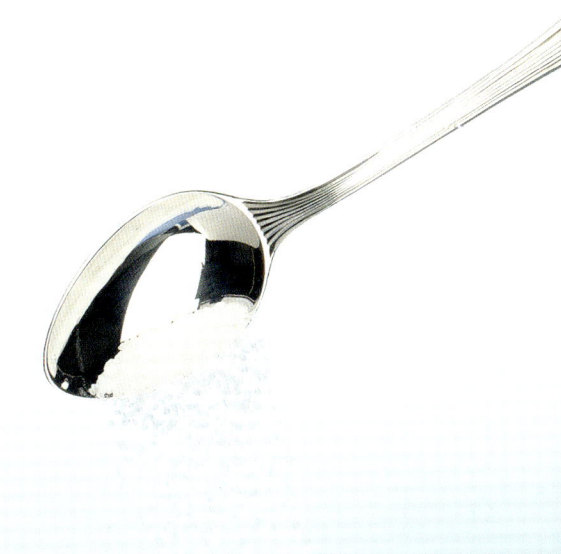

Tatsache ist, dass süße Lebensmittel reich an Kohlenhydraten, also an Kalorien beziehungsweise Energie, sind. Doch nie würden wir auf die Idee kommen, die Gemüsebeilage des Mittagessens mit Bonbons zu substituieren oder einfach mal Zucker pur zu essen. Mit Zucker süßen wir maximal andere Speisen, um sie schmackhaft zu machen und ihren Wohlgeschmack zu steigern. So können wir selbst ein gesundes Körnermüsli oder einen Haferschleim mit Genuss verzehren. Einige ernährungsphysiologisch günstige Produkte akzeptiert der Verbraucher erst, seitdem sie Zucker enthalten. Das bestätigen Ernährungsexperten, wie beispielsweise der Ernährungswissenschaftler Professor Dr. Helmut Heseker von der Universität Paderborn. Zu diesen gesunden süßen Produkten gehören Kalzium liefernde Milchprodukte wie Joghurt und Quark ebenso wie besonders saure und vitaminreiche Zitrusfrüchte.

3.6 Zucker allein macht Karies

Schon im Kindesalter wird uns eingetrichtert, Zucker in Form von Süßigkeiten löse Karies aus. Ganz alleine und ohne fremde Hilfe? Nein, sagen Zahnmediziner, denn eine Reihe von Faktoren ist für die Entstehung dieser Infektionskrankheit zuständig. Wenn wir einen rauen Belag auf unseren Zähnen spüren, so handelt es sich dabei um Plaque, einer Schicht aus Bakterien, Bakterienprodukten und Speichelkomponenten.

Diese Bakterien ernähren sich gern von leicht verdaulichen Kohlenhydraten, also auch Zucker, und wandeln diese in ihrem Stoffwechsel in Säure um. Der Zahnschmelz wird von der Säure attackiert und die harten Zahnbestandteile werden beschädigt. Diese Entkalkung breitet sich auch in die tiefer gelegenen Zahnschichten aus. So entsteht ein Loch im Zahn.

Auch wenn es 87 Prozent der Deutschen nicht wahr haben wollen: Zucker allein ist nicht verantwortlich für die Kariesentstehung. Eine Studie der New York University zum Thema „Milchsäureproduktion in der Mundhöhle beim Verzehr verschiedener Lebensmittel" stellte sogar heraus, dass Produkte, die gekochte Stärke enthalten, die Säureproduktion im Mund stärker anregen als sehr zuckerhaltige Lebensmittel. In dieser Studie wurden untersucht, wie lange die mit der Nahrung aufgenommenen Kohlenhydrate noch im Mund verbleiben und wie hoch die Säureproduktion zu bestimmten Zeiten noch ist. Dabei wurden zuckerhaltige Produkte, wie schokoladenhaltige Lebensmittel (Schokoriegel), Würfelzucker selbst und stärkehaltige Produkte, wie Kartoffelchips miteinander verglichen. Bei Chips stieg selbst nach zwei Stunden die Säurekonzentration weiter an. In dieser Zeit hatten die süßen Produkte schon längst ihre Zahn beeinflussende Wirkung verloren. Die Menge an Glucose im Mundraum war beim Verzehr von Würfelzucker erstaunlicherweise am geringsten. Stärke befindet sich übrigens auch in größeren Mengen in Bananen, Brot und Müsli, also eigentlich Produkte, die als gesund angesehen werden. Ausschlaggebend für die Kariesentstehung ist die Verweildauer der Kohlenhydrate am Zahn und insbesondere, ob der Zahn geputzt ist oder nicht, denn ein sauberer Zahn wird nicht krank.

Trotzdem sollte auf keine Art der Kohlenhydrate in der Nahrung verzichtet werden. Denn sonst würde die Aufnahme von Fett überhand nehmen. Der wichtigste Punkt zur Vermeidung von Karies ist die Prophylaxe. Nach der Meinung von Professor Wiedemann ist die Kariesentstehung abhängig von den säurebildenden Mikroorganismen in den Zahnbelägen, der Zahnsubstanz selbst, der Nahrung und dem Faktor Zeit. Wenn wir Wert auf ausreichende Mundhygiene legen, so Wiedemann, vermindern wir die Gefahren für die Zähne durch Kohlenhydrate. Die regelmäßige Anwendung von Fluoriden bietet dabei einen besonderen Schutz, was jeder Zahnarzt und die Fachgesellschaften bestätigen.

Wichtig bei der Auswahl der richtigen Zahncreme ist deren Gehalt an Fluorid. Rund 90 Prozent der auf dem Markt erhältlichen Zahnpasten enthalten bereits zahnschützende Fluoride. Außerdem ist der Verzehr von Seefisch und von mit Fluorid angereichertem Jodsalz zu empfehlen. Auch schwarzer Tee kann zur Bedarfsdeckung beitragen.

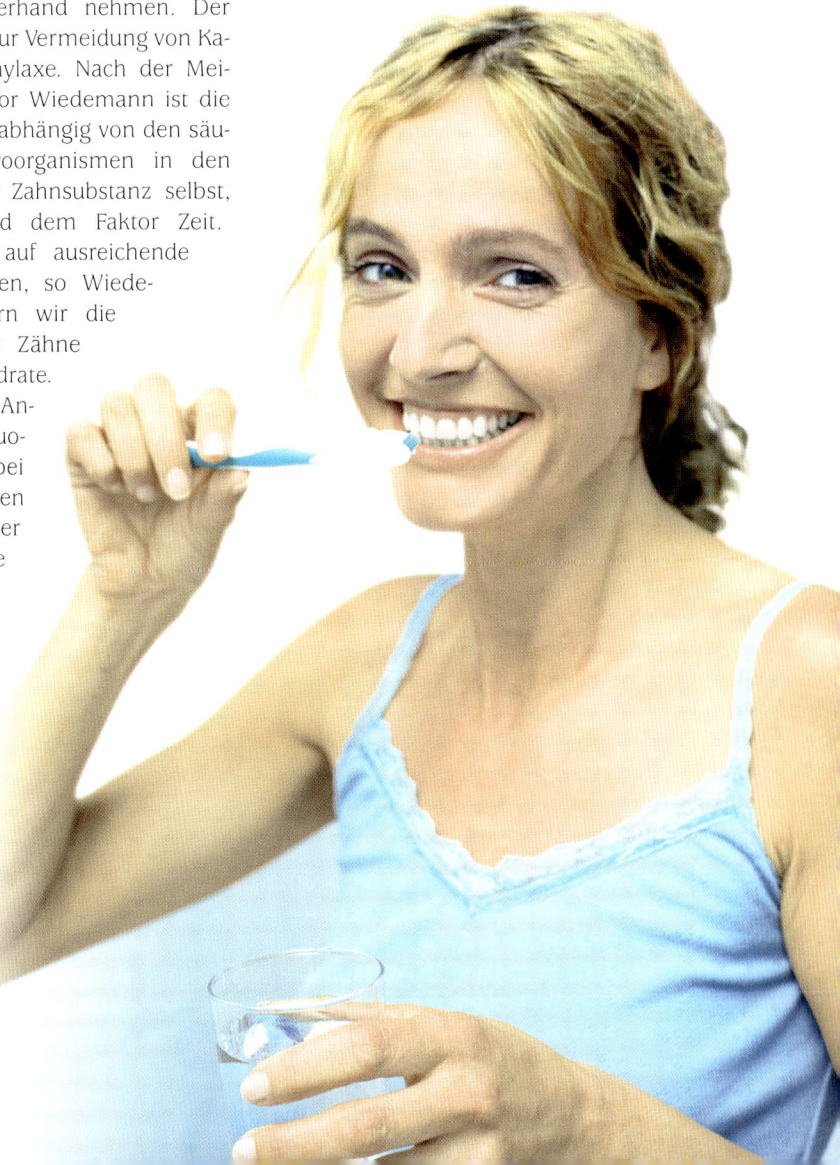

3.7 Zucker macht Kinder zappelig

Kleine Kinder scheinen manchmal vor Energie nur so zu strotzen. Sie toben, reden unentwegt oder zappeln einfach nur herum. Für den Außenstehenden ist das meist ein unglaublich interessantes und tolles Phänomen. Würden wir uns manchmal nicht auch gern so ausgelassen bewegen können wie so ein kleines Kind? Doch für die Eltern ist dieser Zustand mitunter auch eine Plage. Schnell ist der Übeltäter gefunden: Zucker. Sofort werden alle Süßigkeiten außer Reichweite der kleinen Quälgeister gestellt. 44 Prozent der Deutschen glauben näm-lich an das Märchen, dass Zucker Kinder zappelig macht. Bisher gibt es zwar noch keine wissenschaftliche Grundlage für dieses Phänomen, aber trotzdem findet man diese Aussage nicht nur in den Köpfen der Menschen, sondern auch in verschiedenen Zeitschriften.

Einer, der es besser weiß, ist der Ernährungs- und Gesundheitspsychologe Professor Dr. Joachim Westenhöfer von der Hochschule für angewandte Wissenschaften Hamburg. Er ist der Überzeugung, dass die Grundlagen für den Irrglauben, dass es einen Zusammenhang zwischen Zuckerkonsum und Hyperaktivität (u. a. Unruhe, übermäßige Ablenkbarkeit, starkes Störverhalten) von Kin-

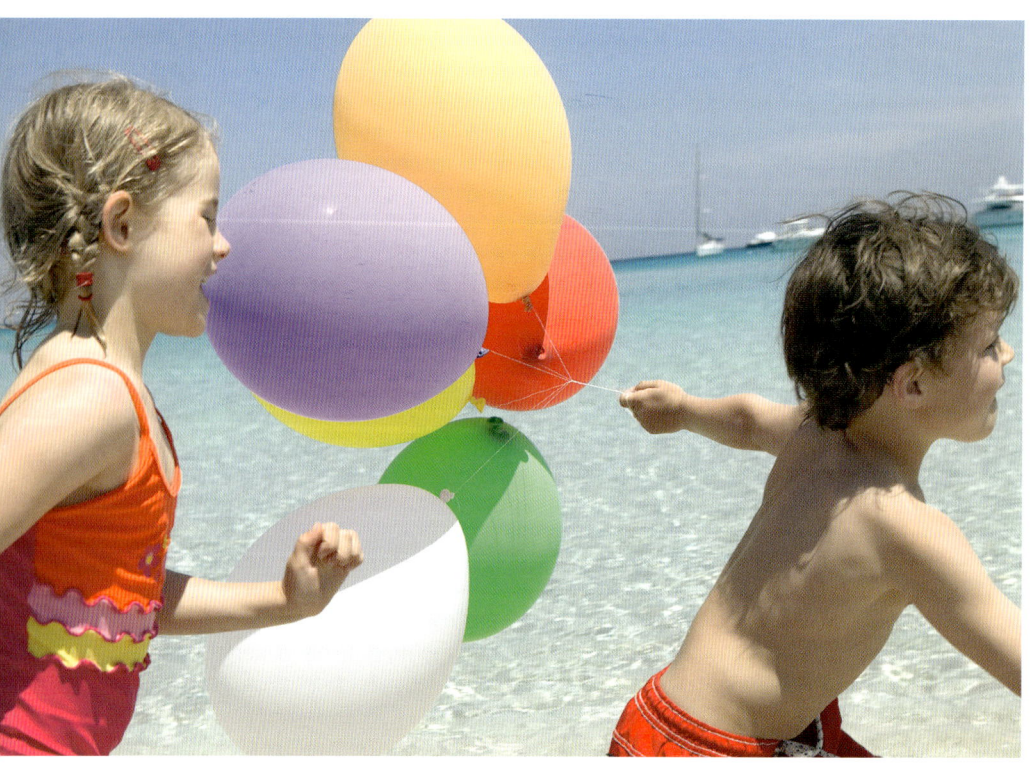

dern gibt, Studien aus den siebziger und achtziger Jahren zugrunde liegen. Jedoch weiß man heute, dass diese Untersuchungen methodische Fehler hatten.

Daher führt man heute so genannte Blindstudien durch. Sie sind wissenschaftlich aussagekräftiger, da die Testpersonen über die jeweiligen Manipulationen nicht unterrichtet werden. Noch besser eignen sich nach der Aussage von Professor Westenhöfer Doppelblindstudien. Hierbei weiß auch der Versuchsleiter nicht, welches Kind unter welchen Bedingungen beobachtet wird. Bisher wurden schon viele dieser Blindstudien durchgeführt, in denen das Verhalten der Kinder nach dem Verzehr von zuckergesüßten oder aber von ebenfalls süßen, aber zuckerfreien Lebensmitteln verglichen wurde. Bei der Mehrzahl dieser Studien konnten keine Unterschiede im Verhalten der Kinder festgestellt werden. Und das sowohl bei ihrer Aktivität und ihrem Bewegungsverhalten als auch hinsichtlich ihrer Impulsivität. Ein Zusammenhang zwischen übernormal hohem Zuckerverzehr und Hyperaktivität konnte ebenfalls nicht gefunden werden.

Außerdem verweisen Ernährungsexperten, wie beispielsweise Professor Westenhöfer, auf Studien mit jüngeren und älteren Erwachsenen, bei denen sich herausstellte, dass Zucker einen positiven Einfluss auf die Gedächtnisleistung, die Reaktionszeit und die Informationsverarbeitung hat.

Für die Hyperaktivität von Kindern sind eher psychische und soziale Faktoren verantwortlich. Es wird angenommen, dass die Stellung der Kinder in der Familie, Vererbung, Erziehung und die Umwelt einen entscheidenden Einfluss auf das Verhalten der kleinen Energiebündel haben. Und wenn ein Kind ab und an einmal etwas aufgedreht und nervös erscheint, sollte uns das weniger verunsichern, denn eigentlich machen sich Eltern ja eher Sorgen um den Nachwuchs, wenn er zu ruhig ist, als wenn er einfach ausgelassen rumtobt.

Wenn Sie Ihren Kindern Süßes verbieten, so streben diese, wie die meisten Menschen, eher danach, dieses Verbot zu umgehen. Irgendwoher bekommen sie schon die süßen Leckereien. Meist sind es dann die Großeltern, die Kinder gern einmal naschen lassen. Natürlich sollen Sie Ihre Kinder nicht mit Süßem mästen. Aber wenn Sie sich selbst und Ihren Kleinen ab und an einmal ein Stück Schokolade gönnen, so schadet das bestimmt nicht. Es macht Sie sogar glücklicher. Verbote rufen, wenn man sie umgeht, nur Schuldgefühle hervor. Dieses schlechte Gewissen kann mitunter genau das Gegenteil von dem bewirken, was das Verbot erreichen sollte. Aus Frust isst man noch mehr vom verbotenen Gut. Besonders Kinder können mit solchen Verboten schlecht umgehen. So ohne weiteres verstehen sie nicht, warum etwas verboten sein soll, was die anderen Kinder aber essen dürfen. Wenn Sie die Ernährung Ihrer Sprösslinge zu stark reglementieren, dann können Sie mitunter mehr Schaden als Nutzen anrichten.

Sicher müssen sich aufgrund von Essverboten nicht gleich Essstörungen entwickeln. Gehen Sie einfach mit gutem Beispiel voran und ernähren Sie sich so gesund, wie Sie es sich für die Ernährung Ihres Kindes auch wünschen.

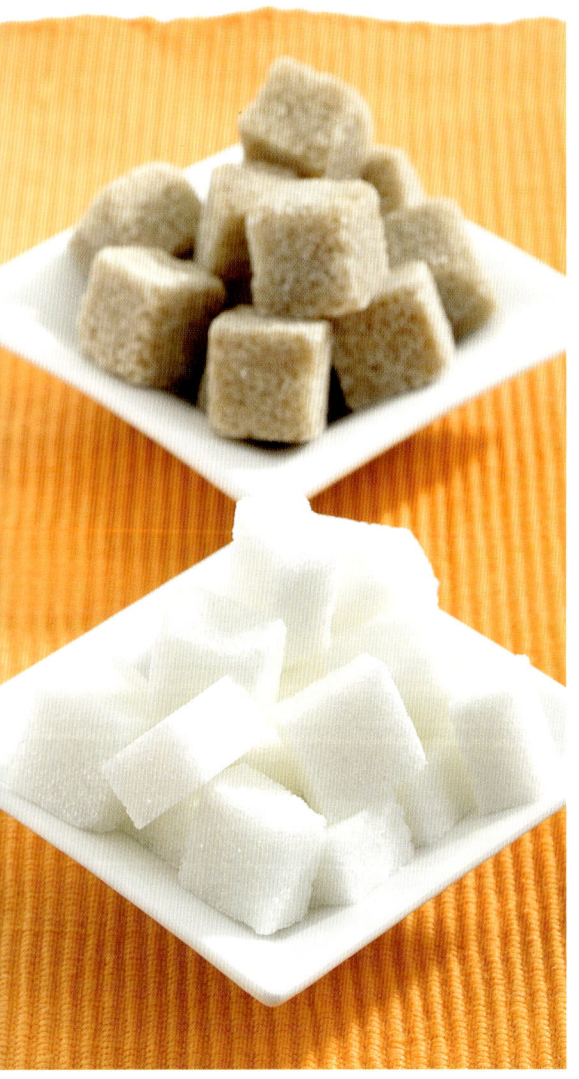

3.8 Brauner Zucker ist gesünder als weißer

Brauner Zucker unterscheidet sich in seiner chemischen Zusammensetzung kaum von weißem. Um den Zucker aus den Zuckerrüben oder aus dem Zuckerrohr herauszulösen, bedarf es komplizierter Raffinationsmethoden. Die weiße Farbe des Rübenzuckers ist ein Hinweis auf seine Reinheit. Wie so oft im Leben, ist die braune Farbe also eher ein Indiz für Unreinheit. Doch bei dieser Färbung handelt es sich natürlich nicht um Dreck, sondern um eingedickten Rübensaft oder Zuckersirup.

Der Hauptbestandteil des Kristallzuckers ist Saccharose (99,8 Prozent). Im Rohzucker sind außerdem in geringfügiger Menge (ein Prozent) andere Substanzen aus der Zuckerpflanze enthalten. Sogar Mineralstoffe und Vitamine lassen sich in braunem Zucker nachweisen – aber nicht mehr als im weißen. Manche Menschen mögen den karamellartigen Geschmack des braunen Zuckers lieber und sind sogar bereit, dafür fast den doppelten Preis zu zahlen. Der süße Braune bietet aber aufgrund seines erhöhten Wassergehaltes einen idealen Nährboden für Bakterien. Deshalb sollte bei braunem Zucker besonders auf das Haltbarkeitsdatum geachtet werden.

Allgemein gilt aber: Es ist völlig egal, auf welche Art und Weise Sie Ihr Leben versüßen.

3.9 Süßstoffe sind gesundheitsschädlich und Krebs erregend

Der Chemiker Konstantin Fahlberg entdeckte im Jahr 1889 zufällig den ersten Süßstoff – das Saccharin. Weltweit verwenden täglich mehr als 800 Millionen Menschen Süßstoffe. Seit einiger Zeit stehen Süßstoffe im Verdacht, einen negativen Effekt auf die Gesundheit zu haben. Dabei richtet sich das Hauptaugenmerk auf die angebliche Krebs auslösende Wirkung der Zuckerersatzstoffe. In keinem Fall konnte diese Wirkung jedoch für die üblicherweise verzehrte Menge an Süßstoffen bestätigt werden. Außerdem ist es undenkbar, dass in der Europäischen Union Stoffe zugelassen werden, die die Gesundheit ihrer Mitglieder gefährden könnten. Auch die Weltgesundheitsorganisation hält Süßstoffe nicht für schädlich, einige Süßstoffe haben sogar den GRAS-Status (generally recognized as safe) – sie sind also völlig unbedenklich.

Was sind eigentlich Süßstoffe? Das sind synthetische oder natürliche Verbindungen, die sich durch einen intensiv süßen Geschmack auszeichnen. Sie werden der Gruppe der Lebensmittelzusatzstoffe zugeordnet. Um als Lebensmittelzusatzstoff von der EU zugelassen zu werden, müssen sich die Substanzen einem strengen Prüfverfahren unterziehen. Es muss zunächst festgestellt werden, dass ein Stoff gesundheitlich unbedenklich ist, bevor er in unsere Lebensmittel gelangen darf.

Energetisch gesehen handelt es sich bei Süßstoffen um kalorienarme Substanzen. Einige von ihnen haben gar keinen Nährwert. Die meisten Süßstoffe werden vom Körper unverändert ausgeschieden und haben nur die Aufgabe,

Sieben Lügen über Süßstoff	
1. Sie steigern den Appetit	Süßstoffe lösen keinen Appetit aus, da sie weder den Blutzucker- noch den Insulinspiegel beeinflussen, die für die Hunger- und Sättigungsregulation (mit)verantwortlich sind.
2. Sie begünstigen Krebs	In einer haushaltsüblichen Dosierung verursachen Süßstoffe kein erhöhtes Krebsrisiko.
3. Sie lösen Multiple Sklerose aus	Es besteht derzeit kein Zusammenhang zwischen dem Verzehr von Süßstoff und dem Auftreten von Multipler Sklerose.
4. Sie fördern Allergien	In der wissenschaftlichen Literatur gibt es keine Hinweise auf Allergien durch Süßstoffe.
5. Sie machen süchtig	Die Bildung von Methanol aus Aspartam während der Verdauung ist wesentlich geringer als die gebildete Menge aus Obst- und Gemüsesäften, und die machen (leider) auch nicht süchtig.
6. Sie schädigen Kinder	Bei einem sparsamen Umgang besteht durch den Verzehr von Süßstoff kein gesundheitliches Risiko für Kinder.
7. Sie schaden Schwangeren	Es liegen keine Erkenntnisse vor, dass Süßstoffe in der Schwangerschaft schädlich für die werdende Mutter oder das Kind sind.

einen süßen Geschmack hervorzurufen. Süßstoffe sollten nicht mit Zuckeraustauschstoffen verwechselt werden, denn diese sind Kohlenhydrate, die im Körper einen Einfluss auf die Insulinproduktion haben und von Diabetikern, im Gegensatz zu den „echten" Süßstoffen, in die Brennwertberechnung mit einbezogen werden müssen.

Die vier prominentesten Süßstoff-Vertreter sind Aspartam, Cyclamat, Saccharin und Acesulfam-Kalium. Oftmals wird behauptet, dass Süßstoffe künstlich seien. Dabei wird z. B. der Süßstoff Thaumatin aus einer tropischen Frucht und Aspartam aus Eiweißbausteinen gewonnen.

Aspartam

Aspartam ist ein Süßstoff, der sich neben seiner Kalorienarmut durch eine unglaubliche Süßkraft (200-mal süßer als Zucker) auszeichnet. Er setzt sich aus zwei Aminosäuren und dem Alkohol Methanol zusammen. Diese drei Stoffe findet man überall in der Natur, und auch in unserer Nahrung sind sie in mehr oder weniger hohen Konzentrationen vorhanden.

Aspartam stand im Verdacht, Krebs erregend zu sein. Denn ein Abbauprodukt dieses Dipeptidesters ist Methanol, das an der Entstehung von Gehirntumoren beteiligt sein kann. Methanol wird aber in geringen Mengen auch über Obst oder Gemüsesäfte aufgenommen. Die Menge an Methanol, die beim Abbau von Aspartam freigesetzt wird, ist ebenfalls sehr gering. Zahlreiche Untersuchungen zeigten, dass Aspartam nicht Tumor auslösend ist. Auch die Senatskommission zur Beurteilung der gesundheitlichen Unbedenklichkeit von Lebensmitteln der Deutschen Forschungsgemeinschaft hat Aspartam untersucht und schon im Jahr 1997 für unbedenklich befunden. Allerdings gibt es Menschen mit einer besonderen und extrem seltenen Erbkrankheit, der Phenylketonurie. Diese Personen sollten Apartam meiden. Die Krankheit wird direkt nach der Geburt festgestellt und tritt sehr selten auf.

Ein Zusammenhang zwischen Multipler Sklerose und Aspartam wurde ebenfalls diskutiert. Aus wissenschaftlicher Sicht konnte diese Hypothese jedoch bislang nicht bestätigt werden. Somit können Sie getrost weiterhin auf Aspartam als Süßungsmittel zurückgreifen.

Cyclamat

Cyclamat ist eigentlich keine einzelne Substanz, sondern der Sammelbegriff für die Natrium- und Kaliumsalze einer bestimmten Säure. Auch Cyclamate werden chemisch hergestellt. Sie haben eine nicht ganz so starke Süßkraft wie Aspartam, sind aber immer noch 35- bis 70-mal süßer als Zucker.

Gegen Ende der sechziger Jahre wurde ein Zusammenhang zwischen Cyclamat und Blasenkrebs vermutet. Es wurde mit Ratten eine Studie durchgeführt, bei der die Versuchstiere lebenslang extrem hohe Mengen der Natriumsalze von Cyclamat und Saccharin verabreicht bekamen. Ein Mensch müsste im Vergleich ca. 5000 Süßstofftabletten zu sich nehmen. Das so ermittelte Ergebnis, Cyclamat verursache Blasenkrebs, kann also aufgrund der extrem hohen Dosierung und aufgrund von Mängeln in der Methodik der Untersuchung selbst als wissenschaftlich nicht akzeptabel angesehen werden. Ursache für die Veränderungen war die Auskristallisation von Cyclamat und nicht die Wirkung des Süßstoffes selbst.

Durch Langzeitstudien wurden inzwischen die toxische Unbedenklichkeit sowie eine nicht Krebs erregende Wirkung bestätigt.

Cyclamat kann sogar zum Backen und Kochen eingesetzt werden, da es hitzestabil ist.

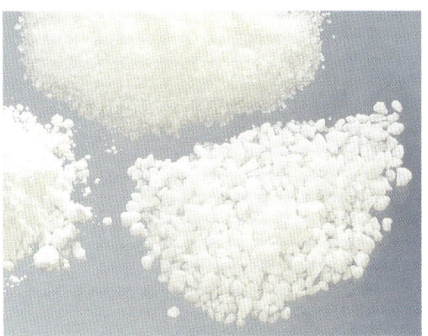

Saccharin

Saccharin ist nicht nur der berühmteste, sondern auch der älteste industriell hergestellte Süßstoff. Auch hier werden nicht nur das Saccharin selbst, sondern auch seine Salze mittels chemischer Synthese produziert. Der menschliche Körper ist nicht in der Lage, Saccharin abzubauen. Es wird unverändert über den Harn ausgeschieden. Saccharin gehört also zu der Gruppe von Süßstoffen, die sich praktisch gar nicht auf die Energiebilanz des Körpers auswirken. Zu hoch konzentriert schmeckt Saccharin leicht bitter-metallisch. Oft findet man diesen Süßstoff in Light- oder Diabetikerprodukten.

Bis Anfang 2000 war Saccharin in den USA auf der Liste der Krebs erregenden Substanzen vermerkt. Eine kanadische Tierstudie aus dem Jahre 1977 hatte einen Zusammenhang zwischen Blasenkrebs bei Ratten und der Saccharinaufnahme ermittelt. Doch auch in der Saccharin-Studie wurden unglaublich hohe Dosen (entsprechend 10.000 Süßstofftabletten beim Menschen) eingesetzt. Beim Menschen zeigten verschiedene epidemiologische Studien diesen Zusammenhang nicht und ließen somit auf eine gesundheitliche Unbedenklichkeit des Süßstoffes schließen. Auch die Amerikaner dürfen Saccharin jetzt wieder bedenkenlos konsumieren, denn es ist nach einem Kongressbeschluss wieder zum Verzehr freigegeben.

Acesulfam-Kalium

Acesulfam-Kalium (Acesulfam-K) gehört zu den kalorienfreien Süßstoffen und ist 130 bis 200-mal süßer als Zucker. Es geht eigentlich gar nicht in den Stoffwechsel ein und wird unverändert wieder ausgeschieden.

Wie andere Süßstoffe, kann auch Acesulfam-K überdosiert werden; dies betrifft vor allem Kinder, die im Durchschnitt weniger wiegen. Dazu müsste ein 30 Kilogramm schweres Kind täglich 2,5 Liter Light-Fruchtsaft mit einer Konzentration von 109 Milligramm pro Liter an Acesulfam-K trinken. Zum einen ist es eher unwahrscheinlich, dass ein Kind in diesem Alter es schafft, so viel zu trinken, zum anderen ist es bei der Getränkeauswahl ohnehin wichtig, eine gewisse Abwechslung zu gewährleisten. Abgesehen davon beziehen sich all diese Sicherheitswerte auf einen lebenslangen, täglich konstanten Verzehr solch hoher Mengen. Selbst beim täglichen Erreichen dieses ADI-Grenzwertes ist der Stoff noch gesundheitlich unbedenklich.

Die derzeit vorliegenden, sehr umfangreichen Untersuchungsergebnisse lassen also nicht auf eine Gesundheitsgefährdung durch Süßstoffe schließen.

Damit Sie sich ganz sicher sein können, dass für Ihre Gesundheit kein Risiko besteht, hat die Weltgesundheitsorganisation (WHO) eine obere Sicherheitsgrenze (ADI) für den täglichen Süßstoffverbrauch Erwachsener festgesetzt (siehe Tabelle unten). Diese Mengen nehmen sicherlich nur wenige Menschen auf! Auch für andere Süßstoffe wie Thaumatin (E 957) und Neohesperidin (E 959) gibt es diese Sicherheitsbegrenzungen in der Aufnahme. Aber auch hier werden diese Mengen in der Praxis wohl kaum erreicht. Die von der WHO festgesetzte Sicherheitsgrenze für Cyclamat kann von Kindern aufgrund des geringen Körpergewichts jedoch recht schnell erreicht werden. Da man aber Kindern eher selten Süßstoffe verabreicht, schränkt sich das Risiko einer „Süßstoff-Überdosierung" selbst ein. Außerdem steigt mit zunehmendem Körpergewicht die ungefährliche Aufnahmemenge an.

3.10 Schokolade enthält Rinderblut

Ein Düsseldorfer Hobby-Tüftler namens Amiello Faracchio legte mit seiner Schoko-Aufstrich-Rezeptur vor ein paar Jahren den Grundstein, die BSE-Krise mit ihrer medienaufgebauschten Panikmache hauchte der süß-ekligen Legende erneut Leben ein. Faracchios Vorhaben, ein Patent auf seinen mit Rinderblut „veredelten" Schokoladen-Aufstrich anzumelden, wurde jedoch nie Wirklichkeit. Weiter zur Legendenbildung trugen einige Studien bei, die größtenteils in der früheren DDR durchgeführt wurden und darauf abzielten, einen Teil der Schokoladen-Grundmasse durch andere Stoffe zu ersetzen. Die dritte zugrunde liegende Tat-

Sicherheitsbegrenzungen für die Aufnahme einiger Süßstoffe

Süßstoff	Obere Sicherheitsgrenze (ADI der Weltgesundheitsorgansation)
Aspartam E 951	0 bis 40 mg pro kg Körpergewicht Das heißt: Ein 70 kg schwerer Mensch sollte maximal etwa 155 Tabletten bzw. 140 Teelöffel Streusüße pro Tag verzehren, wenn eine Tablette 18 mg Aspartam bzw. ein Teelöffel 0,02 g Aspartam enthält.
Cyclamat E 952	0 bis 11 mg pro kg Körpergewicht Das heißt: Ein 70 kg schwerer Mensch sollte nicht mehr als etwa 21 handelsübliche Mischsüßtabletten aufnehmen, wenn eine Tablette 40 mg Cyclamat und 4 mg Saccharin enthält.
Saccharin E 954	0 bis 2,5 mg pro kg Körpergewicht Das heißt: Ein 70 kg schwerer Mensch sollte maximal etwa 11 Tabletten verzehren, wenn eine Tablette 16 mg Saccharin enthält.
Acesulfam-K E 950	0–9 mg/kg Körpergewicht Das heißt: Ein 70 kg schwerer Mensch sollte maximal 31,5 Tabletten pro Tag zu sich nehmen, wenn eine Tablette 20 mg Acesulfam-K-Gehalt enthält.

sache für die weitere Märchen-Verbreitung stammt aus einem Fernsehinterview von 1999, in dem ein renommierter Ernährungsexperte erwähnte, in Russland mische man beim Schwarzhandel Rinderblut in die Schokolade, um sie billiger herzustellen. Sogar völlig realitätsferne Gerüchte, dass es in Deutschland Richtlinien im Lebensmittelrecht gäbe, die dies ausdrücklich erlauben würden, schürten bei Konsumenten Angst und Ekel.

Tatsache ist, dass in der Europäischen Union eine lückenlose Gesetzgebung existiert, die die Verwendung von Tierblut in der Süßwarenherstellung eindeutig verbietet. Die Kakao-Richtlinie schreibt genau vor, welche Zutaten für Schokolade und Schokoladenerzeugnisse erlaubt sind. Tierisches Blut fällt nach der Verordnung nicht darunter. „Zur Herstellung von Schokolade wird weder in Deutschland noch in der Europäischen Union Schweine- oder Rinderblut verwendet", versichert Prof. Dr. Reinhard Matissek vom Lebensmittelchemischen Institut des Bundesverbandes der Deutschen Süßwarenindustrie e. V., Köln. „Derartige Rezepturen werden von ‚Außenseitern' erfunden und propagiert. Für die deutschen Süßwarenunternehmen ist es absolut unvorstellbar, bei der Herstellung ihrer Produkte Tierblut zu verwenden". Zudem wäre eine solche illegale Anreicherung direkt nachweisbar. Da der Schokoladenmarkt ein hart umkämpftes Terrain ist und von den Konkurrenzanbietern genauestens beäugt wird, wäre es ziemlich unklug für einen Hersteller, sich derartiger verbotener Veredelungsmethode zu bedienen. Der sofortige Ruin wäre die sichere Konsequenz. Also aufatmen für alle vegetarischen Schoko-Liebhaber: Das morgendliche Brötchen kann weiterhin in den Nougat-Aufstrich getunkt werden.

3.11 „zuckerfrei" heißt, da ist kein Zucker drin

Es zeigt sich schnell, dass der Knackpunkt eine Definitionssache ist, denn die Begriffsklärungen für Zucker unterscheiden sich erheblich voneinander. Zwischen der begrifflichen Klärung des Ernährungslehre- oder Biochemiebuches und der juristischen Festlegung im Lebensmittelrecht liegt eine unübersehbare Kluft. Und auf dieser beruht das nachvollziehbare Missverständnis, das beim Konsumenten entsteht, wenn er mit Packungsangaben wie „zuckerfrei" konfrontiert wird. Dem gesundheits- oder figurbewussten Durchschnitts-Verbraucher suggeriert dieser Begriff ein kalorien- oder zumindest kohlenhydratarmes Produkt, zum Teil wird auch Zahnfreundlichkeit assoziiert. Doch diese Interpretation driftet an der Realität, wie sie das Lebensmittelrecht gestaltet, vorbei. Hier ein Überblick, was nach allgemeinem Verständnis – und vor allem biochemischer Festlegung – alles unter Zucker zu verstehen ist:

- Haushaltszucker (Saccharose)
- Traubenzucker (Glukose)
- Fruchtzucker (Fruktose)
- Malzzucker (Maltose)
- Invertzucker
- Glukosesirup (Stärkesirup/Maissirup/ Maiszucker/Isoglukose)
- Dextrose
- Maltodextrin
- Fruktosesirup
- Karamellzuckersirup
- Vanillinzucker

Für den Gesetzgeber ist die Lage weit unkomplizierter. Als Zucker ist lediglich die Saccharose, also der Haushaltszucker, auch als Rohr- oder Rübenzucker bezeichnet, definiert. Alle anderen Sorten sind nach dieser juristischen Definition keine Zucker und tauchen daher auch auf den Lebensmittel-Etiketten hinter Begriffen auf, die nicht sofort verraten, dass es sich um Zucker handelt. Als Faustregel kann sich der Verbraucher merken, dass alles, was mit der Silbe „-ose" endet, ein Zucker ist. Lebensmittel, die beispielsweise Stärkezucker (Glukosesirup) enthalten, dürfen als „zuckerfrei" deklariert werden, weil der Stärkezucker nach dem deutschen Lebensmittelrecht ja kein „Zucker" ist. Chemisch betrachtet besteht die Stärke jedoch aus nichts anderem als Traubenzucker (Glukose), verbunden wie die Perlen in einer Kette. Von Natur aus steckt die Stärke in Mais, Kartoffeln und Weizen. Kinderleicht löst der Lebensmittelchemiker diese Verbindungen aus Korn oder Knolle mit Salzsäure auf und erhält Ketten-Bruchstücke aus Glukose, dem Grundbestandteil des „wahren Zuckers" Saccharose. Das entstandene Produkt trägt nun aber den Namen „Glucosesirup". Es hat den Vorteil, dass es bei gleicher chemischer Zusammensetzung billiger herzustellen ist als „echter" Zucker, also Saccharose, und zudem auch noch ganz legitim, wenn auch absurd, unter dem Label „zuckerfrei" im Ladenregal stehen darf.

Die zahngesundheitlichen oder kalorischen Folgen unterscheiden sich entgegen dem guten Glauben des Verbrauchers nicht von jenen mit Haushaltszucker (Saccharose) gesüßten Lebensmitteln. Alle Zucker liefern etwa die gleiche Energiemenge und sind schädlich für die Zähne, weil sie von den Mundbakterien zu ätzenden Säuren verarbeitet werden.

Viele Konsumenten wissen nicht, in welchen Nahrungsmitteln überall Zucker versteckt ist und wie viel davon unter anderen Namen im Produkt stecken. Wir finden Zucker in Keksen, Kuchen, Limonaden, Nektars, Fruchtsaftgetränken, Gemüsesäften, Instant-Tees, Obstkonserven, Likören, Eis, Fertigmüslis, Fruchtjoghurt sowie auch in Wurstwaren, Fertigsaucen, Beutelsuppen, Marinaden, Gewürzmischungen und Ketchup. Selten jedoch ist der süße Inhaltsstoff unter dem Begriff „Zucker" auf der Verpackung deklariert. Pro Jahr verbrauchen wir 50 Kilogramm Zucker pro Kopf in Deutschland. Das meiste davon als versteckte Zucker.

Genau aus dieser Definitionsfrage heraus sollte man sich auch nicht von mancher Statistik zu diesem Thema blenden lassen. Beispielsweise nahm in Deutschland zwar der durchschnittliche Verbrauch von klassischem Haushaltszucker seit den achtziger Jahren nicht zu, wohl aber der Konsum der breiten Vielzahl anderer Zuckerarten. Die allerneuesten Spezifizierungen dieser Schlupfloch-Variante der Lebensmittelkennzeichnung ist die Bezeichnung „ohne Kristallzucker", mit denen die neuen Fruchtzwerge beworben sind. „Ohne Kristallzucker" gibt dem Hersteller noch mehr Freiheit, da dabei lediglich der Zucker in Kristallform, also als Zuckerwürfel und als Zuckerstaub verboten ist. In flüssiger Form kann Saccharose jedoch durchaus in das Lebensmittel eingebracht werden.

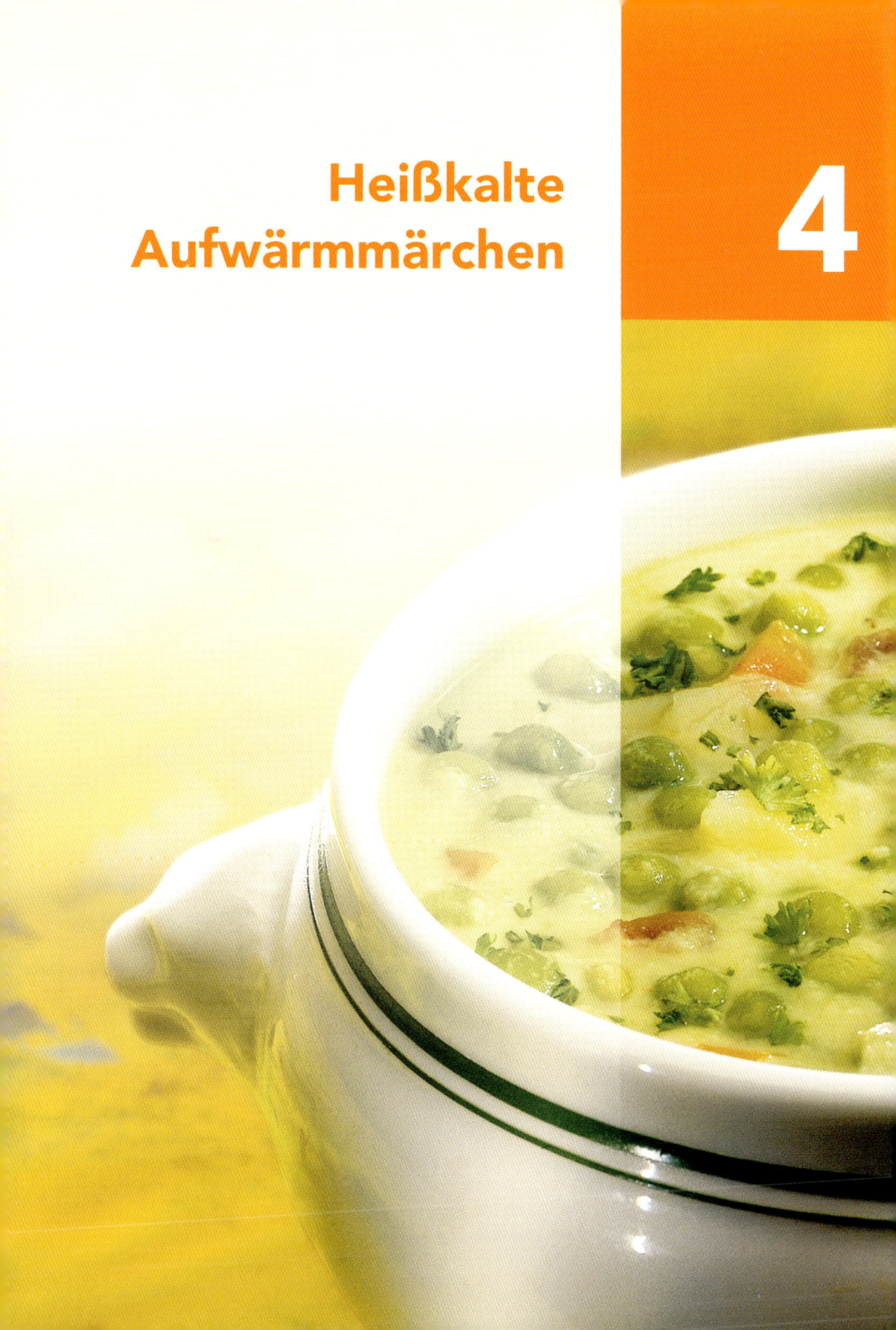

Heißkalte
Aufwärmmärchen

4

4.1 Tiefkühlware enthält keine Vitamine

Dieses Märchen erscheint dem Betrachter als völlig einleuchtend. Sowie ein Lebensmittel steinhart gefroren ist, hören seine wertvollen Inhaltsstoffe, also seine Vitamine und Mineralstoffe, sofort auf zu existieren. Der gefährliche Gefrierbrand zerstört die Zellen und sorgt dafür, dass ... ja, dass was eigentlich? Tötet die konservierende Kälte die Vitamine einfach ab? Sind etwa alle Vitamine komplex aufgebaute Eiweiße, die den geringsten Temperaturschwankungen einfach erliegen? Wohl eher nicht.

Schon vor Tausenden von Jahren haben Menschen Lebensmittel einfach eingefroren, um sie vor dem Verderb zu schützen. Zwar gab es zu dieser Zeit natürlich noch keine Gefrierschränke, aber die Eskimos konnten sich diese Methode auch ohne moderne Technik und dank ihrer extrem harten Lebensbedingungen zu Nutze machen. Ihre Beute bewahrten sie einfach im ewigen Eis oder in Iglus auf.

Im Jahre 1876 entwickelte Karl von Linde ein Gerät, mit dem er künstlich Kälte erzeugen konnte. Schon vier Jahre später konnte die Haltbarkeit von Lebensmitteln in Kühlhäusern an Land und in Tiefkühlladeräumen auf See verlängert werden. Die wohl am schnellsten verderblichen Lebensmittel, Fische, wurden als erstes im Jahre 1925 in Europa in ihrer Tiefkühlvariante produziert. 1937 folgte die Produktion von Tiefkühlobst und -gemüse. Mit dem Wirtschaftwunder der 50er Jahre des vergangenen Jahrhunderts hielten Tiefkühlgeräte in vielen privaten Haushalten Einzug. Heute sind mindestens zwei Drittel der deutschen Haushalte mit einem Gefriergerät ausgestattet, die meisten Kühlschränke verfügen über ein integriertes Gefrierfach.

An der Zusammensetzung der Tiefkühlkost hat sich im Laufe der Zeit sicher so einiges verändert. Die Rohprodukte für die Tiefkühlindustrie werden immer hochwertiger und entsprechen meist der Qualität ihrer frischen Kontrahenten. Viele Landwirte, Obstbauern und Gärtner haben direkte Abnahmeverträge mit Gefrierwaren produzierenden Unternehmen, so dass die Waren frisch an die entsprechenden Werke abgeliefert werden können. Denn auch bei Tiefkühlkost zählt: Je frischer sie verarbeitet und eingefroren wird, umso hochwertiger ist das Endprodukt. Und wenn dabei auch noch erntereifes Obst und Gemüse dank kurzer Anfahrtswege eingefrostet wird, liegt doch die Vermutung nahe, dass das aufgetaute Essen dann dem Verbraucher einen noch wertvolleren Inhalt präsentiert, als das manchmal mehrere Tage alte „Frischobst" und „-gemüse" der Supermärkte. Obst und Gemüse brauchen nämlich von der Ernte bis zur Gefrieranlage nur eineinhalb bis fünf Stunden. Danach wird die geerntete Ware selektiert, gereinigt und unter Umständen geschält und in einigen Fällen noch zerkleinert. Damit Farbe und Vitamine erhalten bleiben, bzw. in bestimmten Fällen sich erst entfalten, blanchiert man bestimmte Sorten vor dem Einfrieren. Die Lebensmitteltechnologie hat für die unterschiedlichen Produkte auch unterschiedliche Tiefkühlverfahren entwickelt. Diese Methoden sind z. B. abhängig von der Weiterverwendung des Verbrauchers, aber auch von der Beschaffenheit der Rohstoffe. Spinat beispielsweise wird im verpackten Zustand tiefgefroren. Andersherum verfährt man mit Erbsen. Damit keine riesengroßen Eiskristalle entstehen, die die Zellen aufsprengen und den Tiefkühlprodukten nach dem Auftauen eine unangenehme Konsistenz geben können, wird die Ware schockgeforen. Im Maximalfall dauert das Einfrieren zwei Stunden, bis das Lebensmittel eine Kerntemperatur von –18 °C erreicht hat.

Doch verlieren die Tiefkühlwaren nicht doch irgendwann ihre wertvollen Inhaltsstoffe? Ja, aber das geschieht meist schon vor dem Einfrieren. Zum Beispiel, wenn Obst oder Gemüse längere Zeit vorher gelagert werden. Der abfallende Vitamin-C-Gehalt vieler Lebensmittel ist ja eine Art „Lagerzeitindikator". Besonders feinstückiges Gemüse erleidet größere Vitamin-C-Verluste, wenn es über längere Zeit gelagert wird. Beim Obst macht die längere Lagerzeit nicht viel aus: Fruchtsäuren schützen die Vitamine vor dem Abbau. Doch Vitamin reduzierende Effekte sind auch bei „frischen" Produkten zu beobachten, da sie meist ebenfalls gewissen Lagerzeiten ausgesetzt werden.

Bestimmte Nährstoffe werden durch das Blanchieren und Tiefkühlen von Lebensmitteln sogar besser verfügbar. Schwer verdauliche Kohlenhydrate, wie zum Beispiel Kohl, kann der Körper viel besser verdauen, wenn sie tiefgekühlt waren. Der Kohl verliert dadurch seine unangenehme, blähende Wirkung. Die Verdauung von Proteinen, verfügbarem Eisen und Vitamin B2 wird auf ähnliche Weise erleichtert. Mineralstoffe – also Spuren- und Mengenelemente – sind durch Gefrieren überhaupt nicht zerstörbar.

Im Rahmen einer Studie, die an der Università di Urbino in Italien durchge-

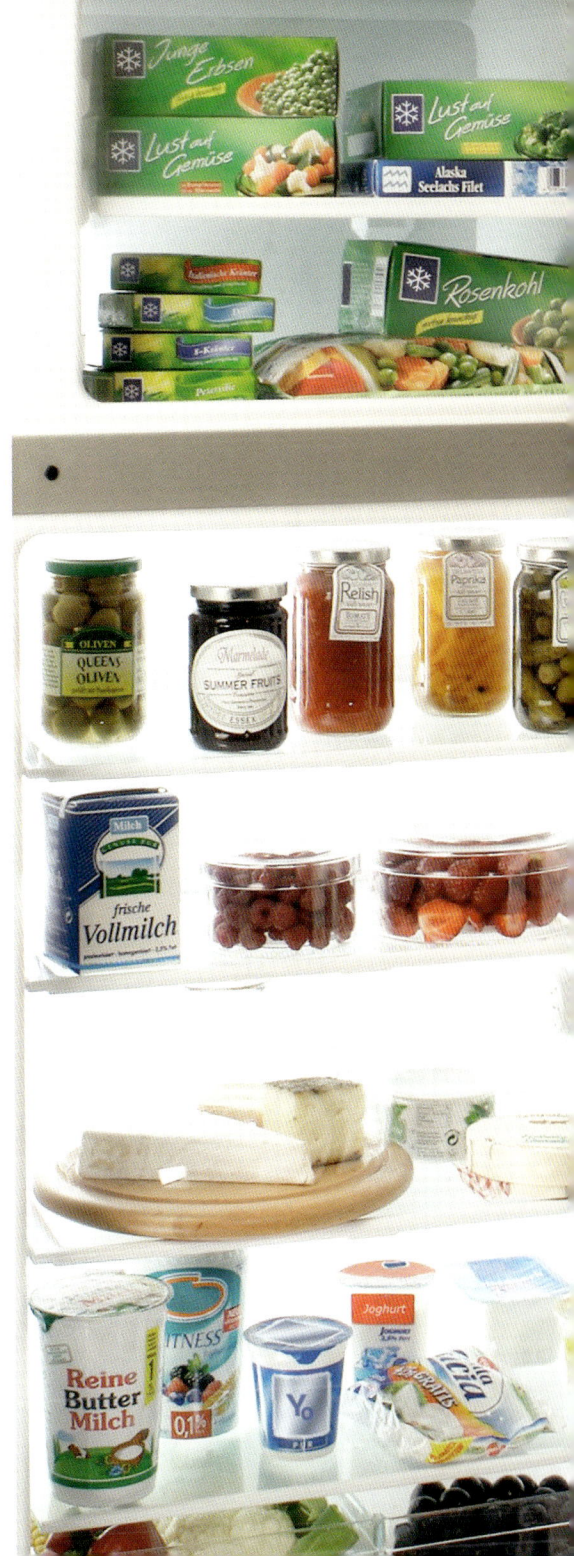

führt wurde, sollte die antioxidative Kapazität von verschiedenen Gemüsesorten in Abhängigkeit dazu untersucht werden, ob die Lebensmittel frisch oder tiefgefroren waren. Obwohl in vier von sechs Fällen sowohl der Phenolgehalt als auch die antioxidative Aktivität der Tiefkühlprodukte unter denen der frischen Gemüse lagen, konnten bei zwei Gemüsesorten jeweils höhere Werte festgestellt werden. Bei dieser italienischen Studie ist jedoch zu bemerken, dass Anfahrtswege und Zwischenlagerzeiten von diesem frischen Gemüse in Italien sicher kürzer als in Deutschland sind.

Sollte tiefgekühlte Ware der frischen also immer vorgezogen werden? Natürlich nicht, denn nichts ist besser und leckerer, als wahrhaft frisches, erntereifes Obst und Gemüse zu verzehren. Doch leider leben wir unter klimatischen Bedingungen, die es nicht ermöglichen, diese Kriterien ganzjährig zu erfüllen. Außerdem neigen die Deutschen dazu, ihre hauseigenen Produkte etwas zu vernachlässigen und bevorzugen oft exotische Lebensmittel, die nach langen Transportwegen und aufgrund ihrer Ernte in unreifem Zustand nur noch einen Bruchteil der theoretisch möglichen Vitaminmengen enthalten. Lagert man frischen Spinat vier Monate lang, so wird am Ende nicht mehr viel davon übrig bleiben. Tiefkühlspinat verliert in derselben Zeit gerade einmal 15 Prozent seines Vitamin-C-Gehalts.

Beim Kauf und bei der Aufbewahrung von Tiefkühlkost sollte man sich jedoch an einige Regeln halten, die zur optimalen Verwertung der Lebensmittel beitragen. Zum einen muss darauf geachtet werden, dass die so genannte Kühlkette nicht für längere Zeit unterbrochen wird. Der Weg vom Supermarkt bis nach Hause sollte nach Möglichkeit in weniger als einer Stunde zurückgelegt werden. Versehentlich aufgetaute Lebensmittel oder angebrochene Packun-

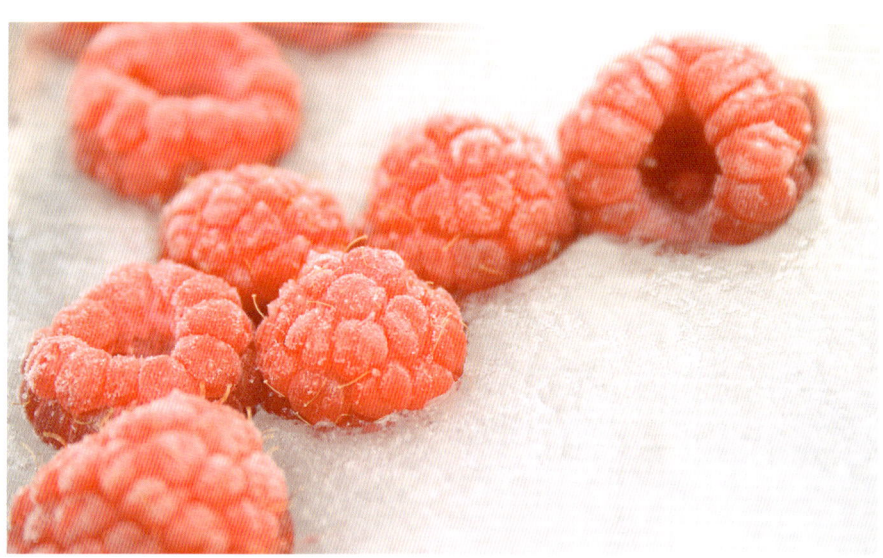

gen können meist wieder eingefroren werden, verlieren aber dabei an Qualität. Bei diesem Vorgang sollten Sie unbedingt darauf achten, dass die Produkte vor dem Einfrieren fest verschlossen sind. Tiefkühlfertigprodukte sind nicht unbedingt empfehlenswert, da ihnen mitunter Geschmacksverstärker und Emulgatoren untergemischt werden, die nicht für jeden gut bekömmlich sind. Doch der Markt für diese Produkte wächst stark, da wir uns immer weniger Zeit für die Zubereitung unseres Essens nehmen. Meist ist diese Fertigkost dann aber doch wieder gesünder als das Fast Food „von unterwegs".

Generell sind die „eisigen" Lebensmittel also schon zu empfehlen, besonders im Winter, wenn die frischen Vitaminlieferanten nicht aus der näheren Umgebung stammen können.

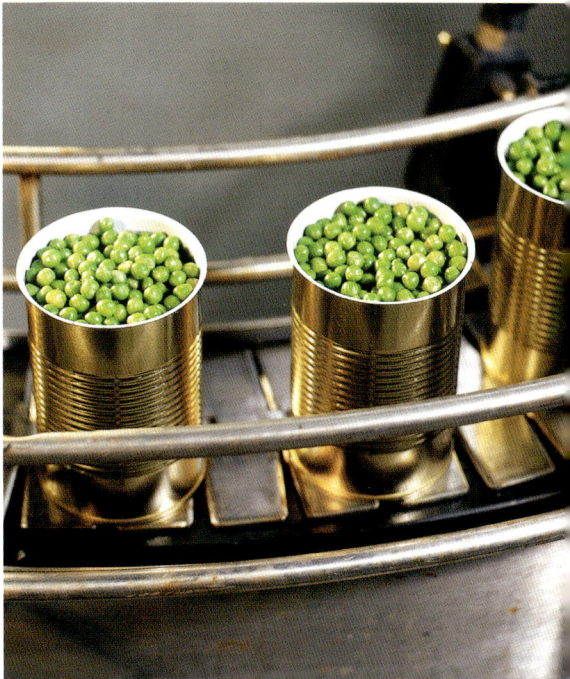

4.2 Dosengemüse enthält keine Vitamine und ist ungesund

Die Konserve – alleine das Wort weckt unangenehme Assoziationen. Was in Zeiten ohne Kühlschrank schlicht nach guter Lagerung klang, lässt heute an Konservierungsstoffe denken. Völlig falsch, denn in Lebensmitteldosen kommen gerade diese Chemikalien nicht vor. Die Lebensmittel werden vielmehr durch Hitze konserviert. Sterilisation und Pasteurisation sind die maßgeblichen Verfahren.

Hitze erinnert wiederum an Verkochtes, Schales, Geschmackloses, doch auch hier irrt der Verbraucher. Als die Konservendose vor beinahe 200 Jahren erfunden wurde, erfolgte die Haltbarmachung des Inhalts tatsächlich über langes Abkochen. Heutzutage sieht die Prozedur

anders aus: Kurzes Überbrühen oder Garen in heißem Dampf sorgen für eine schonende Verarbeitung und „Konservierung" des Inhalts. In Druckbehältern werden die Dosen – dicht verschlossen – auf die Sekunde genau erhitzt. Um die Lebensmittel gleichmäßig und innerhalb kürzester Zeit haltbar zu machen, wird die Dose ständig maschinell gedreht. Durch diese Technik bleibt ein Großteil der Vitamine erhalten.

Bei Sterilisation und Pasteurisation führt allein die kurzzeitige Erwärmung dazu, dass für den Verderb verantwortliche Mikroorganismen in den Lebensmitteln zuverlässig absterben. Dies verschafft den Dosen-Lebensmitteln eine Mindesthaltbarkeit von mehreren Jahren. Bei über 100 °C werden Produkte

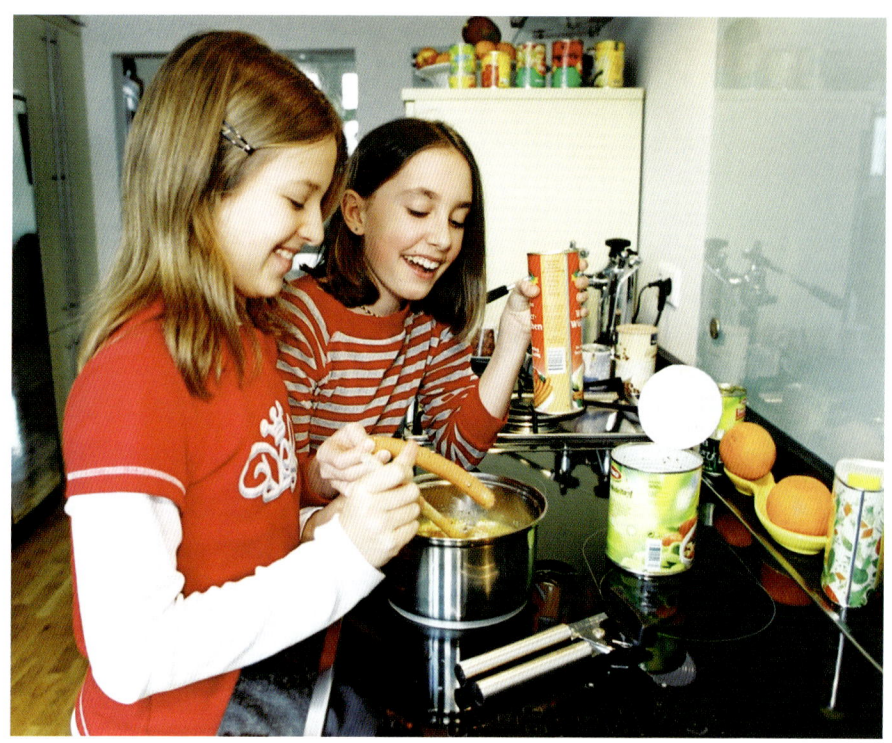

sterilisiert, die für gesundheitsschädliche Bakterien anfällig sind: Erbsen und anderes Gemüse, Fleisch und Wurst. Für die dicht verschlossenen Dosen spielt sich der Vorgang im Druckbehälter, dem so genannten Autoklaven, innerhalb weniger Minuten ab. Der Zusatznutzen: Gemüse wird schonend vorgegart und muss daher später im Haushalt nur noch kurz erwärmt werden. Das schont die wertvollen Inhaltsstoffe.

Produkte, die von Natur aus eigene Abwehrstoffe gegen unerwünschte Mikroorganismen besitzen, werden bei vergleichsweise milden Temperaturen pasteurisiert. Konfitüren, Obst- und Sauerkonserven beispielsweise profitieren von ihrem Säuregehalt, der das Wachs-

tum vieler Mikroorganismen ohnehin einschränkt. Bei einem pH-Wert von 4,5 und niedriger können Sporenbildner (Schimmelpilze) nicht mehr aktiv werden. Deshalb genügt es, die verschlossenen Dosen im Wasserbad bei 70 bis 100 °C zu erwärmen. Anschließendes rasches Abkühlen verhindert ein unkontrolliertes Nachgaren der Lebensmittel.

Handelt es sich bei den Lebensmitteln um Gemüse, kommt dieses frisch geerntet direkt vom Feld in die Dose. Das hat einen großen Vorteil: Ohne lange Transportwege und entsprechend lange Liefer- und Lagerzeiten bleiben Vitamine und andere Vitalstoffe besser erhalten. So kommt es, dass manch ein Dosenprodukt einen höheren Vitamingehalt aufweisen kann als Frischware, die bereits seit Tagen unterwegs war und nun wiederum Tage im Laden und der Speisekammer zugebracht hat.

Um dem Verbraucher eine gleichmäßig gute Qualität bieten zu können, unterliegen Lebensmittel in Dosen permanenten strengen Kontrollen. Dies fängt schon beim Anbau an, weswegen die verarbeitenden Betriebe bei Obst und Gemüse sehr viel Wert auf kontrollierten Vertragsanbau in unmittelbarer Nähe der Abfüllung legen. Diese Anbauflächen müssen über gesunden Boden verfügen, es kommt nur ausgewähltes Saatgut zum Einsatz. Sofort nach der Ernte kommt das Gemüse in den Abfüllbetrieb. Dort unterliegt es strengen Eingangskontrollen, zum Beispiel nach Gehalt an Pestiziden und Umweltgiften. Diese kommen zwar beim Anbau nicht zum Einsatz, könnten aber über Regen oder Grundwasser in Berührung mit der Ernte gekommen sein. Nach der Kontrolle und der Sortierung wird das Gemüse gründlich gewaschen und dann blanchiert: Dazu wird es kurz mit kochendem Wasser überbrüht oder mit heißem Dampf vorgegart. Bereits drei Stunden nach der Ernte ist das Gemüse in Dosen abgefüllt und luftdicht verschlossen. Salz, früher ein gängiges Konservierungsmittel, kommt heute nur noch dezent für den besseren Geschmack hinzu.

Ab dann sind die beiden großen Vitamin-Killer ausgesperrt: Licht und Luft. Oxidation und Lichteinwirkungen schädigen Aromastoffe, Vitamine und ungesättigte Fettsäuren. Beispiel Vitamin C: Dosenbohnen enthalten gegenüber frischen Bohnen schon nach nur einem Tag Lagerung mehr Vitamin C. Nach der Zubereitung haben die frischen Bohnen bereits rund zwei Drittel ihres Vitamin-C-Gehalts verloren, bei längerer Transport- oder Lagerzeit ist der Verlust noch höher. Dosenbohnen dagegen halten ihren Vitamingehalt auch noch nach mehreren Jahren – immer vorausgesetzt, sie werden schonend erhitzt und nicht bei der Zubereitung verkocht. In diesem Fall verliert sowohl Frischware als auch Dosenkost ihre wertvollen Inhaltsstoffe. Eine Studie des Instituts für Lebensmittelqualität in Willich und der Fachhochschule Mönchengladbach, Fachbereich Ökotrophologie, sowie zwei Studien aus Illinois und Massachussets, USA bestätigen dies. Im Vergleich zwischen Lebensmitteln aus der Dose mit frischen Produkten schneidet die Dosenkost gut ab. Ein Ergebnis der Studie: „Lebensmittel aus der Dose enthalten nahezu identische Werte für Eiweiß, Kohlenhydrate, Fett und Brennwert wie Gerichte aus frisch zubereiteten Produkten. Bei Erbsen und Möhren übertrafen die Vitaminwerte der Dosenware sogar teilweise die Werte frisch zubereiteter Gerichte.“

Einige Lebensmittel aus der Dose sind ihren frischen Verwandten sogar überlegen und unterstützen die körpereigenen Abwehrkräfte. Der kurzzeitige Erhitzungsprozess zur Haltbarmachung von Tomaten aus der Dose steigert deren Gesundheitswert, da die hohen Temperaturen sekundäre Pflanzenstoffe, so genannte Lycopene, freisetzen. Diese wirken als Antioxidanten gegen Krebs erregende freie Radikale (Cancerogene).

Nicht verkocht, Vitamine erhalten – aber der Blechgeschmack? Reine Einbildung, was auch Blindverkostungen bestätigen. Weißblech und Lebensmittel berühren sich an keiner Stelle. Ein Ammenmärchen daher auch, dass der Do-

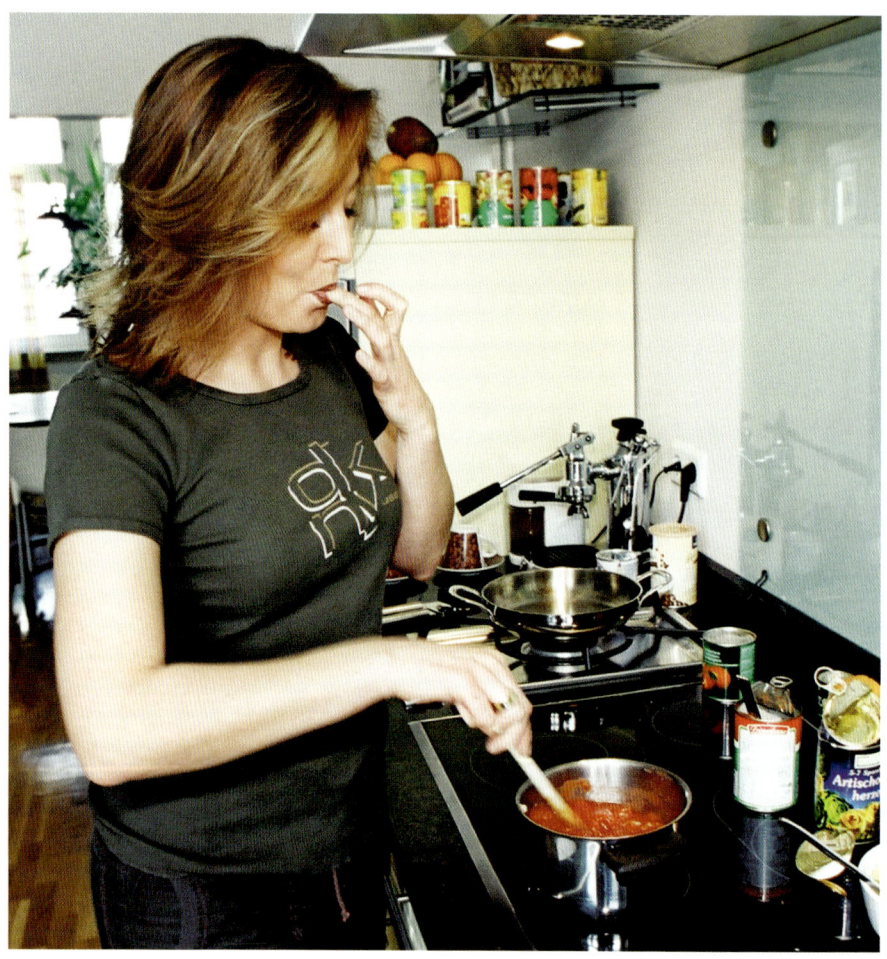

seninhalt nach dem Öffnen in ein anderes Gefäß umgeschüttet werden müsse. Lebensmitteldosen haben eine Innenbeschichtung. Sie bildet eine Barriere zwischen Weißblech und Füllgut und verhindert zuverlässig, dass die Lebensmittel Metallgeschmack annehmen. Auch Knicke und Beulen in der Dosenwand haben keinen Einfluss auf die Qualität des Inhalts. Die Innenbeschichtung der Dose ist flexibel und bleibt unbeschädigt.

4.3 Pilze und Spinat darf man nicht wieder aufwärmen

Dieses Märchen ist nicht völlig grundlos entstanden. Bei Pilzen war das Argument in früheren Zeiten durchaus angebracht, denn Speisepilze waren häufig von Schimmelpilzen überwuchert. Einige Schimmelpilze tun der Gesundheit des Pilzessers nicht unbedingt Gutes: Sie können Giftstoffe ausschütten, die in unserer Leber Schäden anrichten. Doch die heute erhältlichen Pilze werden unter nahezu sterilen Bedingungen gezüchtet. Manche Pilzsorten haben noch nicht einmal Kontakt mit Erde, das heißt, potenzielle Krankheitserreger kommen nicht in ihre Nähe. Bei sachgerechter Aufbewahrung im Kühlschrank stellen Pilze also kein Risiko dar, auch wenn man sie zweimal erhitzt. Wenn man Pilze nicht mehrfach erwärmen dürfte, müssten Fertiggerichte wie Tütensuppen oder aber Tiefkühlgerichte mit Pilzen aus lebensmittelrechtlicher Sicht verboten sein, weil diese stets vorerwärmt wurden. Oder denken Sie an die fertige Pilzrahmsuppe.

Was das Aufwärmen von Spinat betrifft, richten sich die Vorurteile nicht nur gegen die möglicherweise darin enthaltenen Mikroorganismen, sondern auch gegen deren Wirkung. Denn Bakterien, die sich in dem Gemüse befinden, wandeln Nitrat zu Nitrit um, aus dem im sauren Milieu des Magens unter bestimmten Voraussetzungen Nitrosamin entstehen kann. Nitrosamin wiederum ist eine Verbindung, der eine Krebs erregende Wirkung zugesprochen wird. So weit, so gut, aber damit es überhaupt dazu kommt, muss der Spinat längere Zeit bei verhältnismäßig warmen Temperaturen aufbewahrt werden, da sich nur so die entsprechenden Bakterien vermehren können. Trotzdem geht von erwärmtem Spinat keine Gefahr aus, wie es sich auch bei tiefgefrorener Spinatlasagne zeigt.

Leider kann im Spinat tatsächlich relativ viel Nitrat nachgewiesen werden. Von diesem Vorwurf sind dann auch andere Blatt- und Wurzelgemüse betroffen. Nitrat an und für sich ist aber schlichtweg ungefährlich. Doch diese Gemüse wirken mit ihren gemüseeigenen Antioxidantien und Vitaminen, wie zum Beispiel dem Vitamin C, automatisch der Krebsentstehung entgegen.

Ein anderes Problem, was aber nur die ganz Kleinen unter uns betrifft, ist die Bindung des Nitrits an die Sauerstoff transportierenden Blutbestandteile (die roten Blutkörperchen). Bei Erwachsenen ist diese Bindung reversibel, das heißt, das Nitrit wird recht schnell wieder abgespalten. Säuglinge besitzen jedoch das entsprechende Enzym für diesen Abspaltungsprozess noch nicht. Daher wird vor allem davor gewarnt, in den ersten Monaten Spinat zuzufüttern. Die gesündeste Nahrung für Babys ist in dieser Zeit generell die Muttermilch.

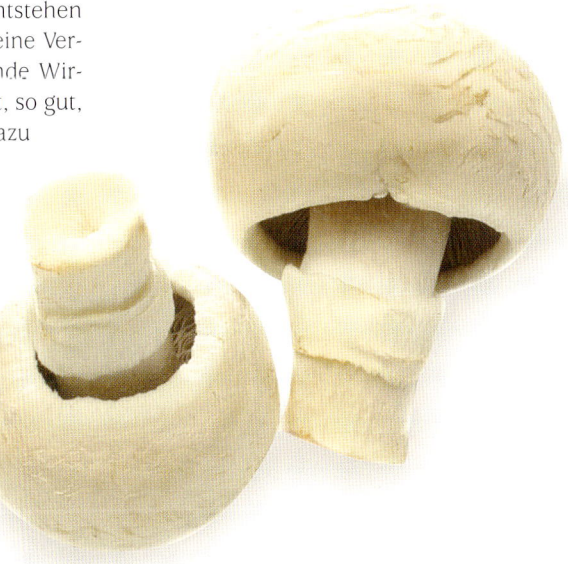

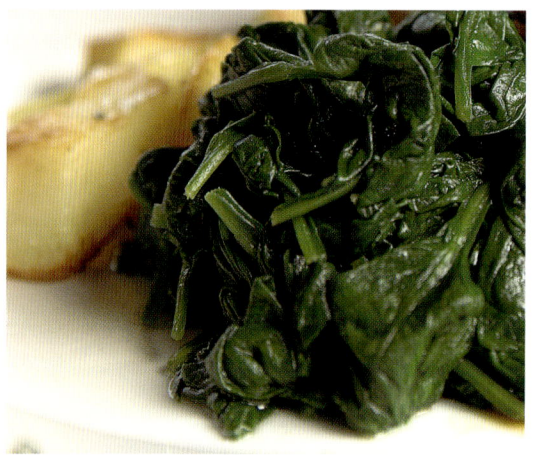

Wenn empfohlen wird, Spinat nicht wieder aufzuwärmen, so geschieht das weniger, weil dadurch eine ernsthafte Gefahr für Ihre Gesundheit entsteht, sondern eher als eine Art Präventivmaßnahme. Stellen Sie also Spinat nach dem Essen sofort kühl, damit sich keine Bakterien vermehren können.

Manchmal ist es vielleicht besser, sich nicht zu viele Sorgen wegen möglicher Gesundheitsrisiken zu machen. Denn Extremismus fördert auch im Ernährungssektor den Erhalt der Gesundheit keineswegs. Sie werden aus diesem Grund keinen Ernährungswissenschaftler finden, der meint, dass der Verzehr von aufgewärmtem Spinat Ihrer Gesundheit Schaden zufügt. Wenn wir auf diese Art und Weise anfangen, einzelne Gemüse aus unseren Lebensmitteln zu selektieren, würde sich die Ernährungssituation in Deutschland stetig verschlechtern. Im Moment erfüllen nur zwei Prozent der Deutschen die internationalen wissenschaftlich begründeten Empfehlungen zur Aufnahme von fünf Portionen Obst und Gemüse pro Tag. Also bitte verzichten Sie, wenn es Ihnen schmeckt, nicht auf Spinat. Wenn Sie trotz dieser Entwarnung noch Bedenken gegenüber aufgewärmtem Spinat haben, dann portionieren Sie den Spinat angemessen.

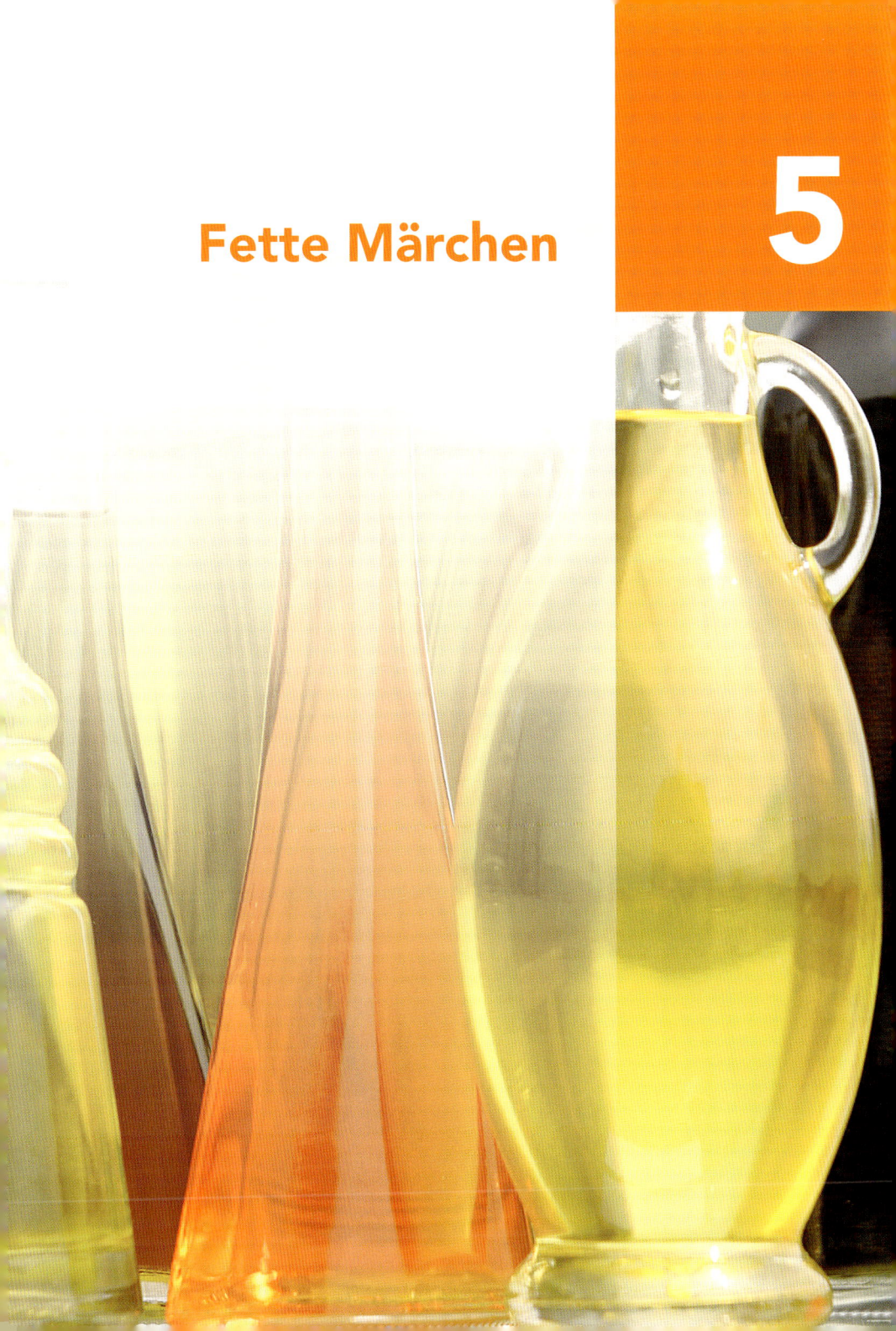

Fette Märchen

5

Fett ist der energiereichste Nährstoff und liefert neun Kalorien pro Gramm. Fette sind in unserem Körper die wichtigsten Speicherstoffe und haben den Menschen über so manche nahrungsarme Zeit hinweg geholfen. Ohne Fette und deren Bestandteile wäre unser Leben völlig undenkbar, denn jede einzelne unserer Zellen ist von einer so genannten Phospholipidschicht, also einer fetthaltigen Membran, umgeben. Es gibt sogar Vitamine, die sich nur in fettigen Gefilden wohl fühlen und die wir bei völligem Verzicht auf fetthaltige Lebensmittel gar nicht aufnehmen könnten.

Am so genannten Fettsäurespektrum kann man erkennen, ob ein Nahrungsfett wertvoll ist oder nicht. Denn Fettsäure ist nicht gleich Fettsäure; es gibt ungesättigte bzw. einfach- oder mehrfach gesättigte. Diese Bezeichnun-gen lassen aber keinen Rückschluss auf den satt machenden Effekt der Säuren zu, sondern weisen auf ein bestimmtes chemisches Merkmal hin. Ungesättigte Fettsäuren haben nämlich etwas weniger Wasserstoffatome in ihrer Struktur und weisen an diesen Stellen Doppelbindungen auf. Die stets angepriesenen Omega-3-Fettsäuren heißen eben deshalb so, weil sie an der dritten Stelle von „hinten" eine Doppelbindung aufweisen. Diese kommen übrigens vorwiegend im Fett von Fischen vor. Durch die Omega-3- und die Omega-6-Doppelbindungen sind bestimmte Fettsäuren für den Menschen essenziell, d. h. der Körper kann sie nicht selbst herstellen, braucht die entsprechenden Substanzen aber für den Aufbau wichtiger körpereigener Stoffe. Außerdem hat man festgestellt, dass eine bestimmte Fettsäurezusammensetzung

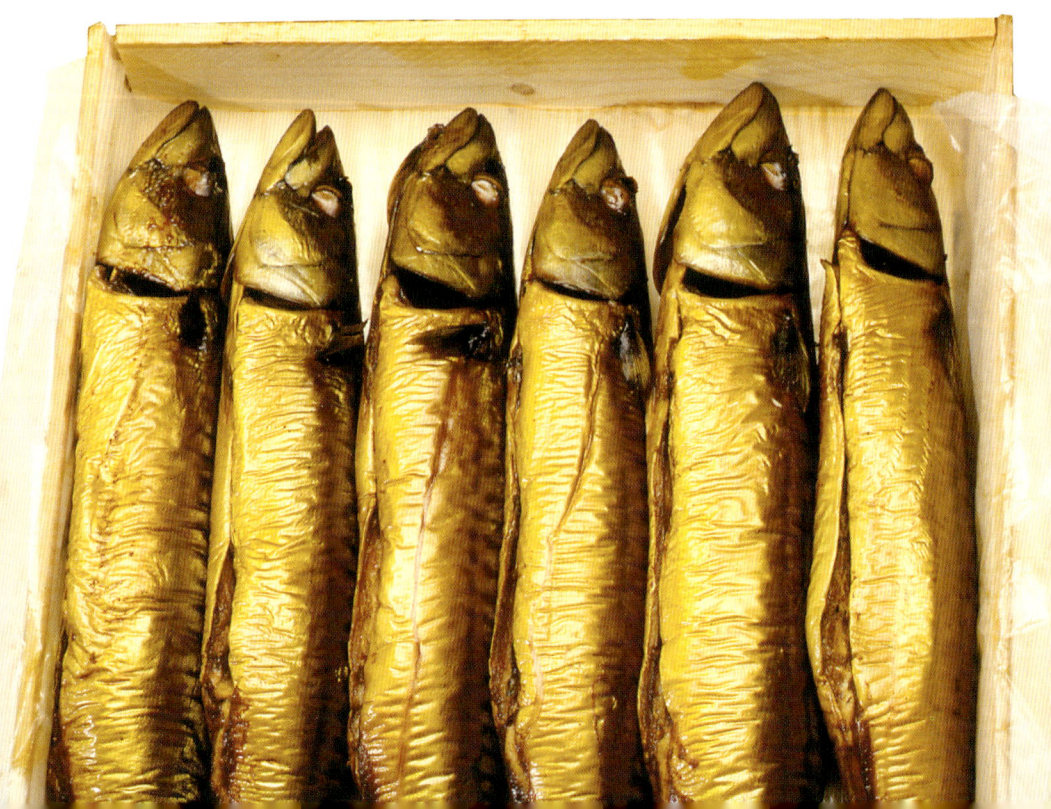

der Nahrung mit ausreichend ungesättigten Vertretern das Risiko von bestimmten Erkrankungen wie Arteriosklerose senkt. Für das Fett selbst bedeuten diese Doppelbindungen, die sich hauptsächlich in pflanzlichen Lebensmitteln finden, dass ein erhöhter Anteil ungesättigter Fettsäuren eine weichere bzw. flüssigere Konsistenz der Fette mit sich bringt. Die prominentesten Vertreter aus der Gruppe der essenziellen Fettsäuren sind die Linol- und die Linolensäure.

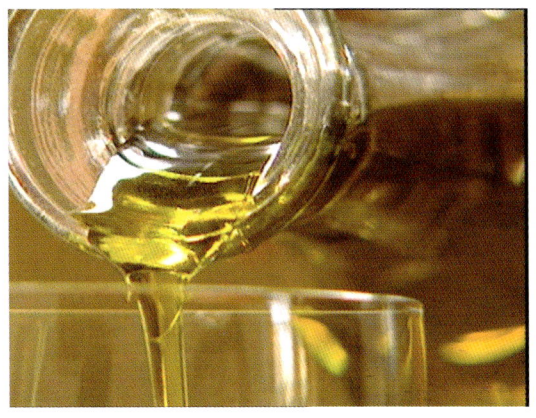

5.1 Fett macht fett

Nein, Fett allein hat ebenso wie Zucker allein keine dick machende Wirkung. Auch hier gilt schlichtweg: Die Mischung und die Energiebilanz macht's.

Essen wir Lebensmittel, die neben Fett auch noch ein anständiges Maß an Kohlenhydraten enthalten, also zum Beispiel Kuchen, so steigt nach der Nahrungsaufnahme der Blutzuckerspiegel. Insulin sorgt dann dafür, dass die Zellen den Zucker aufnehmen und in den körpereigenen Kohlenhydratspeicherstoff Glykogen umwandeln. Dieser Prozess macht nicht dick, da wir nicht in der Lage sind, unendlich viel Glykogen zu speichern. Glykogen wird außerdem nur in der Muskulatur und in der Leber gespeichert und von dort aus regelmäßig wieder frei gegeben – wenn wir schlafen, Sport treiben oder einfach mal längere Zeit nichts essen. Glykogen macht also nicht F(f)ett.

Das Fettgewebe nun hat viel größere Speicherkapazitäten für Fett als die Muskeln für Glykogen. Und uns fehlt ein Kontrollmechanismus für den Fettspeicher. Das ist der Grund, warum wir immer dicker und dicker werden können.

Die Natur hätte eben nie gedacht, dass wir uns einmal so viel Energie zuführen könnten, dass wir unsere Fettspeicher überfüllen. Ursprünglich hatte der Mensch eher zu wenig als zu viel zu essen, so dass er auf dieses geniale Energiespeichersystem angewiesen war. Das sind bestimmte Bevölkerungsgruppen übrigens auch heute noch. Schwangere legen nämlich deshalb oft sehr stark an Gewicht zu, weil sie für die Milchproduktion während der Stillzeit Fettreserven benötigen.

Fette selbst können auf gar keinen Fall fett machen. Nur wenn wir generell mehr Kalorien aufnehmen, als wir verbrennen können, geben wir unserem Körper die Chance zuzunehmen. Das gilt übrigens auch umgekehrt, denn abnehmen kann man bei ausreichender sportlicher Betätigung auch, wenn man so viel isst, wie „immer".

Wer seinen Körper mit einer dauerhaften fettreduzierten Kost straft, enthält ihm wertvolle Omega-3- bzw. essenzielle Fettsäuren und fettlösliche Vitamine vor.

Sicher essen wir oft Fette, die man mitunter als „sinnarm" bezeichnen

Speiseöle und ihr Gehalt an gesättigten, einfach und mehrfach gesättigten Fettsäuren

Speiseöle	Gesättigte Fettsäuren in %	Einfach ungesättigte Fettsäuren in %	Mehrfach ungesättigte Fettsäuren in %
Distelöl	9	12	75
Maiskeimöl	13	29	53
Olivenöl	13	74	9
Rapsöl	6	65	29
Sojaöl	14	21	62
Sonnenblumenöl	10	21	63
Palmöl	48	38	11
Weizenkeimöl	18	15	64

könnte. Aber grundsätzlich kann man Fett nicht als ungesund und „fett machend" bezeichnen. Man muss da schon genau differenzieren. Eine ausgewogene Ernährung ist und bleibt gesund.

5.2 Olivenöl ist das gesündeste Öl der Welt

Vor 20 Jahren hat in Deutschland kaum jemand Olivenöl als Essensverfeinerer wahrgenommen. Die Italienurlauber haben Oliven meist aus den Salaten gepickt, weil sie für den deutschen Gaumen ungewohnt waren. Auch das Öl hätte kaum jemand freiwillig mit in die nördliche Heimat nehmen wollen. Doch dann begann der Siegeszug des Olivenöls. Mit der so genannten mediterranen Ernährung, hieß es, könne ein hohes Alter ganz leicht erreicht werden: Rotwein und viel Olivenöl sorgten für ewige Jugend. Die Nachfrage an Olivenöl stieg extrem an. Proportional zur Nachfrage gewann das Öl auch an Ansehen in der Ernährungswissenschaft, und der Absatz des Produktes steigerte sich. Es dauerte nicht lange, und Olivenöl wurde als das Wundermittel schlechthin gegen nahezu alle Zivilisationskrankheiten eingesetzt. Man wusste zwar nie so recht, ob man es nun erhitzen durfte oder nicht, der Ruf als Jungbrunnen blieb aber stets erhalten.

Doch was macht denn eigentlich das „gute" Öl aus? Man untersuchte Menschen, bei denen die Blutfettwerte bzw. der Cholesterinspiegel krankheitsbedingt erhöht waren, und stellte fest, dass eine bestimmte Ernährungsweise sich positiv auf deren Blutwerte auswirkte. Ernährungstherapeutische Schwerpunkte sind hier, die Aufnahme von Cholesterin und langkettigen gesättigten Fettsäuren zu senken, die von einfach und mehrfach ungesättigten sowie von Omega-3-Fettsäuren zu erhöhen. Olivenöl ist sehr reich an einfach und mehrfach ungesättigten Fettsäuren und enthält mit rund 13 Prozent nur relativ wenige gesättigte Fettsäuren. Das ist ganz gut, doch sind andere Öle genauso gut, oder sogar noch besser!

Ölige Alternativen

Nach der Tabelle auf Seite 58 ist Olivenöl eben nicht der Spitzenreiter hinsichtlich des Gehalts an ungesättigten Fettsäuren. Rapsöl, Distelöl und Sonnenblumenöl laufen ihm den Rang ab. Rapsöl enthält zudem deutlich mehr Alpha-Linoleinsäure, eine wertvolle Omega-3-Fettsäure, als Olivenöl.

Doch vor Rapsöl scheut sich der Verbraucher, weil es nicht wirklich gut schmecken soll. Die enthaltenen Senföle haben ungünstige sensorische Eigenschaften, und die Erucasäure ist nicht gesund. Außerdem wird Rapsöl ja hauptsächlich als Biodiesel-Lieferant gehandelt – und so etwas kann man doch nicht essen, oder? Die Pflanzenforschung hat jedoch neue Produktionsmethoden entwickelt: Das heutige Rapsöl stammt aus Sorten, die garantiert nicht unangenehm schmecken. Wasserdampfverfahren lösen die unangenehmen Begleitstoffe heraus, so dass das Öl nicht nur gut schmeckt, sondern auch gesund ist. Ein weiterer positiver Aspekt des Rapsöls: Es kommt aus den heimischen Gefilden. Man muss keinen langen Transport mitbezahlen, und das Öl ist wirklich preiswert.

Gegen das Konzept der mediterranen Ernährung ist nichts einzuwenden. Jedoch bezieht es sich auf eine bestimmte Lebensweise in den 1950er Jahren in Teilen Süditaliens und auf Kreta. Dort wurden Unmengen an Öl, insbesondere Olivenöl, verzehrt. Doch zu dieser Zeit bewegte sich die dortige ländliche Bevölkerung auch ganz anders, als wir es heute tun. Die mediterrane Ernährung kann sicher nicht unabhängig von den allgemeinen Lebensumständen betrachtet werden, man kann sie nicht eins zu eins in unsere heutige Lebenssituation übertragen.

Dass Rapsöl einen positiven Effekt auf die Gesundheit haben kann, hat eine Studie mit Kindern und Jugendlichen, die an familiärer Hypercholesterinämie leiden, gezeigt. Dort wurde bestätigt, dass der Einsatz von Rapsöl als einziges Speisefett und die Reduktion tierischer Fette das Gesamtcholesterin und das „schlechte" LDL-Cholesterin senken können.

Die positiven Effekte einzelner Fettsäuregruppen auf die Blutfett- und Cholesterinwerte sind unumstritten. Olivenöl ist ein relativ gutes Öl, doch warum sollten wir uns mit einem „guten" Öl zufrieden geben, wenn wir ein „sehr gutes", z. B. Rapsöl oder Leinöl, verwenden können?

5.3 Butter erhöht den Cholesterinspiegel und Margarine macht schlank

Lange Jahre stand Butter in Verdacht den Cholesterinspiegel der Butterkonsumenten zu erhöhen. Mittlerweile weiß man, dass die Menge des mit der Nahrung zugeführten Cholesterins nahezu keinen Einfluss auf den Cholesterinspiegel im Körper hat. Butter und Margarine enthalten außerdem ungefähr die gleiche Menge an Fett, auch wenn die jeweiligen Fettsäurespektren starke Unterschiede aufweisen.

Butter ist vergleichsweise reich an ungesättigten Fettsäuren (siehe Tabelle auf Seite 60) und enthält außerdem Cholesterin. Viele der in der Butter befindlichen Fettsäuren greifen aber so kurz, dass sie gar kein Cholesterin zur Aufnahme und zum Transport brauchen. So gesehen ist der Unterschied zwischen Butter und Margarine gar nicht markant. Das so genannte Nahrungscholesterin, ob nun in Butter oder beispielsweise im Hühnerei, hat außerdem keinen maß-

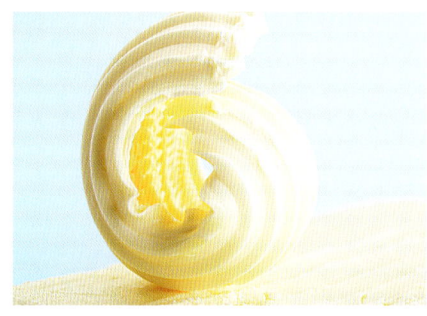

geblichen Einfluss auf die Erhöhung des Cholesterinspiegels im Blut.

Margarine gilt aufgrund ihrer Zusammensetzung als wichtiger Lieferant von Omega-3-Fettsäuren und mehrfach ungesättigten Fettsäuren, die einen positiven Einfluss auf den Cholesterinspiegel haben. Jedoch kann Margarine aufgrund ihrer Verarbeitung trans-Fettsäuren enthalten. Diese können einen Anstieg des Gesamt- und LDL-Cholesterins und einen Abfall des HDL-Cholesterins bewirken. Auch Butter enthält übrigens trans-Fettsäuren, und das sogar in größeren Mengen als die meisten Margarineprodukte. Doch wahrscheinlich sind es ausschließlich die durch künstliche Härtung von pflanzlichen Ölen anfallenden trans-Fettsäuren (z. B. die Elaidinsäure), die für bestimmte negative Effekte verantwortlich gemacht werden. Zu ihnen gehören die

atherogene Wirkung, ein geringes Geburtsgewicht bei Säuglingen und eine Begünstigung der Insulinresistenz. Jedoch wurde der Anteil an trans-Fettsäuren in den vergangenen Jahren und Jahrzehnten in der Margarine, wie auch in unseren Speiseplänen drastisch verringert.

Die Wissenschaft setzt sich derzeit kritisch mit einem möglichen Zusammenhang zwischen dem Auftreten von Asthma und Allergien und Margarinekonsum auseinander. Jedoch auch da muss Entwarnung gegeben werden, denn bisher liegen keine eindeutigen Ergebnisse vor.

Mittlerweile gibt es teurere Margarineprodukte, die mit so genannten Phytosterinen angereichert sind. Diese Produkte können nachweisliche dazu beitragen, dass der Cholesterinspiegel gesenkt wird. Die beste Wirkung wurde aber wohl bei Menschen, die sich eigentlich eher ungesund ernähren, erzielt. Die in der Margarine in der Überzahl enthaltenen langkettigen Fettsäuren animieren den gut genährten Körper übrigens auch eher dazu, sie brav ins Fettgewebe einzubauen, wogegen die „buttrigen" kurzkettigen Fettsäuren aus Sicht des Körpers ideale Sofort-Energie-Lieferanten sind. Eins wird klar: Weder Butter noch Margarine sind „makellos". Am besten wechseln Sie beide Streichfette ab.

Fettgehalt von Butter und Margarine

Speiseöle	Gesättigte Fettsäuren in %	Einfach ungesättigte Fettsäuren in %	Mehrfach ungesättigte Fettsäuren in %	Trans-Fettsäuren in %
Butter	65,6	27,6	3,3	3,6
Margarine	35,1	24,4	39,8	0,8
Halbfettmargarine	34,6	28,1	37,2	0,1
Kokosfett	88,0	8,8	3,2	0

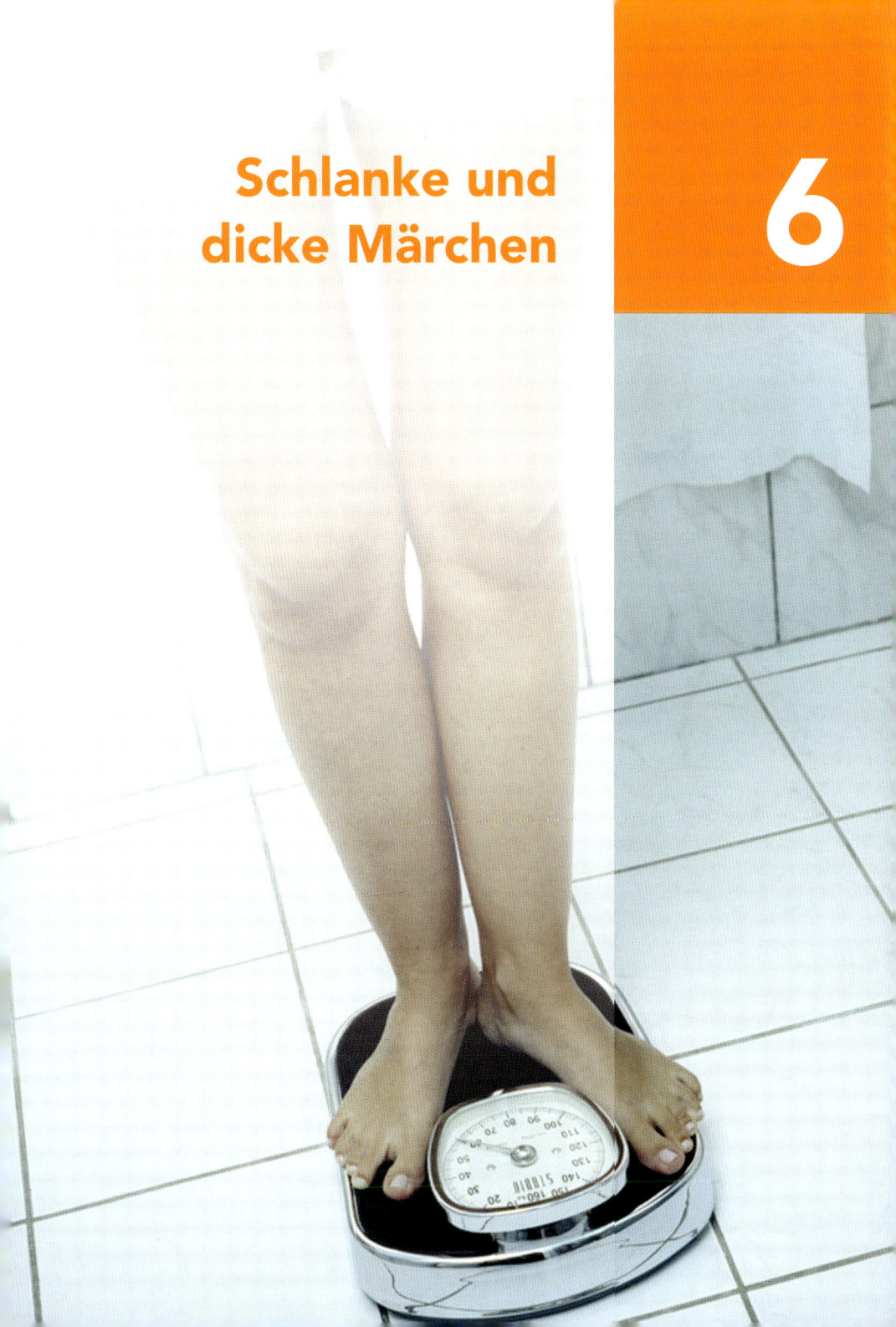

Schlanke und dicke Märchen

6

6.1 Weintrauben und Bananen machen dick und sind für Diabetiker tabu

Die Deutsche Gesellschaft für Ernährung e. V. empfiehlt, fünf Mal am Tag Obst und Gemüse zu essen. Dabei schließt sie grundsätzlich keine Sorten aus. Alle Obst- und Gemüsesorten enthalten als Hauptbestandteil Wasser. Das relativiert

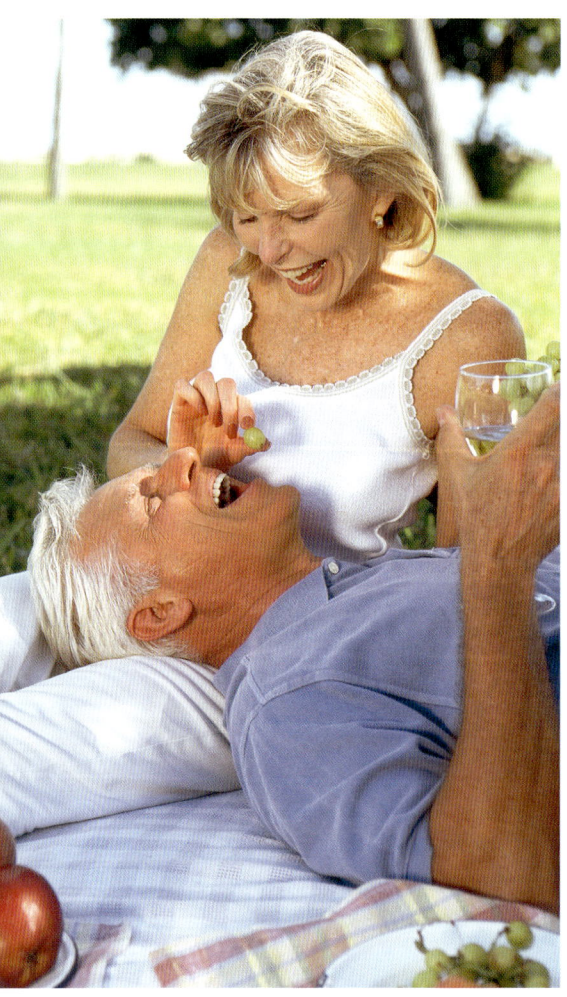

die Nährstoff- und Energiedichte des entsprechenden Lebensmittels deutlich.

Schon vor 7000 Jahren wussten die Menschen die wertvollen Inhaltsstoffe der Traube zu schätzen und kultivierten diese. 100 Gramm der süßen Früchte enthalten gerade einmal 73 Kalorien. Das entspricht übrigens dem Nährwert von 100 Gramm Magerquark. Dem Traubenliebhaber wird nicht nur ein gewisses Spektrum an Vitaminen und Mineralstoffen, wie zum Beispiel Kalium, geboten, er profitiert darüber hinaus von den Wirkungen der sekundären Pflanzenstoffe, die langfristig Krebs und Arteriosklerose entgegenwirken. Einer dieser Weintrauben eigenen Pflanzenstoffe ist das Resveratrol, ein Polyphenol, das 1963 entdeckt wurde. Zudem beinhalten die Trauben auch 1,5 Prozent Ballaststoffe.

Diabetiker können Trauben unbeschwert genießen, denn die Hälfte der in den Weintrauben enthaltenen Kohlenhydrate liegt als Fruchtzucker vor. Dieser wiederum wird Insulin unabhängig im Körper transportiert und verwertet. Egal also, ob die Trauben weiß oder blau sind, sie sind auf jeden Fall gesund und auf gar keinen Fall Dickmacher. Auch das aus Traubenkernen gewonnene Öl gilt als gesund.

Vor allem Sportler verzehren Bananen gerne als Zwischenmahlzeit während der Wettkämpfe, da der Körper aus Bananen besonders schnell Energie freisetzen kann und sie zahlreiche wertvolle Vitamine und Mineralstoffe enthalten. Durch das Schwitzen verliert der Körper beispielsweise beachtliche Mengen an Kalium, das in relativ hohen Mengen in Bananen enthalten ist. Auch andere Mineralstoffe wie Magnesium sowie die Vitamine C und A werten die Bilanz dieses Obstes auf.

Pro 100 Gramm liefert die Banane aber gerade 81 Kalorien Energie. Nur ein Fünftel ihres Gewichts stellen verwertbare Kohlenhydrate dar. Der tatsächliche Gehalt an Glukose ist mit ca. 8,5 Prozent so gering, dass er dem Diabetiker nicht zu schaffen macht.

Auf Obst und Gemüse zu verzichten, ist auf jeden Fall der falsche Weg zum Abnehmen. Im Gegenteil! Ihre Ballaststoffe helfen uns sogar noch dabei, und die Vitamine und Mineralstoffe unterstützen die Versorgung mit essenziellen Nährstoffen. Die sekundären Pflanzenstoffe sind zudem wichtig für den Erhalt unserer Gesundheit.

6.2 Diäten machen dick

Allein beim Gedanken an die Waage bricht bei manchen Menschen schon der Angstschweiß aus. Ein beunruhigendes Gefühl, besonders wenn man schon so oft versucht hat, die überflüssigen Pfunde loszuwerden. Viele Diäten schlagen zunächst sogar mit großem Erfolg an, aber meist lässt danach der so genannte Jojo-Effekt nicht lange auf sich warten. Am besten wäre es natürlich, nie dick zu werden. Eine dauerhaft gesunde Ernährung ist nach Meinung jedes Ernährungswissenschaftlers immer noch die beste Voraussetzung zum Abnehmen. Doch der Übergewichtige schafft dieser Berufsgruppe ein optimales Betätigungsfeld: So haben sich Wissenschaftler im Laufe der Zeit eine Vielzahl von Methoden ausgedacht, die die Körperfettmasse schwinden lassen sollen. Diäten gibt es wahrscheinlich schon fast so viele wie Übergewichtige. Und wer will da noch den Durchblick haben? Ein kurzer Check von einigen Diäten soll Ihnen Klarheit verschaffen.

Die Blutgruppen-Diät

Ihr Erfinder Peter J. D'Adamo vertritt die Meinung, dass die Blutgruppe entscheidend für die Ernährung des Einzelnen ist. Selbst vor Erkrankungen wie Krebs soll diese Diätform schützen. Bei der angeblich ältesten Blutgruppe, nämlich der Blutgruppe 0, soll die Kost eiweißreich und kohlenhydratarm sein, da die Höhlenmenschen sich vorwiegend von Fleisch ernährt haben. Als der Mensch anfing, Ackerbau zu betreiben, veränderte sich auch sein Verdauungssystem. Menschen mit Blutgruppe A sollten sich daher vorwiegend vegetarisch ernähren. Bei den Blutgruppen B und AB sind weniger Besonderheiten zu nennen, da das Verdauungssystem am weitesten entwickelt ist.

Werden die verschiedenen Ernährungsweisen nicht beachtet, verklumpen angeblich die Blutkörperchen, und durch giftige Eiweißbestandteile, die so genannten Lektine, entstehen z. B. Darmentzündungen.

Ernährungsmedizinisch sinnvoll?
Nein.

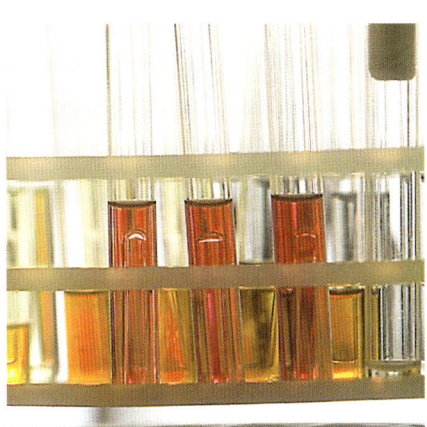

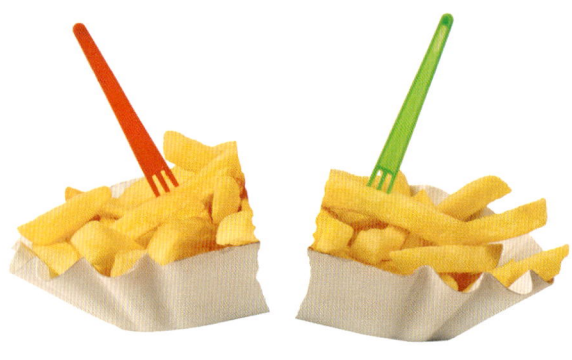

FdH-Diät nicht empfehlenswert. Es sollten gezielt Lebensmittel mit hoher Nährstoffdichte bevorzugt werden. Es können sich Defizite in der Nährstoffzufuhr ergeben. Besser ist „IDR" – iss das Richtige!

Die Fit-for-fun-Diät

Ziel der Fit-for-fun-Diät ist eine Änderung des Ernährungs- und Bewegungsverhaltens. Alle Lebensmittel sind erlaubt. Alkohol, Süßigkeiten und Fett sollten eingeschränkt zugeführt werden. Fünf Mahlzeiten (davon eine warme) werden empfohlen, die insgesamt eine Energiezufuhr von 1500 bis 1800 Kalorien beinhalten. Bewegung und Sport spielen eine zentrale Rolle.

Ernährungsmedizinisch sinnvoll?

Die Diät ist ernährungsphysiologisch empfehlenswert, da sie eine ausgewogene Ernährung beinhaltet. Besonders hervorzuheben sind der hohe Kohlenhydrat-, Obst- und Gemüsegehalt und der geringe Fettverzehr.

Das FdH-Prinzip

Bei dem „Friss die Hälfte"-Prinzip sind bei jeder Mahlzeit die Portionen zu halbieren. Bei der einfachen Durchführung sind keine Diätpläne einzuhalten, und die Mahlzeiten sind individuell gestaltbar. Die Halbierung der meist schon vorher unausgewogen zusammengestellten Ernährung ist nicht zu empfehlen. Gerade bei einer Diät muss die Zufuhr aller wichtigen Nährstoffe gewährleistet sein.

Ernährungsmedizinisch sinnvoll?

Wird die Portion bei schlechten Ernährungsgewohnheiten halbiert, ist die

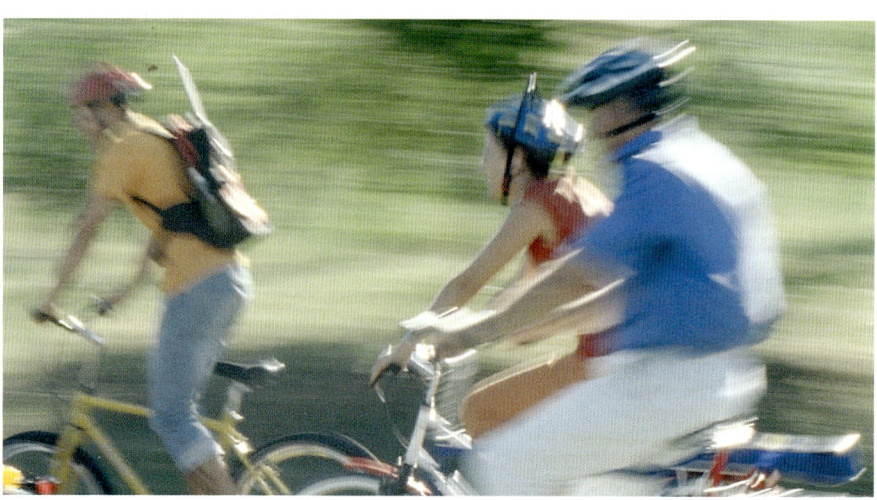

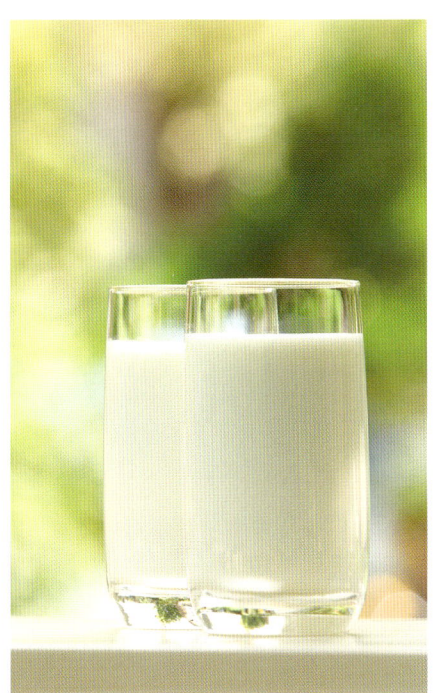

Die Hay'sche Trennkost

Der Begründer dieser Diät war der amerikanische Arzt Dr. Howard Hay. Nach der Hay'schen Trennkost müssen eiweiß- und kohlenhydratreiche Lebensmittel getrennt verzehrt werden, da der Magen sie nicht gleichzeitig verdauen kann. Die Trennung ist jedoch nicht immer so einfach einzuhalten, da in einigen Lebensmitteln sowohl Kohlenhydrate als auch Eiweiß enthalten sind. Morgens und abends sollte konzentriert kohlenhydratreich und mittags eiweißreich gegessen werden. Grundsätzlich gilt beim Verzehr der beiden Nährstoffe ein zeitlicher Abstand von vier Stunden.

Weiterhin wird einem ausgeglichenen Säure-Base-Haushalt eine besondere Bedeutung zugeschrieben. Die Ernährung sollte aus 80 Prozent Basenbildnern (Obst und Gemüse) und maximal 20 Pro-

Formula-Diäten

Formula-Diäten sind industriell hergestellt und als Fertigdrink oder in Pulverform zu erwerben. Das Pulver wird zu einem Getränk oder einer Suppe mit fettarmer Milch oder Wasser angerührt. Verschiedene Geschmacksrichtungen sorgen für Abwechslung. Der Energie- und Nährstoffgehalt der Formula-Produkte ist gesetzlich in der Diätverordnung festgelegt.

Ernährungsmedizinisch sinnvoll?

Als Einstieg zu einer kompletten Ernährungsumstellung und Gewichtsreduktion sind Formula-Diäten geeignet.

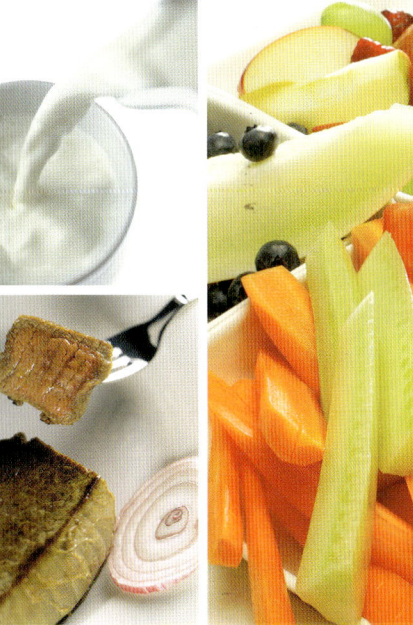

zent Säurebildnern (Fleisch, Käse, Kartoffeln) bestehen. Neutrale Lebensmittel (Joghurt, Milch, Quark, Nüsse) dürfen mit beiden kombiniert werden. Durch den geringen Verzehr von Säurebildnern soll eine Übersäuerung verhindert werden, die als Ursache für diverse Erkrankungen gesehen wird.

Ernährungsmedizinisch sinnvoll?
Positiv ist der hohe Obst- und Gemüsekonsum.

Die Null-Diät
Bei der Null-Diät wird völlig auf die Zufuhr fester Nahrung verzichtet. Die Trinkmenge wird auf drei bis vier Liter pro Tag gesteigert, um eine Ausscheidung der Stoffwechselprodukte zu gewährleisten und Vitamine und Mineralien über die Flüssigkeit in ausreichender Menge zuzuführen.

Ernährungsmedizinisch sinnvoll?
Nein.

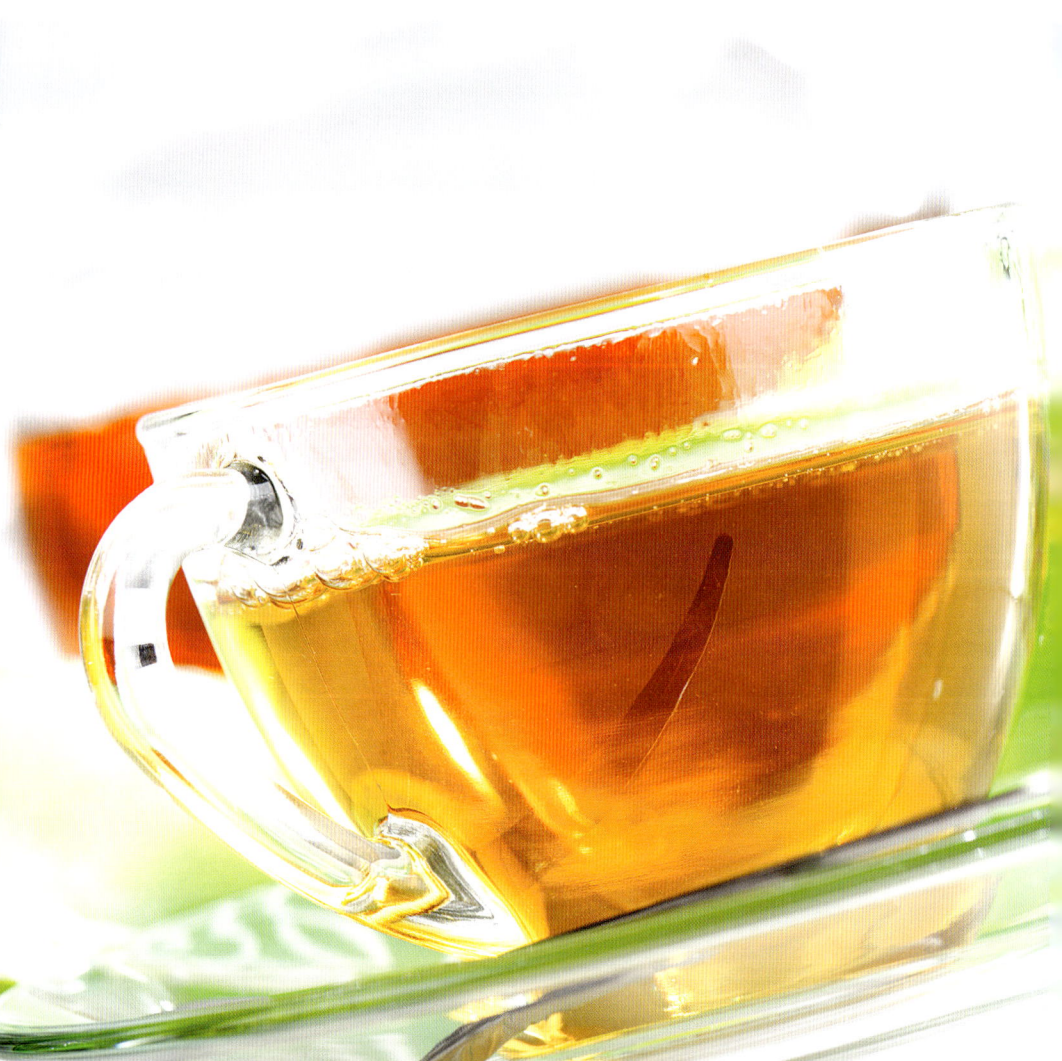

Die Wundersuppen-Diät und Kohlsuppendiät

Bei der Wundersuppen-Diät wird täglich eine Suppe aus verschiedenen Gemüsesorten und ca. zwei Litern Wasser gekocht, die während des Tages verzehrt wird. Die Suppe enthält nur Ballaststoffe und wenige Kohlenhydrate und ist daher sehr kalorienarm. Bei der Wunder- oder Kohlsuppendiät fehlt dem Organismus so ziemlich alles, was er überlebensnotwendig braucht – von Eiweißbausteinen über lebenswichtige Fettsäuren bis hin zu bestimmten Vitaminen und Mineralstoffen. Wer mit der Kohlsuppendiät abnehmen möchte, riskiert massive gesundheitliche Schäden und bringt sich selbst in den Jojo-Effekt.

Ernährungsmedizinisch sinnvoll?
Nein. Einfach und deutlich beschrieben, macht Kohlsuppendiät dick und krank.

Die Ananas-Diät

Bei der Ananas-Diät werden ausschließlich Ananas und aus Ananas hergestellte Säfte zugeführt. Besonders die Eiweiß-Zufuhr ist zu gering, so dass es zu einem Muskeleiweißabbau kommen kann. Es werden zu wenige Kalorien zugeführt, der Vitamin- und Nährstoffbedarf ist nur für wenige Tage abgedeckt. Die Diät ist ernährungsmedizinisch nicht nachvollziehbar.

Ernährungsmedizinisch sinnvoll?
Nein.

Nicht alle Diäten – und seien sie auch noch so wissenschaftlich angesehen – eignen sich optimal zum Abnehmen. Besonders kritisch sind jene Diäten zu bewerten, die auf die Aufnahme großer Mengen eines einzelnen Lebensmittels abzielen. Einige Diäten erleichtern zwar das Abnehmen, sind aber nur bis zum Zeitpunkt des Wunschgewichts als Kostform zu empfehlen. Nur wenige Diäten stellen auch gleichzeitig eine gesunde und dauerhafte Methode zur Gewichtsreduktion und späterer Konstanz dar. Diese sind meist in aufwändigen Verfahren erstellt worden. Zu empfehlen ist jede Diät, die eine ausgewogene Ernährung bietet und ohne Verzicht auf bestimmte Nahrungsmittel bzw. Nährstoffe auskommt. Wenn sie dann auch noch sinnvoll und schmackhaft zusammengestellt wird, kommt der Lerneffekt von ganz alleine.

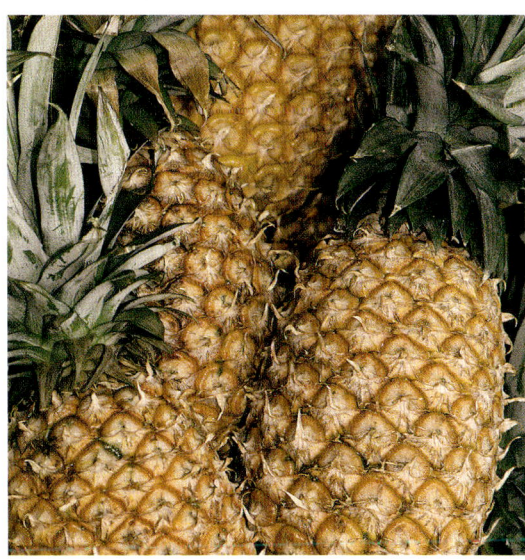

6.3 Wer abnehmen will, muss hungern

Das ist glücklicherweise Schnee von gestern. Heute müssen weder Körper noch Geist Qualen erleiden, um überflüssige Pfunde loszuwerden. Im Gegenteil, nur wer kein Hungergefühl erleidet und satt ist, hat gute Aussichten auf einen dauerhaften Erfolg.

Der Hungerstoffwechsel ist für den Körper nur in den ersten 24 Stunden einfach, denn danach sind alle Kohlenhydratvorräte aufgebraucht, und er sieht

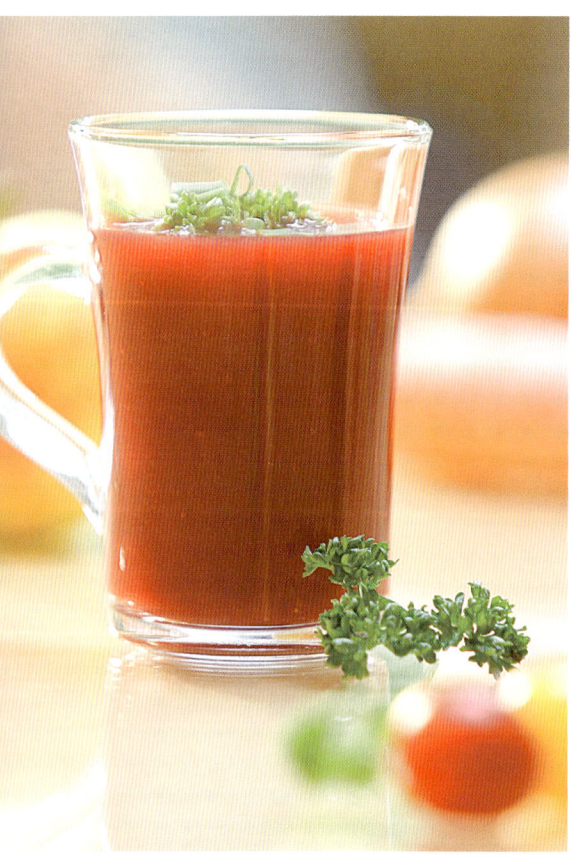

sich nach anderen Energiequellen um. Rasch beginnt der Abbau des Eiweißes, das sich hauptsächlich in den Muskeln befindet. Das kann letztlich auch den Herzmuskel schädigen. Im Rahmen einer Diät sollte man also auf eine ausreichende Zufuhr von Proteinen achten, aber eine ausreichende Bewegung ist mindestens genauso wichtig, um eine Gewichtsreduktion zu erzielen.

Wer sich während einer Diät die Pfunde im wahrsten Sinne des Wortes abhungert, wird danach größere Probleme bekommen. Denn nach einer solchen Diät wird jeder gern wieder normal essen wollen. Dabei nimmt der Fastende meist nicht nur die gerade verlorenen Kilos wieder zu, sondern übersteigt sogar sein Ausgangsgewicht. Man spricht vom so genannten Jo-Jo-Effekt.

Doch wann und warum hungert man eigentlich bei einer Diät? Ziemlich schnell stellt sich das Hungergefühl ein, wenn der Körper dazu animiert wird, permanent Insulin auszuschütten. Das ist z. B. dann der Fall, wenn Diäten auf die Aufnahme vieler kleiner Zwischenmahlzeiten zurückgreifen. Auf diese Art und Weise wird der Blutzuckerspiegel ständig erhöht, und der Hunger hört nicht auf.

Auch Verbote machen einen regelrechten Heißhunger auf bestimmte Nahrungsmittel. Oft wird empfohlen, Schokolade und andere Süßigkeiten im Rahmen des Diätplanes vollständig zu streichen. Schon bei dem Gedanken an die cremige Konsistenz zerfließender Schokolade läuft dem Abnehmwilligen das Wasser im Mund zusammen. Also gönnen Sie sich auch bei einer Diät ab und zu einen kleinen Genuss in Form von Süßigkeiten. Außerdem ist der Zucker notwendig für die Produktion von Serotonin. Dieses wiederum hebt die Stimmung, und die Diätphase verliert ihren unangenehm quälenden Charakter.

6.4 Die beste Art abzunehmen: mit negativen Kalorien

Mit dieser verlockenden Schlagzeile wird regelmäßig in Tageszeitungsinseraten geworben. Da wird gemunkelt, Ernährungswissenschafter hätten Nahrungsmittel mit negativen Kalorien entdeckt. So sollen bestimmte Nahrungsmittel mehr Kalorien verbrennen als sie dem Körper zuführen. Die tägliche Ernährung solle laut dieser Theorie von „Fett verzehrenden Lebensmitteln" dominiert werden. Bei den angepriesenen Lebensmitteln handelt es sich um eine Reihe von Gemüsearten, Früchten und Gewürzen, die etwa ein Viertel der täglichen Ernährung ausmachen sollen. So werden beispielsweise Artischocken, Spargel, rote Rüben, Mangold, Spinat, Karotten, Brokkoli, Kresse, Gewürze, Papaya, Ananas und Grapefruits als ultimative Fatburner genannt. Vor allem aber sind Weißkohl und Paprika die angeblichen Spitzenreiter unter den Wunderkeulen. Diese Lebensmittel würden demnach nur in Energie, nicht aber in Fett umgewandelt. Beim Konzept der „negativen Kalorien" wurden allerdings einige wenige wissenschaftlich korrekte Erkenntnisse mit pseudowissenschaftlichem Unsinn gepaart. Nur durch den Austausch von energiereichen gegen energiearme Lebensmittel sinkt die Energiezufuhr und damit auch das Gewicht – negative Kalorien gibt es dagegen nicht. Kalorien sind definitionsgemäß ein Maß für den Energiegehalt eines Lebensmittels. Diese Energie wird entweder direkt verbraucht oder im Körper vorzugsweise als Depotfett gespeichert. Richtig ist, dass eiweißreiche Produkte bei der Verdauung etwas mehr Energie verbrauchen als fett- und kohlenhydratreiche Lebensmittel. Es ist jedoch aus physiologischer Sicht nicht möglich, dass die Verdauung eines Lebensmittels mehr Kalorien verbraucht, als es selbst enthält. Und der Verbraucher? Ihn verunsichert diese Schlaraffenland-Theorie der „negativen Kalorien" in zunehmendem Maß und er wird sich wohl auch in Zukunft vor pseudowissenschaftlichen Fakten durch eigene Nach-

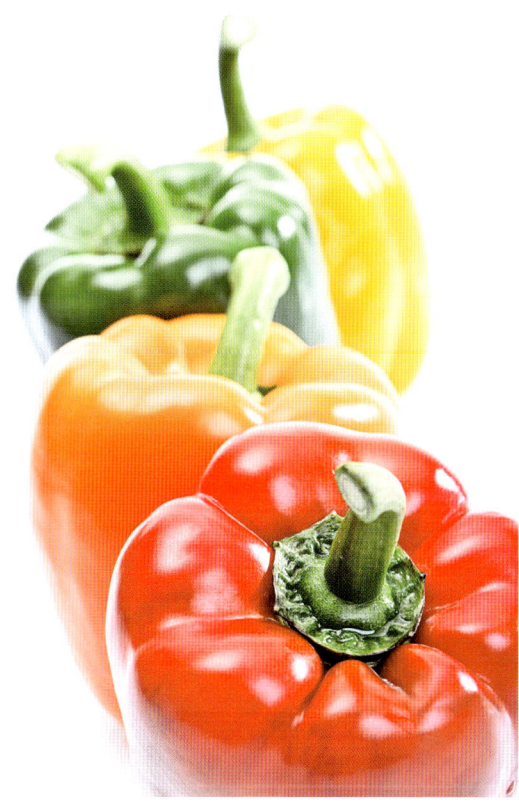

forschungen bewahren müssen. Gesichert ist jedenfalls, dass es kein Lebensmittel gibt, das im menschlichen Stoffwechsel beziehungsweise während der Verdauung mehr Kalorien verbraucht als es selbst enthält.

6.5 Kartoffeln machen dick

Sie sind gelb, rot oder lila, rund oder länglich und lassen fast alles mit sich machen. Kein Wunder, dass Kartoffeln so viele Freunde haben. Wenn da nicht die-

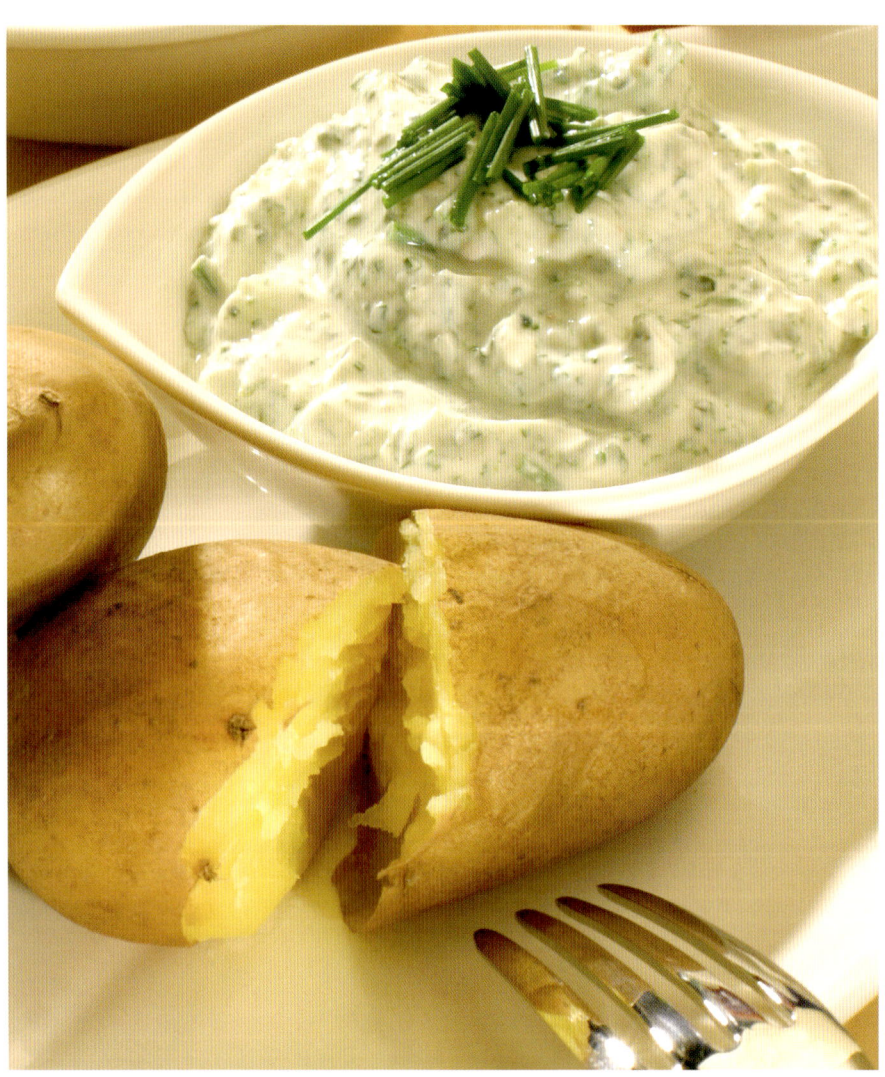

ses hartnäckige Ammenmärchen wäre. „Kartoffeln machen dick" ist auch heute noch ein gängiges Vorurteil. Früher Grundnahrungsmittel – heute unbeliebte Beilage? Tatsächlich essen die Deutschen immer weniger Kartoffeln. Seit Ende des Zweiten Weltkriegs hat sich der Verbrauch in Deutschland mehr als halbiert. Mit den gut gemeinten Ratschlägen von Eltern, Medien und Möchtegernberatern wie „Iss nicht so viel Kartoffeln, die machen dick und stopfen." oder ähnliches werden Kartoffeln häufig ins Jenseits verbannt.

Dabei ist die Kartoffel eigentlich ein Star. Sie enthält nur 0,2 Prozent Fett bei etwa 70 Kalorien pro 100 Gramm, eine Portion Kartoffeln enthält demnach nur 105 Kalorien. Der Vorteil des Powerpakets Kartoffel gegenüber Reis und Nudeln liegt darin, dass sie schon in kleinen Mengen eine sättigende Wirkung hat, was bei einer Reduktionsdiät sehr nützlich ist.

In Kartoffeln stecken viele Kohlenhydrate und Ballaststoffe, die dem Körper Energie liefern und lange satt machen. Ballaststoffe zum Beispiel werden im Magen-Darm-Trakt nur langsam transportiert und machen deshalb nicht nur über viele Stunden hinweg satt, sondern schützen auch vor Heißhungerattacken. Die Kohlenhydrate gelangen dadurch viel langsamer ins Blut, da der Körper länger benötigt, um sie zu verwerten. Die Folge: Der Blutzuckerspiegel steigt nur langsam an, wodurch wiederum nur wenig Insulin produziert wird. Für den Körper ist das gut, da zu viel Insulin die Fettverbrennung hemmt und die Fettdepots im Körper gedeihen lässt.

Außerdem liefern Kartoffeln dem Körper relativ viel hochwertiges pflanzliches Eiweiß. Das brauchen unsere Muskeln um fit und leistungsstark zu sein und um Fett zu verbrennen.

Vitamine und Mineralstoffe sowie sekundäre Pflanzenstoffe runden das Bild der Zauberknolle Kartoffel ab. Sekundäre Pflanzenstoffe sind kleine Wunderwaffen, die vor Krebs schützen und Herz-Kreislauferkrankungen vorbeugen. Außerdem können diese besonderen Substanzen den Cholesterinspiegel senken und entzündungshemmend wirken. Eine Portion Kartoffeln liefert etwa die gleiche Menge B-Vitamine wie zwei Scheiben Vollkornbrot. Ein weiterer Grund, bei Kartoffeln zuzulangen, ist der Vitamin C- und Mineralstoffanteil. Bereits drei bis vier Kartoffeln decken den halben Vitamin-C-Tagesbedarf eines Erwachsenen. Deshalb nennt man die Kartoffel auch die „Zitrone des Nordens". In 100 Gramm Kartoffeln stecken immerhin 12 Milligramm Vitamin C. Das stärkt das Immunsystem und schützt vor frühzeitiger Hautalterung. Auch der Kalium- und Magnesiumanteil in der Kartoffel kann sich sehen lassen. Diese wertvollen Mineralien bringen den Stoffwechsel und somit alle Körperzellen auf Touren. Zusätzlich beugt Magnesium Muskelkrämpfen vor.

Sehr zu empfehlen sind Pellkartoffeln oder „Ballonkartoffeln" (halbierte, mit pflanzlichem Öl und vielen Kräutern bestrichene ungeschälte Kartoffeln, im Ofen gebacken), da vor allem in der Schale wichtige Vitamine und Mineralien versteckt sind. Zudem können die wasserlöslichen Vitamine, wie z. B. Vitamin C, beim Kochen nicht so stark entweichen, bleiben also mehr in der Kartoffel enthalten.

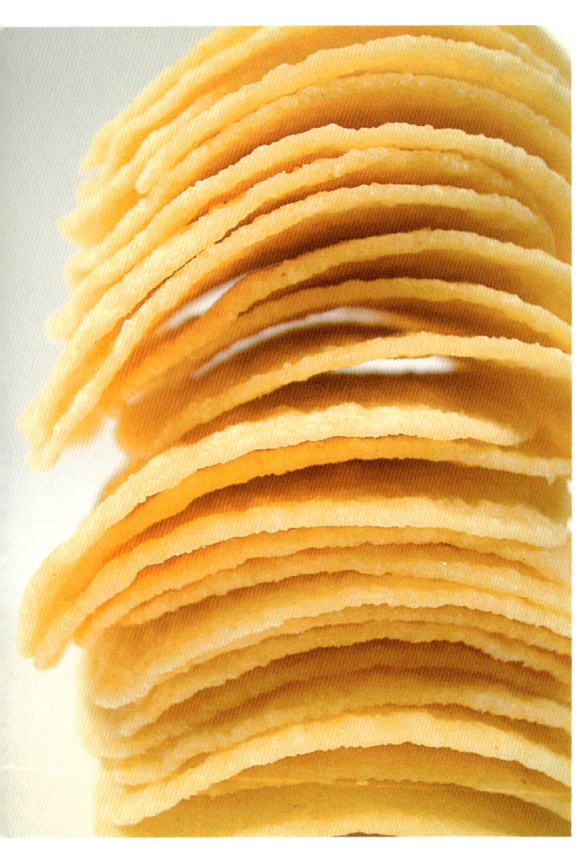

Nur Pommes, Chips oder Bratkartoffeln zählen – je nach Zubereitungsart – zu den wahren Dickmachern. Eine Portion Pommes frites liefert immerhin satte 370 Kalorien. Zwar sind auch Backofenpommes nicht allzu fetthaltig, jedoch können sie geschmacklich mit „Ölpommes" nicht mithalten. Nur mit sahnigen oder fetten Zutaten und im Übermaß werden Kartoffeln also zur Kalorienbombe.

Und für alle, die es immer noch nicht glauben: Britische Wissenschaftler haben eine Kartoffel entwickelt, die nur halb so viel Kalorien wie andere Sorten aufweist. Bei neuen Untersuchungen stellte sich heraus, dass in einer 170-Gramm-Knolle der Sorte „Vivaldi" lediglich 128 Kalorien stecken. Dass die Kartoffel dick machen soll, ist also ein altes Vorurteil. Richtig zubereitet behält die Kartoffel ihre Vitamine und wichtigen Mineralstoffe und stellt eine ideale Kombination zu Milchprodukten oder Eiern dar. Mit einer Kartoffeldiät kann man also auch ohne Hungern abnehmen.

Flüssige Märchen

7

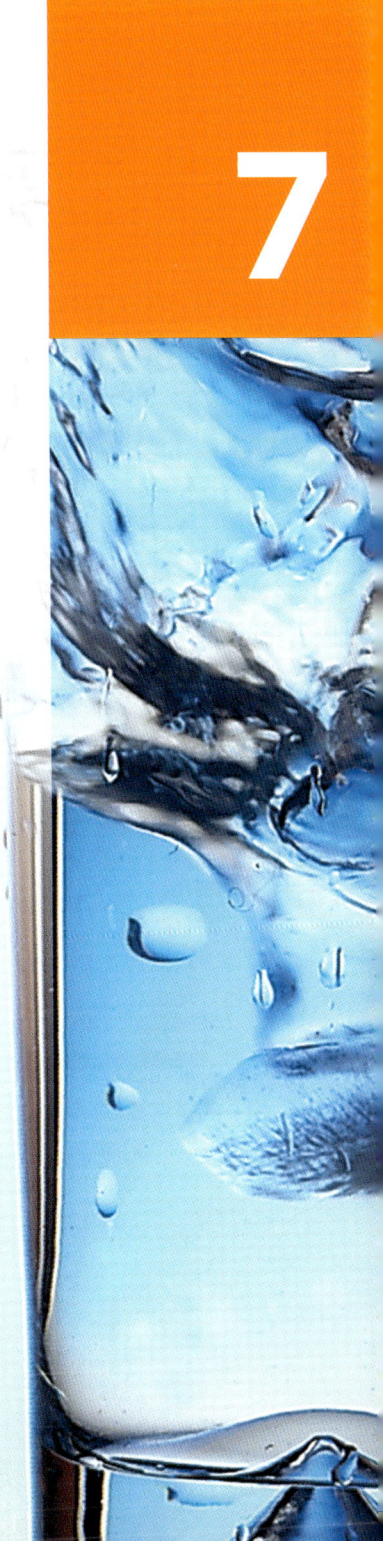

7.1 Leitungswasser ist besser als Mineralwasser

Wasser gehört zu den Lebensmitteln, die wir regelmäßig und in vergleichsweise großen Mengen konsumieren. Deshalb ist es besonders wichtig, dass es in bester Qualität auf den Tisch kommt, also auch ausreichend kontrolliert wird. Gelegentlich erwecken Medienberichte den Eindruck, die Qualität des Wassers aus der Leitung werde besser überprüft als die des in Flaschen abgefüllten Mineralwassers. Das stimmt jedoch nicht.

Was ist Trinkwasser und woher kommt es? In Deutschland verwenden wir Wasser aus der Leitung sehr selbstverständlich zum Kochen und Trinken. Obwohl immer von Trinkwasser die Rede ist, wird nur ein geringer Anteil (weniger als 10 Prozent) des Wassers aus der Leitung tatsächlich zum Trinken verwendet. Den größten Teil nutzen wir zum Waschen und Baden, für die WC-Spülung oder um den Garten zu sprengen. In der Trinkwasserverordnung wird deshalb auch von „Wasser für den menschlichen Gebrauch" gesprochen, das deshalb besondere Qualitätsanforderungen erfüllen muss.

So darf es keine Krankheitserreger enthalten, die eine Schädigung der menschlichen Gesundheit befürchten lassen. Auch chemische Stoffe dürfen

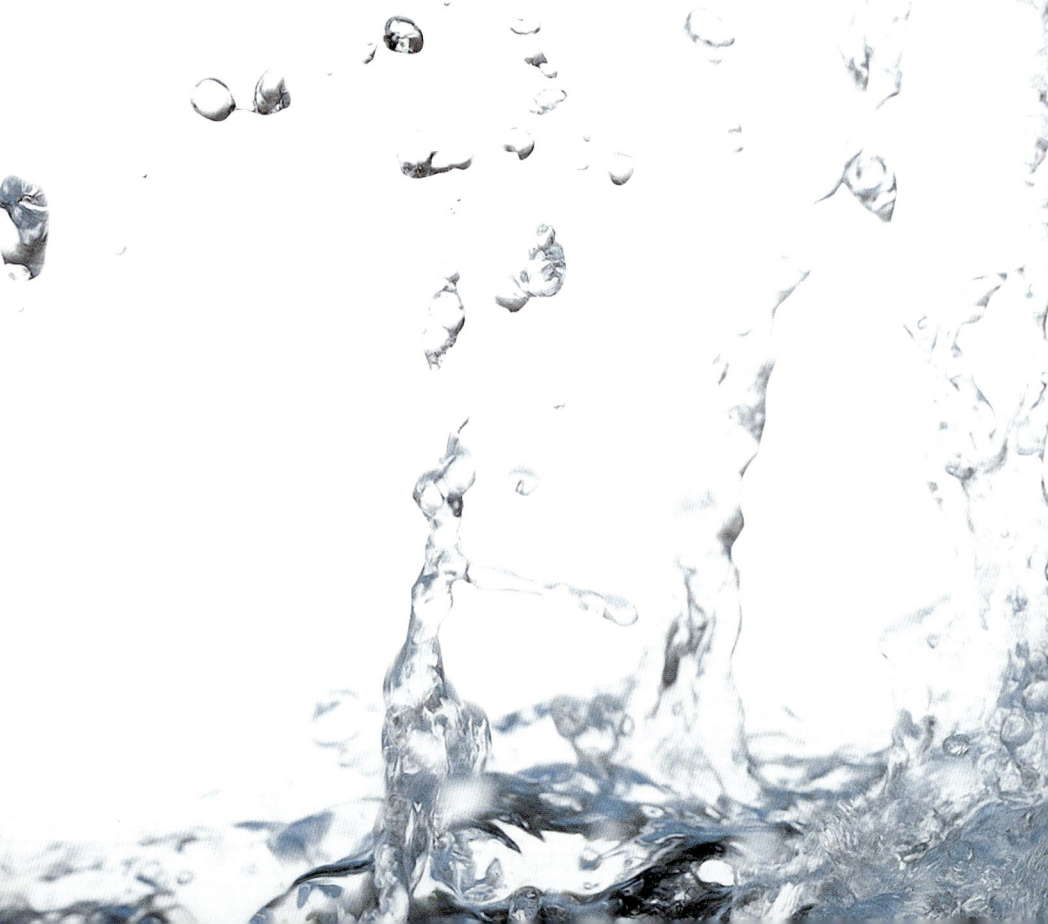

nicht in gesundheitlich bedenklichen Mengen vorkommen. In der Trinkwasserverordnung heißt es dazu: „Konzentrationen von chemischen Stoffen, die das Wasser für den menschlichen Verbrauch verunreinigen oder seine Beschaffenheit nachteilig beeinflussen können, sollen so niedrig gehalten werden, wie dies nach den allgemeinen anerkannten Regeln der Technik mit vertretbarem Aufwand unter Berücksichtigung der Umstände des Einzelfalls möglich ist." Diese gesetzliche Forderung verdeutlicht aber auch, dass Wasser nur in den seltensten Fällen natürlicherweise diesen Anforderungen entspricht.

Je nach Herkunft des Rohwassers kann die Aufbereitung zu Trinkwasser unterschiedlich aufwändig sein. Eine Vielzahl von Chemikalien ist für diesen Zweck zugelassen. In Deutschland stammt das Rohwasser zu etwa zwei Dritteln aus dem Grundwasser und zu etwa einem Drittel aus Oberflächenwasser, also Seen, Talsperren und dem Uferfiltrat von Flüssen. Damit ist es zahlreichen Umwelteinflüssen ausgesetzt. Sowohl das Grund- als auch das Oberflächenwasser ist in vielen Gegenden Deutschlands gefährdet durch

- Nitrat und Pflanzenschutzmittel aus der Landwirtschaft,
- Abwässer und Kühlwässer der Industrie,
- Abwässer aus Gewerbe und Privathaushalten,
- Schadstoffreste aus der Abwasserreinigung,
- Mülldeponien und Altlasten,
- Arzneimittelrückstände und hormonaktive Substanzen.

Da sich nach der Wasseraufbereitung – unter anderem mit Chlor, Chlorkalk, Wasserstoffperoxid und Schwefelsäure – noch Reste dieser Chemikalien im Wasser befinden können, müssen chemische Wasseranalysen durchgeführt werden. Die gesetzlich festgelegten Grenzwerte sind allerdings nur zum Teil gesundheitlich begründet. Meist sind technologische Erfordernisse maßgebend: Das Trinkwasser wird schließlich über weite Strecken in die Haushalte befördert und soll in den Rohren keine Ablagerungen bilden.

Die Liste der einzuhaltenden Grenzwerte ist entsprechend lang. Emissionen aus den Leitungsmaterialien in Altbauten können nachweislich zu Gesundheits-

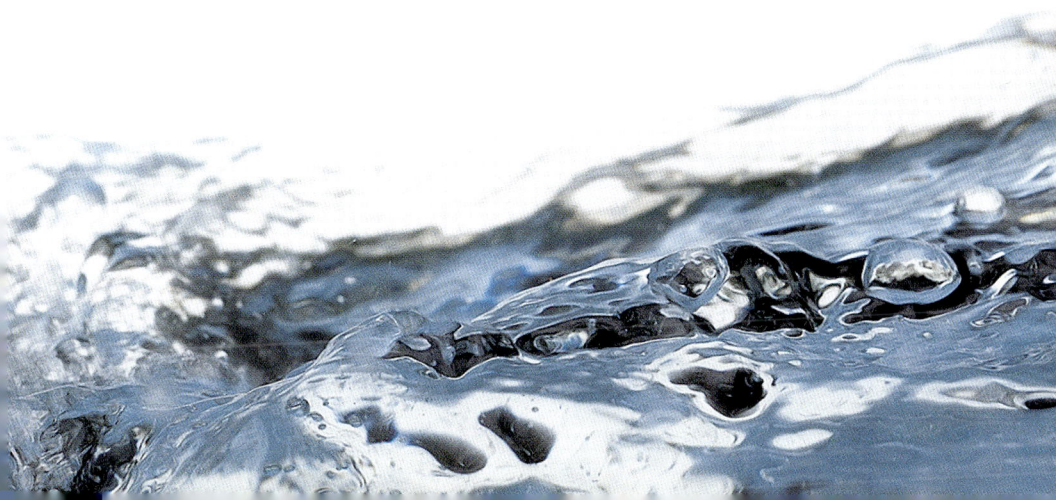

schäden führen. Am bekanntesten ist die chronische Bleivergiftung mit dem Hauptsymptom Bleianämie. Daher empfehlen die Deutsche Gesellschaft für Ernährung e. V. und die Verbraucherzentralen den Bewohnern von Altbauten, das Wasser morgens etwa drei Minuten lang ablaufen zu lassen und zur Vermeidung von Gesundheitsschäden ihr Wasser auf Blei und sonstige Schwermetalle untersuchen zu lassen. Bleileitungen sind insbesondere in unsanierten Altbauwohnungen vorhanden.

Auch chemische Prozesse finden auf dem Weg durch die Rohrleitungssysteme statt, wie die Reduktion von Nitrat zu Nitrit. Während der Grenzwert für Nitrat bei Trinkwasser 50 mg/l beträgt, fangen Mineralbrunnenbetriebe mit der Ursachenforschung bereits bei einem Nitratwert von 25 mg/l an. Bei den Mineralwässern, die für die Zubereitung von Säuglingsnahrung ausgelobt werden dürfen, ist der Nitratwert noch niedriger angesetzt (maximal zehn Milligramm Nitrat pro Liter).

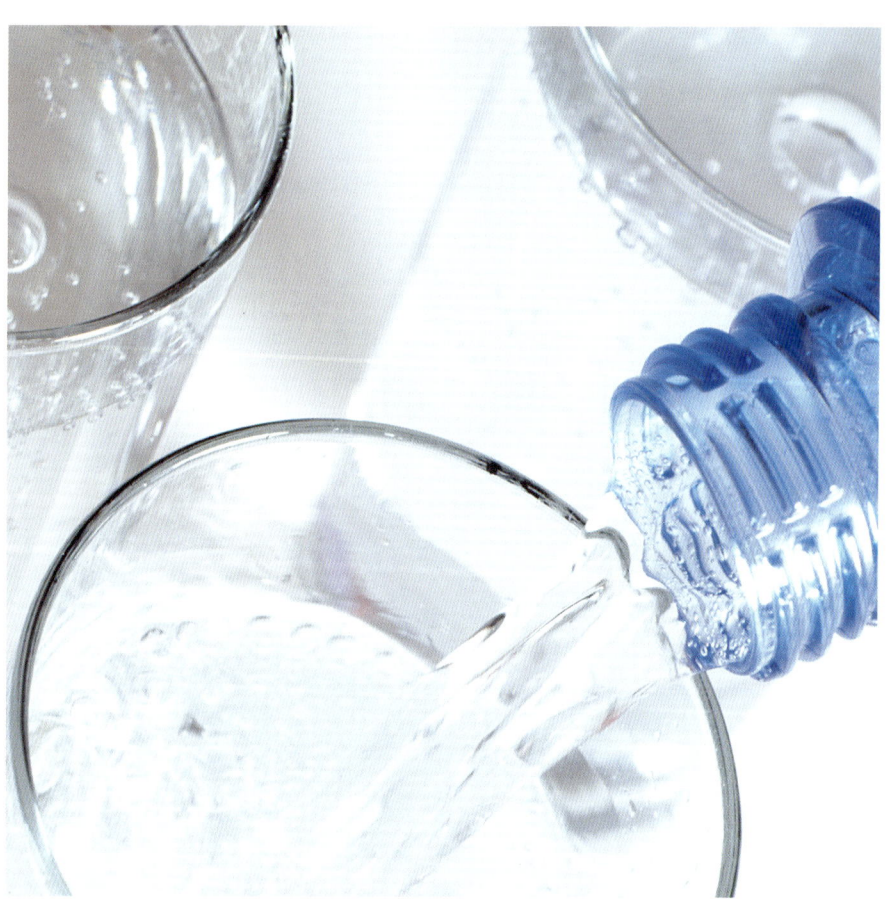

Neuere Verordnungen zu Leitungswasser garantieren dem Verbraucher eine strenge Einhaltung der Richtwerte bis zum Hausanschluss. Das Hauptproblem bei der Gewährleistung einer guten Wasserqualität stellen marode und/oder verkalkte Hausleitungen dar. Jeder Verbraucher kann gezielt dagegen vorgehen, indem er sein Wasser von entsprechenden Laboren bzw. den Stadtwerken untersuchen lässt. Jeder Eigentümer trägt somit Selbstverantwortung für sein Leitungswasser. Mieter können jedoch aktiv werden und ihre Vermieter mit schlechten Untersuchungsergebnissen konfrontieren.

Die Deutschen tranken 2005 mit rund 128 Litern pro Kopf mehr Mineralwasser denn je. Insgesamt brachten die 230 deutschen Mineralbrunnen die Rekordmenge von 9,6 Milliarden Litern Mineral- und Heilwasser in den Handel.

Mineralwasser liegt als natürliches Wellness-Getränk im Trend, denn viele Verbraucher achten sehr verstärkt auf ihre Gesundheit. Dem kommen die in der Mineral- und Tafelwasserverordnung definierte Reinheit und Natürlichkeit von Mineralwasser entgegen:

- Es hat seinen Ursprung in unterirdischen, vor Verunreinigungen geschützten Wasservorkommen.
- Es ist von ursprünglicher Reinheit und gekennzeichnet durch seinen Gehalt an Mineralstoffen (Mengen- und Spurenelementen) oder sonstigen Bestandteilen.
- Seine Zusammensetzung, seine Temperatur und seine übrigen wesentlichen Merkmale bleiben im Rahmen natürlicher Schwankungen konstant.

Die zahlreichen Grenzwerte, wie sie für Trinkwasser notwendig sind, machen bei Mineralwasser überhaupt keinen Sinn, denn es muss ja von Anfang an, also „ursprünglich rein" sein. Das schließt chemische Aufbereitungen und damit mögliche Rückstände von vornherein aus. Mineralwasser muss an der Quelle nicht nur frei von chemischen Verunreinigungen sein, sondern darf auch keine Krankheitserreger enthalten. Eine Desinfektion – wie beim Trinkwasser zulässig – ist bei Mineralwasser ausdrücklich verboten. Daher ist Mineralwasser wie alle Naturprodukte nicht vollkommen keimfrei, sondern es besitzt eine quelleigene Mikroflora. Diese Keimarten sind jedoch gesundheitlich völlig unbedenklich.

Erst wenn alle gesetzlich vorgeschriebenen Anforderungen erfüllt sind, wird Mineralwasser amtlich anerkannt und darf unter der Bezeichnung „natürliches Mineralwasser" in den Verkehr gebracht werden. Mineralwasser unterliegt der laufenden Kontrolle durch die behördliche Lebensmittelüberwachung. Die Sicherheit des Verbrauchers ist somit stets gewährleistet.

Als Problem muss jedoch die Aufbewahrung von Mineralwasser in so genannten PET-Flaschen anerkannt werden. Diese Kunststoffflaschen sind sowohl nach außen als auch nach innen alles andere als undurchlässig. Daher sollte bei der Lagerung von Mineralwasser in PET-Flaschen darauf geachtet werden, dass sich keine gesundheitsschädlichen, flüchtigen Substanzen in unmittelbarer Nähe befinden.

Die sicherste Variante bleibt das Mineralwasser in Flaschen.

Mineralwasser – Kontrollierte Qualität

Ein Interview von Sven-David Müller, Medizinjournalist, mit dem deutschen „Wasserpapst", Professor Dr. Horst Kussmaul

Professor Kussmaul war bis 2004 wissenschaftlicher Direktor der Institut Fresenius AG. Er engagiert sich seit vielen Jahren auf den Gebieten Wasserhygiene, Grundwasserschutz, Hydrogeologie, Mineralwassererschließung und Bäderwissenschaft. Er ist u. a. Vorstandsmitglied der Vereinigung für Bäder- und Klimakunde im Deutschen Heilbäderverband, wirkt ehrenamtlich bei der Fachausbildung von Badeärzten mit und hält seit 1977 Vorlesungen an der Technischen Universität Berlin zum Thema Wasser- und Bodenhygiene.

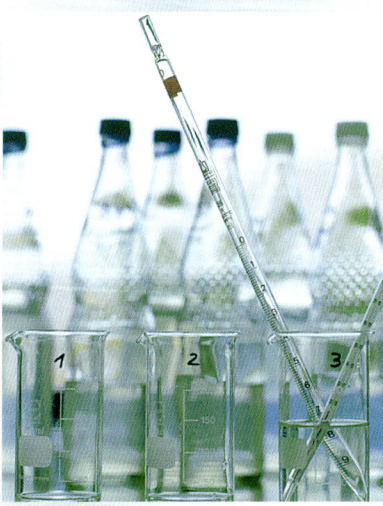

S.-D. Müller: Herr Professor Kussmaul, Sie waren viele Jahre im Institut Fresenius mit der Analyse und Beurteilung von Mineralwässern betraut. Welche Untersuchungen haben Sie dort durchgeführt?

Professor Kussmaul: Wir bieten die rund 260 Laboruntersuchungen an, die der Gesetzgeber für die Anerkennung eines Mineralwassers fordert. Außerdem führen wir für viele Mineralbrunnen die routinemäßigen Analysen des Mineralstoffgehalts und die vorgeschriebenen Qualitätsuntersuchungen durch. Die Ergebnisse dieser Analysen werden auf den Flaschenetiketten dokumentiert.

S.-D. Müller: Das angegebene Analysendatum liegt häufig längere Zeit zurück. Bedeutet dies, dass das Mineralwasser seitdem nicht mehr untersucht wurde?

Professor Kussmaul: Nein, das ist ein weit verbreiteter Irrtum. Der Gesetzgeber schreibt die Konstanz der Inhaltsstoffe vor, daher werden die Mineralwässer in regelmäßigen Abständen untersucht. Die Angaben auf dem Etikett müssen nur dann erneuert werden, wenn sich die Zusammensetzung der Mineralstoffe ändert. Die Mineralstoffgehalte eines Mineralwassers bleiben aber erfahrungsgemäß über Jahrzehnte gleich.

S.-D. Müller: Es wird immer wieder behauptet, Trinkwasser werde häufiger und besser kontrolliert als Mineralwasser. Stimmen Sie dieser Ansicht zu?

Professor Kussmaul: Beide Getränke werden den gesetzlichen Vorgaben entsprechend kontrolliert, Trinkwasser nach der Trinkwasserverordnung und Mineralwasser nach der Mineral- und Tafelwasserverordnung. Der Unterschied besteht darin, dass Trinkwasser als Wasser für den menschlichen Gebrauch nicht nur getrunken wird, sondern viele andere Zwecke erfüllt. Der Erlass und die Überwachung der Anforderungen an Beschaffenheit und einheitliche Qualitätskontrollen des Trinkwassers liegen ausschließlich in der Kompetenz des Bundes. Beim Mineralwasser verhält es sich anders: Mineralwasser ist ein Lebensmittel. Der Bund hat – wie bei anderen Lebensmitteln – die gesetzgeberische Kompetenz nur in der Formulierung von allgemeinen Anforderungen. Die Durchführungsverantwortung, also zum Beispiel die Festlegung von Analysen und deren Häufigkeit, liegt in der Kompetenz der Länder, die hierfür eigene Verwaltungsvorschriften erlassen. Diese sind im Einzelnen nur nicht so bekannt wie die bundeseinheitlichen Vorgaben für das Trinkwasser. Daher entsteht manchmal fälschlicherweise der Eindruck, Mineralwasser würde nicht so häufig kontrolliert.

S.-D. Müller: Warum enthält die Mineral- und Tafelwasserverordnung nur wenige Grenzwerte für Mineralwässer?

Professor Kussmaul: Durch seine Herkunft aus tiefen Gesteinsschichten ist Mineralwasser vor Verunreinigungen geschützt. Für Stoffe, die im Mineralwasser nicht vorkommen können, muss es keine Grenzwerte geben. Bei Trinkwasser ist das anders: Es wird aus Rohwasser aufbereitet, das unter Umständen Verunreinigungen – z. B. durch Düngemittel und Tierexkremente oder Industrieabwässer und Arzneimittelrückstände – aufweisen kann. Trinkwasser muss häufig aufbereitet und ggf. sogar desinfiziert werden.

S.-D. Müller: Welche Kontrollen sind für die Wasseraufbereitung vorgeschrieben?

Professor Kussmaul: Je nach Ausgangsqualität muss das Trinkwasser mit Chemikalien behandelt werden, wobei Reste davon im Wasser zurückbleiben können. Deshalb sind chemische Trinkwasseranalysen ein Muss. Bei Mineralwasser sind ständige Untersuchungen auf Umweltbelastungen und Rückstände von Chemikalien nicht notwendig, da solche gar nicht vorhanden sein dürfen bzw. nicht zum Einsatz kommen.

S.-D. Müller: Gibt es bei den mikrobiologischen Kontrollen Unterschiede zwischen Trink- und Mineralwasser?

Professor Kussmaul: Das Keimspektrum der gesetzlich vorgeschriebenen mikrobiologischen Untersuchungen umfasst bei Mineralwasser fünf Indikatorkeime, beim Trinkwasser sind es nur drei. Ein weiterer Unterschied: Beim Mineralwasser beträgt die zu untersuchende Probenmenge 250 ml, beim Trinkwasser jeweils nur 100 ml. Je größer aber das Probevolumen, desto größer ist die Sicherheit, vorhandene Keime wirklich zu erfassen. Im Übrigen muss Mineralwasser bereits an der Quelle keimarm sein. Außerdem darf bei Mineralwasser keine Desinfektion durchgeführt werden.

S.-D. Müller: Die Qualität des Trinkwassers wird vom Wasserwerk bis zum Hausanschluss gewährleistet. Warum gilt diese Garantie nicht bis zum Hahn in Küche oder Bad?

Professor Kussmaul: Der Gesetzgeber verlangt, dass die einwandfreie Beschaffenheit des Trinkwassers bis zum Hahn gegeben ist. Die Wasserversorger sind für die Beschaffenheit des Trinkwassers bis zum Einspeisen des Wassers in das Hausleitungssystem zuständig. Für alles, was danach mit dem Trinkwasser geschieht, trägt der Hausbesitzer die Verantwortung – beispielsweise für Kontaminationen mit Blei oder Kupfer. Das ist eine historisch gewachsene Aufteilung der Zuständigkeiten – auch was die Übernahme der Kosten für die Qualitätsprüfung betrifft.

Wenn das Hausleitungssystem in Ordnung ist und die Perlatoren in Bad und Küche regelmäßig gereinigt bzw. ersetzt werden, dann ist keine Qualitätsbeeinträchtigung für den Verbraucher zu erwarten. Wenn allerdings mit dem Trinkwasser Säuglingsnahrung zubereitet werden soll oder wenn abwehrgeschwächte Menschen im Haushalt leben, ist es immer ratsam, das Wasser vor dem Konsum abzukochen. Man kann dann auch ein Mineralwasser wählen, das den Hinweis „geeignet für die Zubereitung von Säuglingsnahrung" tragen darf.

7.2 Kaffee entwässert

Auch falsch. Der so oft als „Flüssigkeitsräuber" verteufelte Kaffee wirkt lediglich harntreibend. Die zugeführte Flüssigkeit verlässt den Körper also schneller als sonst, aber nicht in größerer Menge. Es wird dabei nicht mehr ausgeschieden, als zugeführt wurde. Eine Studie, die den Einfluss koffeinhaltiger Getränke auf den Wasserhaushalt untersuchte und mit der Wirkung koffeinfreier Getränke verglich, ergab, dass kein Unterschied der Getränkesorten in ihrem Effekt auf die Urinmenge besteht. Kaffee darf also als Flüssigkeitslieferant in die tägliche Trinkbilanz mit eingerechnet werden, ohne dass er durch die gleiche Menge an zusätzlich zugeführtem Wasser ausgeglichen werden muss, wie es vielfach immer noch – selbst von Fachleuten in der Ernährungs- und Diätberatung – verbreitet wird. Der Muntermacher führt auch nicht zur Austrocknung des Organismus. Betrachtet man den Kaffeekonsum mancher Vertreter bestimmter Berufssparten – wie Journalisten, Informatiker oder Klinikärzte –, müsste man dieser These zufolge ja fürchten, dass diese Spezies verdurstet, da ihre restliche Flüssigkeitszufuhr mitunter geringfügig ist. Wobei diese Art des Getränkekonsums von Ernährungsmedizinern und Ärzten keinesfalls empfohlen werden kann – jedoch lediglich aufgrund der Menge des darin enthaltenen Koffeins, und nicht bezüglich einer Austrocknungsgefahr.

Eine systematische Studienauswertung von 1969 bis 2002 bestätigt die Aussage: Kaffee, Tee und andere koffeinhaltige Getränke weisen keine herausragende diuretische (entwässernde) Wirkung auf. Zudem schwemmt Kaffee die

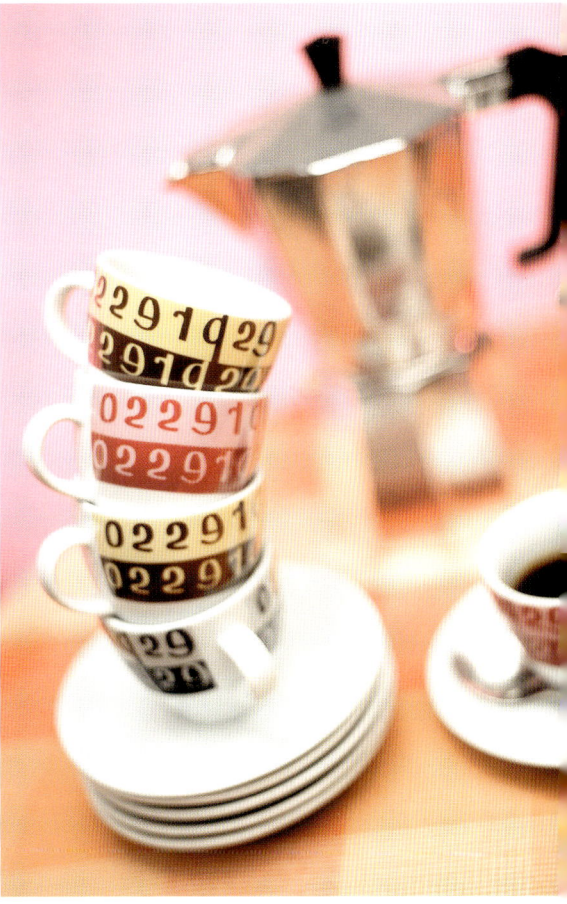

Abbauprodukte des Körpers ebenso gut aus wie andere Getränke. Die Niere muss hierbei sogar weniger leisten, da die Ausscheidung erleichtert wird. Natürlich sollte die tägliche Flüssigkeitsaufnahme nicht ausschließlich mit Kaffee gesichert werden. Aufgrund des enthaltenen Koffeins empfehlen Wissenschaftler, den Konsum auf vier Tassen täglich zu beschränken, beziehungsweise nicht mehr als 300 Milligramm Koffein durch koffeinhaltige Getränke aufzunehmen.

Interessant bleibt es allemal, dass die harntreibende Wirkung immer nur bei der viel gescholtenen „Kulturdroge" Kaffee als Gesundheitsrisiko in den Raum gestellt wird, obwohl andere Nahrungsmittel wie Alkoholika oder Melonen ähnliche Effekte aufweisen. Und was ist mit harntreibenden Heilwässern und

Tees, die den gleichen Wirkmechanismus versprechen? Dieselbe Tatsache kann eben einmal als gesund gepriesen werden, das nächste Mal stellt sie eine Gesundheitsgefährdung dar. So definiert sich unser polarisierendes Medien- und Marketing-Zeitalter.

7.3 Alkohol ist ungefährlich und gesund

Alkohol war eigentlich schon immer schädlich, und das ist kein Vorurteil, das die öffentliche Meinung bildete, sondern eine Tatsache, die jeder Mediziner sofort bestätigen würde. Im Zuge verschiedener Ernährungsstudien, durch die z. B. der Konsum einer halben Flasche Rotwein pro Tag als gesund propagiert wurde, wurde Alkohol nicht nur legitimiert, sondern zu einer Art Gesundheitselixier erhoben. Geheimnisvoll wirksame Getränke, deren alkoholischer Inhalt nicht zu verleugnen war, kannte man schon im Mittelalter, also zu Zeiten, als die pharmazeutische Industrie überhaupt noch nicht existierte.

Alkohol stellt jedoch weder eine Lösung für psychische Probleme dar, noch fördert er die Gesundheit. Der Missbrauch von Alkohol und die entsprechende Sucht schaden nicht nur dem Betroffenen selbst, sondern auch dessen Angehörigen und der gesamten Gesellschaft.

3,6 Prozent der erwachsenen deutschen Bevölkerung sind alkoholabhängig und etwa 5 Prozent betreiben gefährlichen Alkoholmissbrauch. Insgesamt haben etwa sieben Millionen Menschen in Deutschland ein Problem mit dem Giftstoff. Dieses Problem und dadurch ausgelöste Erkrankungen kosten uns nach Angaben des Robert-Koch-Instituts

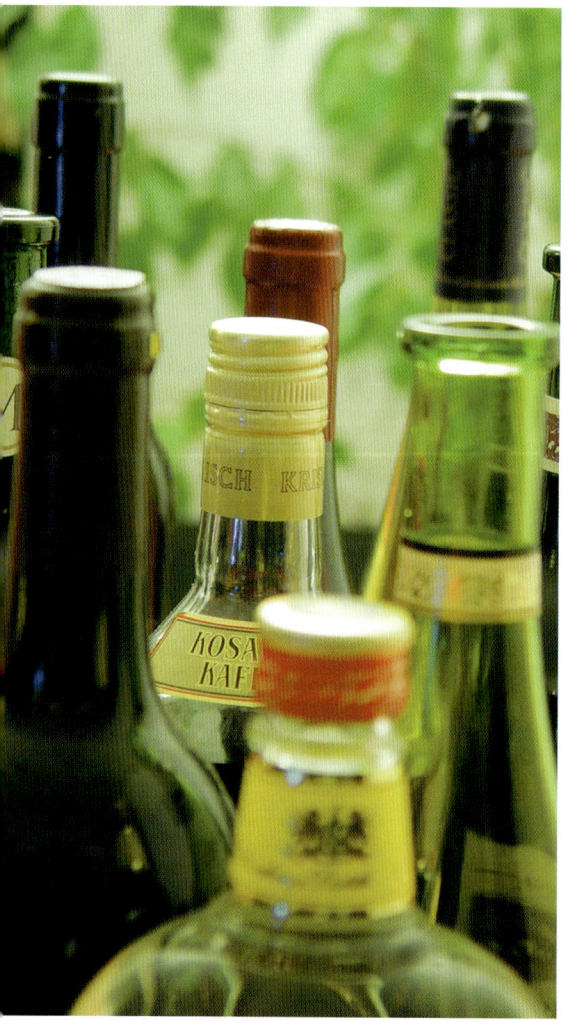

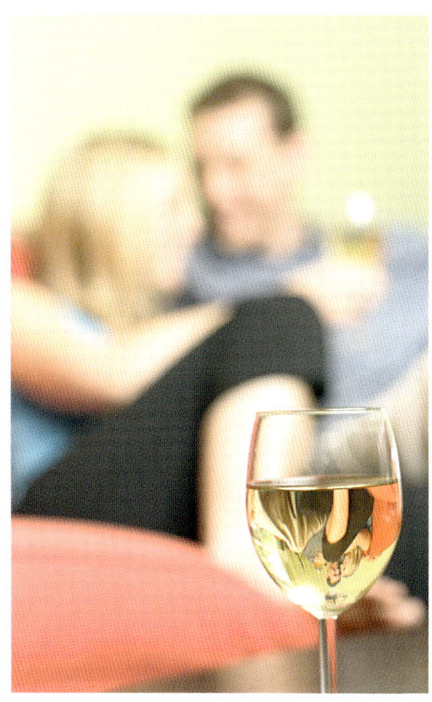

für, dass die Nahrungsfette schlechter abgebaut und besser gespeichert werden. Zum Übergewicht kommen unterschiedlichste Risiken, wie z. B. Arteriosklerose, hinzu. Durchschnittlich 33 Gramm Alkohol trinkt jeder Deutsche am Tag. Dabei empfiehlt die Deutsche Gesellschaft für Ernährung e. V. für Männer Höchstmengen von 20 Gramm pro Tag und 10 Gramm pro Tag für Frauen. Das klingt nicht nur schwerwiegend, sondern ist absolut alarmierend. Denn oft ist der Schritt vom Gelegenheitstrinker zum Alkoholabhängigen kleiner, als der Trinkende denkt. Viele Menschen meinen, sie könnten jederzeit den täglichen Wein zum Essen oder das Bier zum Fernsehen weglassen. Machen Sie doch einmal den Test!

7.4 Sauerstoffangereichertes Mineralwasser macht fit

etwa 20,5 Millionen Euro pro Jahr. Alkoholkranke Menschen weisen sehr häufig Krankheiten wie Leberzirrhose, chronische Magenschleimhaut- und Bauchspeicheldrüsenentzündungen, Krebserkrankungen sowie irreparable Hirnschäden auf. Die psychosozialen Konsequenzen des Alkoholmissbrauchs für die Betroffenen und deren Angehörigen werden häufig unterschätzt. Im Jahre 2004 kostete der unkontrollierte Alkoholkonsum nach Angaben des Statistischen Bundesamtes in Wiesbaden 42 000 Menschen das Leben.

Zu viel Alkohol macht sogar dick, denn Alkohol enthält mit 7,1 Kalorien pro Gramm fast so viel Energie wie 1 Gramm Fett. Zusätzlich sorgt Alkohol entgegen eines weitläufigen Irrglaubens da-

Seit einigen Jahren überschwemmen sauerstoffangereicherte Mineralwässer den Markt und löschen den Durst von unzähligen Freizeitsportlern. Grund für ihren grenzenlosen Erfolg ist maßgeblich die Werbeaussage, dass diese Wässerchen erheblich zu einer gesteigerten Fitness beitragen sollen. Doch leider fehlten jahrelang aussagekräftige Studien zu dieser Behauptung. Nun gab es im Jahre 2001 eine beinahe überzeugende Untersuchung, die zwar zu großen Protesten von Tierschutzorganisationen führte, aber dennoch von der so genannten Ethikkommission nicht abgelehnt wurde. 15 narkotisierten Kaninchen wurde über eine Sonde mit Sauerstoff angereichertes Mineralwasser direkt in den Magen gepumpt. Später wurde in den vom Verdauungstrakt abgehenden Blutgefäßen eine Veränderung des so genannten Sauerstoffpartialdrucks gemessen. Und siehe da, bei Wasser, das mit 80 beziehungsweise 150 Milligramm Sauerstoff pro Liter angereichert war, konnte tatsächlich ein Effekt festgestellt werden. Leider sind Menschen keine Kaninchen und wollen außerdem bestimmt kein Mineralwasser über eine Magensonde aufnehmen. Außerdem enthalten handelsübliche Wasser mit erhöhtem Sauerstoffgehalt maximal 70 Milligramm pro Liter des schnell flüchtigen Gases – und das auch nur an der Abfüllstation. In dem Moment, in dem wir die Wasserflasche aufmachen, entweicht schon eine Menge Gas. Diesen Effekt kennen die meisten von kohlensäurehaltigen Getränken. So kann es sein, dass das Wasser, was wir trinken, nur noch 25 bis 50 Prozent des lebensnotwendigen Gases enthält. Im Magen nützt es aber auch noch nichts, denn dort kann noch nicht sehr viel Sauerstoff vom Körper aufgenommen werden. Jedes Bäuerchen bedeutet dann einen erneuten Sauerstoffverlust. Die Menge an Sauerstoff, die dann noch im Darm ankommt, dürfte wohl nicht mehr so effektvoll sein. Ein anderes Problem, das die Hersteller solcher Getränke übersehen haben dürften, ist die Tatsache, dass die Aufnahme von Gasen über den Darm doch eher gering ist. Zumindest im Vergleich zur Lunge. Egal, wie viel Sauerstoff im Wasser gelöst sein kann, es wird wohl nie an einen Anteil von 20 Prozent herankommen. Denn so viel Sauerstoff bewegt sich völlig unausweichlich in der Einatemluft. Der Mensch kann in einer Stunde, je nach Fitness, 20 bis 500 Gramm Sauerstoff über seine Lungen aufnehmen.

Es gibt drei Gründe, die eindeutig gegen eine Wirkung von sauerstoffhaltigem Mineralwasser sprechen:
1. In einem Liter Wasser ist noch nicht einmal ein Tausendstel des Sauerstoffs gelöst, den wir normalerweise innerhalb einer Stunde atmen.
2. Unser Verdauungssystem ist gar nicht in der Lage, nennenswerte Mengen an Sauerstoff aufzunehmen.
3. Sauerstoff ist ein so flüchtiges Gas, dass große Mengen davon innerhalb kürzester Zeit aus dem Wasser entweichen.

Es soll übrigens eine Anwendungsbeobachtung geben, die eine Leistungssteigung bei Menschen nach dem Verzehr von sauerstoffangereichertem Mineralwasser aufzeigt. Leider ist diese Studie offensichtlich in keiner der gängigen internationalen Fachzeitschriften veröffentlicht. In der Fachzeitschrift der Amerikanischen Medizinischen Gesellschaft wurde allerdings eine anders lautende Doppelblindstudie veröffentlicht, bei der die Teilnehmer „normales" und sauerstoffangereichertes Mineralwasser tranken und keine Leistungsunterschiede festgestellt wurden.

Wenn man versuchen würde, auch nur zwei Gramm Sauerstoff pro Stunde über sauerstoffangereichertes Mineralwasser aufzunehmen, dann müsste man so viel Wasser trinken, dass man daran sterben könnte. Denn auch Wasser kann toxisch sein, es kommt nur auf die Menge an: Zehn Liter Wasser mit einmal aufzunehmen, verkraftet unser Körper nicht, denn auch die Leistungsfähigkeit der Nieren sind limitiert. Da hilft auch keine Anreicherung womit auch immer.

Fazit: dieses Produkt ist aus Sicht des Verbrauchers nicht nur eine Luftnummer, sondern leider auch erstaunlich teuer. Da ist Atmen doch wirklich die günstigere Alternative.

7.5 Cola hilft bei Durchfall

„Cola (anti)diarrhöica"…? Leider nein, auch wenn die alt-„bewährte" Medizin, die Kinderaugen zum Strahlen bringt, auch heute noch gerne empfohlen wird. Doch schon aus elementaren medizinischen Überlegungen ist davon eindringlich abzuraten – und das gilt für Kinder erst recht. Colagetränke enthalten bekanntlich viel Zucker und sind deshalb für den Darm eine Lösung mit Elektrolytüberschuss. Praktisch heißt das, die zugeführte Flüssigkeit zieht eine noch größere Wasserausscheidung nach sich. Das prickelnde Brausegetränk wirkt deshalb bei Durchfall und dem dadurch bedingten Wasser- und Elektrolytverlust geradewegs kontraproduktiv. Cola liefert zudem nahezu kein Kalium und erfüllt dadurch als Elektrolytersatz-Lösung nicht seinen Zweck, erst recht nicht, da das enthaltene Koffein die Nieren noch weiter zur Kaliumausscheidung animiert und damit den Engpass des lebensnotwendigen Mengenelements weiter verstärkt. Dass Cola besonders viel Kalium enthalten soll, ist eine ebenso realitätsferne Legende. Bei Cola-Vielkonsumierern wurden bereits akute Kaliummangelzustände festgestellt. Fazit: Auch wenn's dem Nachwuchs weniger schmeckt – wässrige Elektrolytlösungen mit Salz und Zucker im richtigen Verhältnis zueinander sind die weit zuträglichere Maßnahme, den Durchfall zu bezwingen und Mineralsalz- und Flüssigkeitsverluste wieder auszugleichen. Daran ändern auch Salzstangen nichts.

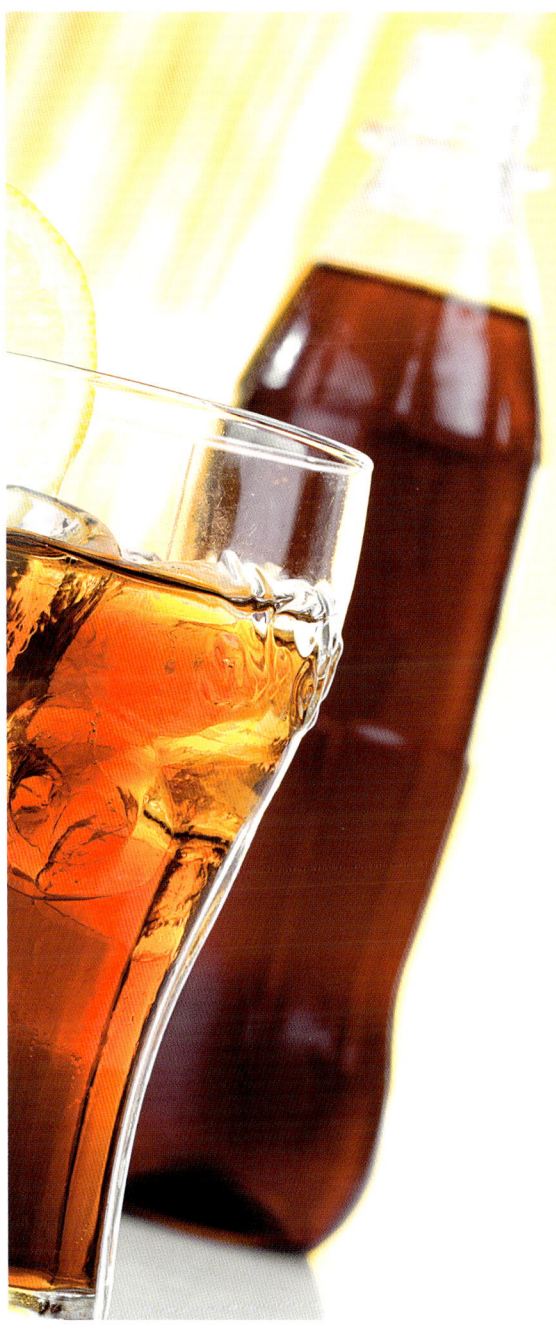

7.6 Tafelwasser ist besonders hochwertiges Mineralwasser

Mitnichten, das Gegenteil ist der Fall. Heute kann der Verbraucher aus rund 500 Mineralwässern und 70 Heilwässern sowie mehreren Quell- und Tafelwässern wählen. Die Bezeichnung Tafelwasser jedoch ist seit 1984 trügerisch. Seitdem verbirgt sich dahinter nämlich offiziell – und entgegen dem Klang des Wortes – die qualitativ niedrigste Wassersorte. Doch dank teurer Imagekampagnen und edlen Flaschendesigns hat es die Industrie geschafft, nach allen Regeln der Verkaufspsychologie über seinen Charakter als überteuertes Mineralwasser-Imitat hinweg zu täuschen. Und das mit Unterstützung vom deutschen Lebensmittelrecht, das bei der Namensgebung doch auf einem Ohr taub gewesen sein mag, als es den galanten Begriff „Tafelwasser" alternativ für die eigentlich vorgesehene und wahrheitsgetreuere Bezeichnung „Mineralwasser-Imitat" gestattete. Doch welcher Gast im schicken Restaurant würde sich ein Getränk mit dieser Bezeichnung genüsslich zu Munde führen?

Was nun genau ist drin in dem Nass? Tafelwasser ist kein Naturprodukt, sondern wird künstlich hergestellt. Es besteht meist aus Trinkwasser als Ausgangssubstanz und darf mit anderen Wasserarten sowie Zusatzstoffen beliebig und ohne vorgeschriebenes Mischungsverhältnis vermengt werden. Im Gegensatz zum streng reglementierten Mineralwasser genießen die Hersteller von Tafelwasser große Freiheit. Mindestanforderungen für das Nass existieren keine, einziger Richtwert sind die Grenzwertbestimmungen für toxische Stoffe. Meist bestehen die Zutaten aus Salzwasser (Natursole), keimfreiem Meereswasser, sowie einer Vielzahl diverser Salzzusätze wie Kaliumpolyphosphaten, Schwefeldioxid, Natriumthiosulfat, Natriumperoxidsulfat und Kohlendioxid für den Perleffekt. Das Lebensmittelrecht umfasst einen zweiseitigen Katalog an vielfältigen Möglichkeiten der „Anreicherung". Eine amtliche Anerkennung ist nicht notwendig. Tafelwasser kann an jedem beliebigen Ort hergestellt und abgefüllt werden und darf in Kanistern, Fässern, Schläuchen oder Tankwägen gelagert und im Gegensatz zu allen anderen Mineralwässern auch „lose", also über Zapfanlagen im Direktverkauf und in der Gastronomie angeboten werden. Angegeben sein muss lediglich der prozentuale Anteil der zugesetzten Bestandteile. Hinweise auf eine bestimmte geographische Herkunft und Angaben über die chemische Zusammensetzung sind nicht erlaubt. Ein Tafelwasser darf in seinem Namen weder den Begriff „natürlich" enthalten, noch einen Brunnen- oder Quellnamen tragen. Aber einen, allerdings seit über 20 Jahren hinfälligen Wahrheitskern trägt der hochtrabende Begriff doch: Tafelwasser war nämlich nach der Tafelwasserverordnung von 1935 bis 1984 wirklich einmal das qualitativ hochwertigste Wasser. Doch lang, lang ist's her.

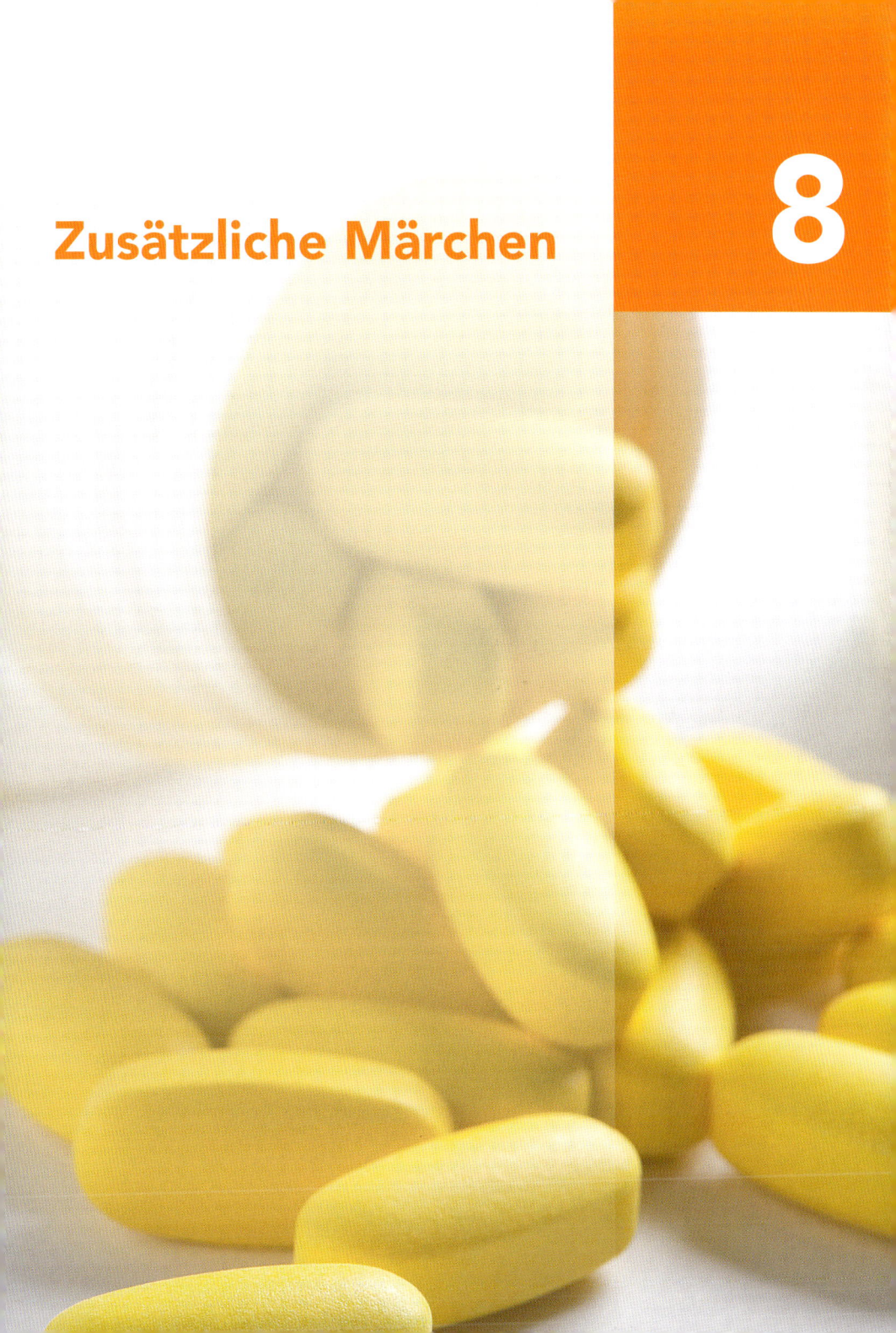

Zusätzliche Märchen

8

8.1 Zusatzstoffe sind gefährlich und lösen Allergien und Krebs aus

Zusatzstoffe, das sind z. B. Farbstoffe, Konservierungsmittel, Vitamine, Backtreibmittel, Geschmacksverstärker, die aus den verschiedensten Gründen einigen Lebensmitteln zugesetzt werden. Doch warum setzt man sie eigentlich ein? Sie sollen Haltbarkeit, Aussehen, Geschmack oder Konsistenz der Lebensmittel verbessern und die Handhabung optimieren. Manche Lebensmittel würden ohne Zusatzstoffe gar nicht existieren.

Aufgrund recht strenger deutscher und europäischer Richtlinien müssen Lebensmittel permanent auf Zusatzstoffe

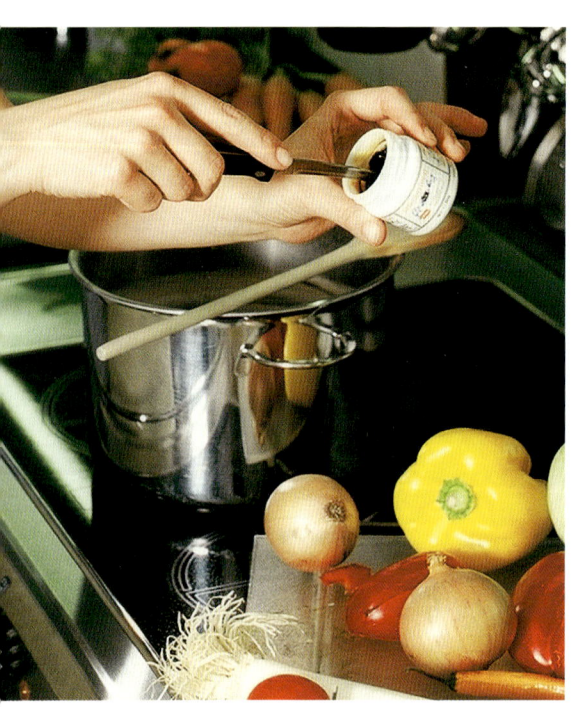

geprüft werden. Alle in Deutschland bzw. der Europäischen Union zugelassenen Zusatzstoffe wurden vor ihrer Zulassung hinsichtlich ihrer gesundheitlichen Unbedenklichkeit genauestens unter die Lupe genommen. Auch wenn sie bereits zugelassen sind, werden immer wieder neueste Studien in die Gesetzgebung einbezogen. Diesen Test müssen übrigens nicht nur Lebensmittelzusatzstoffe, sondern auch Kosmetika und Arzneimittel durchlaufen. Was die angeblich Allergie auslösende Wirkung von Zusatzstoffen betrifft, wurden und werden ebenfalls neueste Erkenntnisse in die Gesetzgebung einbezogen, so dass sich der Verbraucher auch um diese Problematik kaum mehr Sorgen machen muss.

Oft ist der Verbraucher einfach schon dadurch abgeschreckt, dass auf Lebensmittel-Verpackungen Nummern stehen, die berühmten E-Nummern. Dieses System dient schlichtweg der Vereinfachung: Schließlich haben bestimmte Substanzen mehrere und dazu auch noch sehr komplizierte und lange Bezeichnungen.

Doch nach welchem Prinzip funktioniert die Nummerierung? Die Nummerierung der Zusatzstoffe erfolgt nach Einteilung in bestimmte Gruppen (siehe Tabelle auf S. 91).

Lebensmittelzusatzstoffe werden also nur zugelassen, wenn sie sich nicht schädlich auf den Organismus auswirken. Meist sind sie auch nur in sehr geringen Mengen in den Nahrungsmitteln verarbeitet. Einige dieser Zusatzstoffe sind durchaus als gesundheitsförderlich zu bewerten. Die Vitamin-C-Versorgung der deutschen Bevölkerung hat sich dank Ascorbinsäure als Zusatz sicher verbessert.

Zusatzstoffe: Was bedeuten die E-Nummern?

E 100–199	Farbstoffe	Damit unsere optischen Ansprüche an Produkte erfüllt werden, kommen natürliche, aber auch künstlich hergestellte Farbstoffe zum Einsatz. Beispiel: Chlorophyll (E 140)
E 200–299	Konservierungs- stoffe	Sie verlängern die Haltbarkeit der Lebensmittel, indem sie Mikroorganismen abtöten oder deren Wachstum verhindern. Beispiel: Sorbinsäure (E 200–203)
E 300–321	Antioxidantien	Sauerstoff kann die Verderblichkeit von Lebensmitteln beschleunigen. So werden Fette und Öle ranzig. Die bekanntesten Antioxidantien sind die Vitamine C (Ascorbinsäure, E 300) und E (Tocopherole, E 306), aber auch die eher umstrittenen Stoffe BHA (E 320) und BHT (E 321)
E 322–375	Emulgatoren und Säuerungs- mittel	Emulgatoren können Stoffe miteinander vermischen, die im natürlichen Zustand gar nicht mischbar sind, wie Wasser und Öl. Säuerungsmittel verhindern, dass sich Keime unkontrolliert vermehren können. Beispiel: Lecithin (E 322) und Weinsäure (E 334)
E 400–419	Verdickungs- und Geliermittel	Sie verdicken oder gelieren Flüssigkeiten und sind bei der Herstellung von Pudding oder Konfitüren unvermeidlich. Sie sind außerdem Füllstoffe bei kalorienreduzierten Diäten. Beispiel: Agar-Agar (E 406)
E 420–421	Zuckeraustausch- stoffe	Nur die Zuckeraustauschstoffe Sorbit (E 420) und Mannit (E 421) haben E-Nummern.
E 950–959, E 965–967	Süßstoffe	Derzeit sind in der Europäischen Union sechs Süßstoffe zugelassen: Saccharin (E 954), Cyclamat (E 952), Acesulfam K (E 950), Aspartam (E 951), Neohesperidin DC (E 959) und Thaumatin (E 957).
E 905 907	Paraffine und Wachse	Sie sollen glänzende Oberflächen erzeugen oder das Austrocknen von bestimmten Nahrungsmitteln verhindern. Sie werden aus gereinigten und gemischten Kohlenwasserstoffen hergestellt. Beispiel: Paraffinöl (E 905)
E 1400–1442	Modifizierte Stärken	Das sind chemisch veränderte Stärken, die im Gegensatz zu physikalisch oder enzymatisch veränderten Stärken als modifiziert gekennzeichnet werden müssen. Sie werden als Verdickungsmittel eingesetzt. Beispiel: Stärkeacetat (E 1420)
verschiedene Nummern	unterschiedliche Zusatzstoffe	Es gibt verschiedene Zusatzstoffe, die unterschied- liche Aufgaben erfüllen und nicht in die benannten Stoffgruppen fallen. Es handelt sich hierbei z. B. um Geschmacksverstärker, Lösungsmittel oder Gase zum Aufschäumen von Lebensmitteln. Beispiel: Natriumglutamat (E 621), Kohlendioxid (E 290)

Lediglich die Nahrung von Säuglingen und Kleinkindern sollte keine Zusatzstoffe enthalten. Mitunter ist das Enzymsystem der Babys noch nicht so gut entwickelt, so dass bestimmte Stoffe nicht abgebaut werden können.

Natürlich ist es immer empfehlenswert, frisch zubereitetes Essen zu genießen. Doch da bestimmte Produkte aus saisonalen Gründen nicht immer verfügbar sind, ist die Konservierung eine notwendige Maßnahme.

Nicht zuletzt stellt der Verbraucher Anforderungen an Produkte, die nur mit Hilfe von Farb- und Aromastoffen oder Emulgatoren verwirklicht werden können. Sicher profitiert auch die Industrie vom Einsatz bestimmter Stoffe, aber damit hier alles in gesunden Bahnen verläuft, gibt es strenge Reglementierungen.

8.2 Salz erhöht den Blutdruck

Zu hoher Blutdruck, auch Hypertonie genannt, ist ein Risikofaktor für die Entstehung verschiedener Erkrankungen wie Arteriosklerose, Schlaganfall, Herzinfarkt und Herzinsuffizienz. Von einer Hypertonie wird bei einen systolischen Blutdruck > 139 mmHg und bei einem diastolischen Blutdruck > 89 mmHg gesprochen. Neben genetischer Veranlagung, Übergewicht und exzessivem Alkoholkonsum wird auch eine erhöhte Kochsalzzufuhr durch die Nahrung als Ursache für Hypertonie gesehen. Zu dieser Annahme kam es, weil man in Deutschland von einem Kochsalzkonsum von 12 bis 15 Gramm pro Tag ausging. Eine zweite These besagte, dass die Rückresorption des im Kochsalz enthaltenen Natriums bei vielen Patienten gestört sei. Durch bestimmte Hormone würde so die Natriumaufnahme in die Zellen erhöht. Eine weitere Ursache für Bluthochdruck wurde in einer zu niedrigen Aufnahme von Kalium, Kalzium, Magnesium und Ballaststoffen sowie ungesättigten Fettsäuren gesehen. Doch für diese Annahmen fehlten die entsprechenden Ergebnisse aus wissenschaftlichen Studien.

Erst in den Jahren 1988 bis 2000 wurden große Untersuchungen zum Natriumhaushalt angelegt. Dabei wurde festgestellt, dass nur die Hälfte der prognostizierten Menge an Kochsalz verwendet wurde: Insgesamt konnte eine Abnahme des Salzkonsums in der Bevölkerung beobachtet werden. Bei Frauen lag der tägliche Verzehr bei sechs Gramm und bei Männern bei 8,2 Gramm. Da Patienten mit Bluthochdruck empfohlen wird, nicht mehr als 6 Gramm Kochsalz pro Tag zu sich zu nehmen, sind diese beiden Durchschnittswerte gar nicht so schlecht wie vermutet. Männer verzehren ca. 29 Prozent mehr Kochsalz als Frauen, allerdings essen sie ja auch insgesamt mehr, und besonders mehr Wurst und Fleisch.

Je nach Alter, Geschlecht, Gewicht oder Jahreszeit essen wir anders. Wieso sollte sich dabei nicht auch die Aufnahme von Kochsalz verändern? Tatsächlich konnten in den genannten Untersuchungen regionale Unterschiede in der Kochsalzaufnahme festgestellt werden. Im

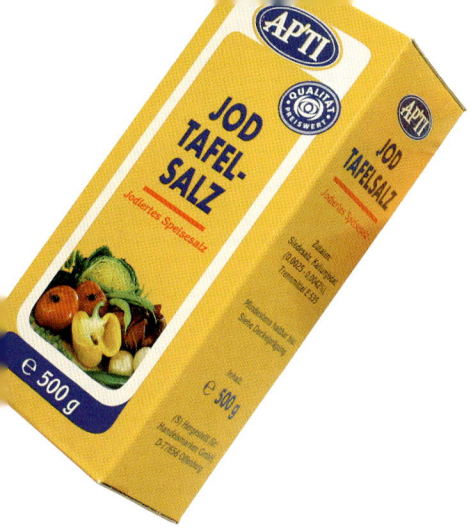

schränken. In Studien zeigte sich sogar eine Blutdruckerhöhung bei Kochsalzrestriktion. Aber für alle Menschen gilt: Essen Sie gesund und ausgewogen. Das gilt natürlich auch für Kochsalz.

8.3 Süßigkeiten mit Vitaminzusätzen sind gesünder

Der Wunschtraum eines jeden Kindes und die einfachste Ausrede genervter Eltern: Vitamin C in Lutschbonbons und Gummibärchen oder B-Vitamine und Kalzium in Kaubonbons machen aus Zuckerbomben gesunde Snacks – stimmt aber leider nicht. Auch mit Vitaminen angereicherte Naschwerke enthalten in erster Linie Zucker. Bei einigen Produkten wird angegeben, dass etwa sechs Bonbons den Bedarf der aufgeführten Vitamine decken. Gleichzeitig werden jedoch 30 Gramm Zucker, das entspricht sechs Teelöffeln, gelutscht. Daher sollte man auch bei vitaminierten Bonbons nur in Maßen zugreifen, sonst ist nicht nur der nächste Zahnarzttermin vorprogrammiert.

8.4 Zitrusfrüchte enthalten das meiste Vitamin C

Zitronen sind die besten Vitamin-C-Lieferanten, heißt es immer wieder in Fernsehen, in Zeitschriften und im Hörfunk. Selbst so mancher Apotheker greift aus Mangel besseren Wissens zu diesem überholten Ratschlag. Sicherlich gehören Zitronen und andere Zitrusfrüchte zu den eher Vitamin-C-reichen Lebensmitteln, so enthalten Zitronen immerhin durchschnittlich 50 Milligramm pro 100 Gramm und Orangen 38 Milligramm pro 100 Gramm. Dennoch können sie mit Ki-

Sommer fiel die Ernährung tendenziell salziger aus als im Winter. Das lag vermutlich daran, dass wir durch das Schwitzen auch mehr Natrium verlieren. Die altersbedingten Unterschiede in der Natriumaufnahme waren eher bedeutungslos, aber schwerere Menschen aßen salziger als leichtere. Die Absorptionsrate von Natrium liegt bei Vegetariern unter der von so genannten Mischköstlern, also den alles essenden Menschen.

Die Aussage „Salz führt zu Bluthochdruck" ist falsch, denn eine Hypertonie entsteht nicht nur durch verstärkten Salzkonsum, sondern hat verschiedene Ursachen. Hypertoniker sollten die gesamte Ernährung umstellen und weniger Kalorien und Fett zu sich nehmen. Der Alkoholkonsum sollte verringert und der von ungesättigten Fettsäuren erhöht werden. Auch ein zu hoher Salzverzehr ist Ursache für Bluthochdruck, jedoch wird ja in Deutschland gar nicht so viel Salz konsumiert, wie bisher vermutet und behauptet. Bluthochdruck ist sicher nicht allein auf die Salzzufuhr zurückzuführen. Für Hypertoniker ist es nicht in jedem Falle sinnvoll, die Kochsalzzufuhr einzu-

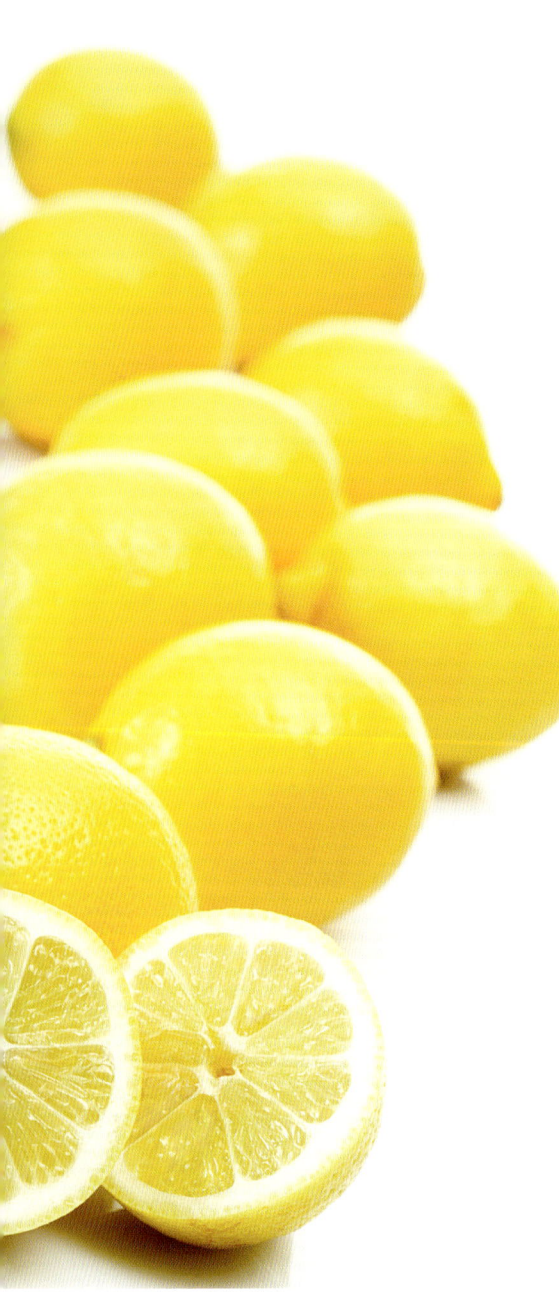

wis (100 Milligramm pro 100 Gramm) oder rohen Paprika (85 Milligramm pro 100 Gramm) nicht mithalten. Auch zahlreiche Gewürze wie Petersilie oder Schnittlauch, Zwiebeln und Melisse enthalten reichlich immunstärkendes Vitamin C. Selbst die Kartoffel weist noch einen Gehalt von etwa 30 Milligramm Vitamin C pro 100 Gramm Frischmasse auf. Daher rührt wohl auch der bis heute weit verbreitete und tief eingesessene Irrglaube, eine „Heiße Zitrone" helfe gegen Erkältungskrankheiten und beuge Schnupfen und Heiserkeit vor. Dabei wurde nicht erst gestern festgestellt, dass Vitamin C bei Temperaturen über 70 °C irreversibel zerstört wird.

Dennoch halten sich derartige Produkte hartnäckig im Warenregal. Wider besseres Wissen vermarkten Industrie und Wirtschaft die quietschegelben Südfrüchte als „Wunderheiler" und versprechen eine länger anhaltende Gesundheit durch ein verbessertes Abwehrsystem. Grüne Paprika wären verglichen dazu die absoluten Kraftwerke, wenn man überlegt, dass nahezu das Doppelte an Vitamin C in einer kalten Paprika gegenüber einer Heißen Zitrone steckt.

8.5 Traubenzucker wird aus Trauben gewonnen

Zwar ist der Traubenzucker (Glukose) nach der Weintraube benannt, aber er wird schon lange nicht mehr aus diesen oder anderen süßen Früchten gewonnen. Stattdessen sind Mais, Kartoffeln oder Weizen die Glukoselieferanten. Auch wenn diese Nahrungsmittel nicht süß schmecken, enthalten sie doch einfache Glukose, denn Stärke ist aus langen Ketten aufgebaut, in denen die Traubenzuckermoleküle wie Perlen auf einer Schnur aneinandergereiht sind. Wenn wir nun Brot oder Kartoffeln essen, spalten unsere Verdauungsenzyme diese Stärke auf, bis der gesamte Traubenzucker in freigesetzter Form in unserem Körper verfügbar ist. In dieser Form kann der Körper den „Zucker" am besten verwerten.

Der Gedanke, Traubenzucker aus Stärke herzustellen, faszinierte die Industrie seit jeher. Die Umwandlung von pflanzlicher Stärke in verschiedene Zucker ist ein wichtiger Zweig der Stärkeindustrie und eines der wirtschaftlich bedeutendsten Anwendungsfelder der Gentechnik. Unzählige Lebensmittel enthalten Zutaten, die aus der Stärkeverzuckerung hervorgegangen sind. Die zentrale Rolle in diesem Prozess spielen Enzyme – und sie werden überwiegend mit gentechnisch veränderten Mikroorganismen hergestellt.

Ebenso wie der Traubenzucker nicht aus Trauben gewonnen wird, ist auch der Fruchtzucker (Fruktose) nicht das Produkt aus Früchten. Fruktose stammt heute überwiegend aus Rohstoffen, die selbst keinen Fruchtzucker enthalten. Man gewinnt ihn, ebenso wie Traubenzucker, aus Mais, Weizen oder Kartoffeln. Das Verfahren beginnt mit der Abtrennung der Stärke, gefolgt vom enzymatischen Abbau zum Traubenzucker. In einem zusätzlichen Schritt wird nun der Traubenzucker mit dem bakteriellen Enzym Glukoseisomerase in Fruchtzucker umgewandelt.

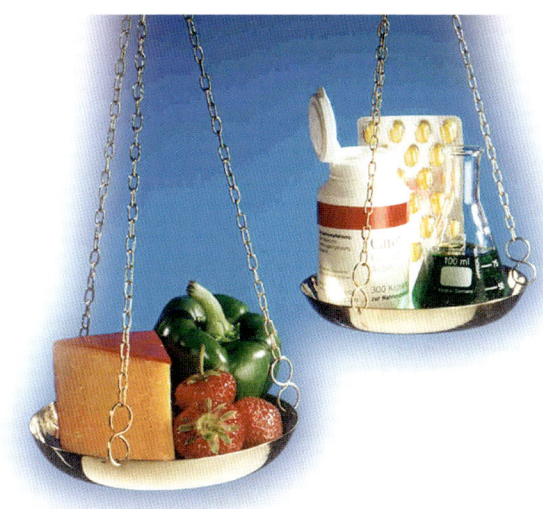

8.6 Zu viele Nahrungsergänzungsmittel sind gefährlich

Es gibt sinnvolle Nahrungsergänzungsmittel und Produkte, aber auch solche, die aus unbekannten Inhaltsstoffen oder Gemischen bestehen. Vor allem Pflanzenextrakte, Naturprodukte und Heilkräuter sind häufig problematisch. Sie stammen zwar aus der Natur, bestehen aber aus Substanzen, die oft gar nicht bekannt sind und deren Wirkung auf den Körper nicht in toxikologischen Studien untersucht wurde. Die tägliche Zufuhr solcher körperfremder Substanzen in größerer Menge über einen längeren Zeitraum kann zu unerwünschten Nebenwirkungen vor allem in der Leber führen. Unsere Leber gleicht einer Chemiefabrik, die die Aufgabe hat, unseren Körper vor giftigen Substanzen zu schützen, indem sie diese Stoffe abbaut und in ungiftige Produkte umwandelt. Die Zufuhr großer Mengen giftiger Substanzen

1. Lassen Sie sich vor dem Kauf von Supplementen von Experten beraten.

2. Übertriebene Angaben zur Gewichtsreduktion sind unseriös. Realistisch und gesund sind 0,5 bis 1 kg Gewichtsabnahme pro Woche.

3. Enthält das Produkt einen angeblich geheimen Inhaltsstoff oder basiert es auf einer mysteriösen Formel, lassen Sie besser die Finger davon.

4. Handelt es sich bei dem Angebot um eine sensationelle Neuentdeckung, die mit bisher bekannten Produkten nicht vergleichbar sein soll, nehmen Sie besser Abstand vom Kauf.

5. Seriöse Anbieter können wissenschaftliche Studien bzw. Anwendungsbeobachtungen vorlegen.

6. Anzeigen mit Sportlern, die mit Zitaten wie z. B. „Mit Produkt X habe ich die Bestform meines Lebens erreicht" abgebildet sind, sollten als unseriös betrachtet werden. Gleiches gilt für die bekannten Darstellungen von „vorher" und „nachher".

7. Vorsicht vor Anbietern, die mit Bildern und Namen von Wissenschaftlern, Ärzten etc. werben.

8. Ist das Produkt im Vergleich zu anderen Angeboten sehr teuer oder sehr preiswert, ist ebenfalls Skepsis geboten.

9. Kaufen Sie nicht über Strukturvertrieb von unausgebildeten und unqualifizierten Personen, deren einziges Ziel es ist, mit inhaltlich billigen, im Vertrieb aber äußerst teuren Produkten reich zu werden.

wie z. B. Alkohol oder Medikamente führt daher langfristig zu Leberschäden, weil deren Entgiftung die Leber überfordert.

Anders sieht dies bei Nährstoffen aus, die natürlich in unserem Körper vorkommen und dort bekannte und nachgewiesene biochemische Funktionen erfüllen. Vitamine, Mineralstoffe etc. sind Nahrungsinhaltsstoffe, die in den zulässigen Grenzwerten keinerlei Nebenwirkungen haben und daher nicht gefährlich sind.

Nahrungsergänzungsmittel sind in Europa und auch in den USA in der Dosierung so gering, dass keine gesundheitliche Gefahr für den Verbraucher besteht.

Verbraucherorganisationen warnen dennoch immer wieder vor einem zu hohen Konsum an Vitaminen und konzentrierten Nährstoffen, da Nebenwirkungen zu befürchten seien. Hier muss man unterscheiden: Bei Vitaminen sind lediglich für die fettlöslichen Vitamine A, D, und K Risiken bekannt geworden. Die zulässige Dosierung dieser Vitamine wurde daraufhin reduziert; viele Firmen setzen diese Vitamine kaum noch ein. Wasserlösliche Nährstoffe, wie die Vitamine C, B, Folsäure, Panthothensäure und Biotin sind dagegen selbst in sehr hohen Dosierungen ungefährlich, da unser Körper überschüssige Mengen dieser Stoffe über den Urin ausscheiden kann. Auch bei viel höheren Dosierungen dieser wasserlöslichen Vitamine sind keinerlei Risiken beobachtet worden. In den USA werden für Nahrungsergänzungsmittel meist höhere Tagesdosierungen als bei uns empfohlen, und dies schon seit 20 Jahren. Auch bei uns gibt es solche hohe Dosierungen von Vitaminen, die frei verkäuflich und somit für jedermann zugänglich sind. Vitaminpräparate wie Bevit® liefern mit 100 Milligramm Vitamin B1 (6666 Prozent des Tagesbedarfes) und 100 Milligramm B6

Inwiefern entsprechen Supplemente den Empfehlungen (Vergleich Europa – USA)?

	Centrum (EU)		Twice Daily (USA)	
	Dosis pro Tag	RDA*	Dosis pro Tag	RDA
Vitamin A	800 µg	100 %	3000 IU	60 %
Vitamin B1	1,4 mg	100 %	50 mg	3333 %
Vitamin B2	1,6 mg	100 %	50 mg	1765 %
Vitamin B3	18 mg	100 %	30 mg	150 %
Vitamin B6	2,0 mg	100 %	50 mg	2500 %
Vitamin B12	1,0 µg	100 %	100 µg	1667 %
Vitamin C	60 mg	100 %	500 mg	500 %
Vitamin D	5,0 µg	100 %		
Vitamin E	10 mg	100 %		
Vitamin K1	30 µg	keine Empfehlung		
Alpha-Liponsäure			20 mg	keine Empfehlung
Biotin	150 µg	100 %	300 µg	100 %
Bor			6 mg	keine Empfehlung
Chlorid	36,3 mg	keine Empfehlung		
Chrom	25 µg	keine Empfehlung	400 µg	333 %
Eisen	4,0 mg	28,6 %		
Folsäure	200 µg	100 %	800 µg	200 %
Jod	100 µg	66 %	75 µg	50 %
Kalium	40 mg	keine Empfehlung		
Kalzium	162 mg	20 %		
Kupfer	1,0 mg	keine Empfehlung	1 mg	100 %
Magnesium	100 mg	33 %		
Mangan	1,0 mg	keine Empfehlung	3 mg	150 %
Molybdän	25 µg	keine Empfehlung		
Pantothensäure	6,0 mg	100 %	50 mg	500 %
Phosphor	125 mg	16 %		
Selen	25 µg	keine Empfehlung	200 µg	285 %
Silicium	2 µg	keine Empfehlung		
Zink	5,0 mg	33 %	15 mg	100 %

*RDA = Recommended Dietary Allowence (US-amerikanische Ernährungsempfehlungen)

(3530 Prozent des Tagesbedarfes) das Tausendfache des täglichen Bedarfes; sie werden bis zu einer Dosierung von 300 Milligramm täglich empfohlen und zur Behandlung von Vitamin-B-Mangelerscheinungen eingesetzt. Bei Bevit® handelt es sich um ein Medikament, und nicht um ein Nahrungsergänzungsmittel.

Ein anderes Beispiel ist die Folsäure. Die Folsäure-Versorgung ist in weiten Teilen Europas unzureichend. Frauen mit Kinderwunsch wird die Einnahme eines Folsäure-Präparates bereits vor der Schwangerschaft empfohlen. Die empfohlene Tagesmenge liegt bei 400 bis 600 µg Folsäure pro Tag. Auch für Männer ist Folsäure zur Reduktion eines erhöhten Homocysteinspiegels und somit zur Reduktion des Infarktrisikos sinnvoll. Während als Nahrungsergänzung lediglich 0,4 Milligramm Folsäure zulässig sind, gibt es Folsäure-Arzneimittel für schwangere Frauen (auch während der Stillzeit empfohlen), die fünf Milligramm Folsäure pro Tablette enthalten. Die Folsäure ist ein sehr sicherer Stoff, und es gibt Studien, in denen 20 Milligramm Folsäure zur Therapie von Depressionen gegeben wurden.

Hohe Dosierungen sind also auch in Deutschland frei zugänglich, allerdings nur als Arzneimittel. Die Risiken solch hoher Dosierungen sind bekannt und meist gering. Trotzdem sollten Verbraucher sich stets an einen Experten wenden, der das richtige Präparat in der richtigen Dosierung auswählt. Wichtig bei diesen hoch dosierten Nährstofftherapien ist auch die richtige Diagnose und eine Verlaufskontrolle durch einen Arzt bzw. Ernährungsexperten.

Die Vitamindosierungen in den frei zugänglichen Nahrungsergänzungsmitteln sind dagegen aus toxikologischer Sicht niedrig und sicher. Auch bei langfristigem Konsum und bei Überdosierung der Produkte bergen sie keine Gesundheitsrisiken. In der Tabelle auf Seite 95 werden die Dosierungen des Markenprodukts Centrum mit einem typisch amerikanischen Multivitaminprodukt verglichen. In dem amerikanischen Produkt sind die sicheren wasserlöslichen Nährstoffe weit höher dosiert, während die fettlöslichen Vitamine fehlen oder geringer dosiert werden.

Natürliches Vitamin E ist z. B. gut, da es stärker antioxidativ wirksam ist als chemisch synthetisch hergestelltes Vitamin E. Qualitätssiegel können dem Verbraucher einen Anhaltspunkt dazu geben, zwischen guten, sicheren Produkten und unsicheren Produkten zu unterscheiden.

Die auf dem deutschen Markt erhältlichen Produkte sind also sicher, solange sie aus verlässlichen Bezugsquellen stammen. Gewarnt sei aber vor Produkten, die sehr preiswert angeboten werden, aus dem Ausland stammen, über das Internet oder über Strukturvertrieb erhältlich sind bzw. die eine völlig unseriöse oder unbekannte Herstelleradresse haben.

8.7 Sportlernahrung ist überflüssig

Die Leistung, die Spitzensportler heute vollbringen müssen, um erfolgreich zu sein, ist enorm und stellt eine Belastung für die Gesundheit des Sportlers dar. Viele Experten diskutieren daher, ob Sportler sich anders ernähren müssen als „normale" Menschen. Hat ein Sportler einen erhöhten Bedarf an Energie, Makro- und Mikronährstoffen? Und kann die Leistung durch die Verwendung von Zusatzstoffpräparaten gesteigert werden?

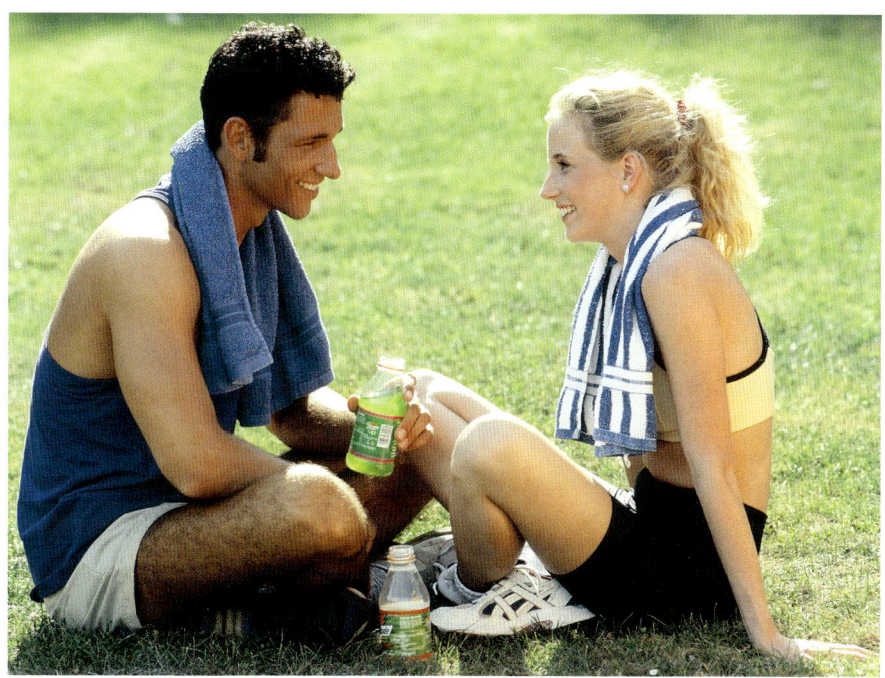

Der Sinn und Zweck von Sportlernahrung ist nicht allein, die Leistung von Spitzensportlern direkt zu steigern. Wer also erwartet, dass er ein Sportlernahrungsprodukt verzehrt und dann direkt im Anschluss mehr Leistung bringen kann, wird enttäuscht. Diese direkte Beeinflussung der sportlichen Leistung ist den Dopingsubstanzen vorbehalten und hat mit Ernährung nichts zu tun.

Der Sinn der heutigen Sportlernahrung liegt vielmehr darin,

- die besonderen Ernährungsbedürfnisse des Sportlers bedarfsgerecht zu decken,
- die Leistung des Sportlers auch langfristig zu erhalten,
- die Schädigung des Körpers durch hohe körperliche Belastung zu reduzieren,

- die Regeneration des Sportlers zu beschleunigen,
- aufgrund einer verbesserten Regeneration die Leistung bei der Wiederholung zu steigern,
- das Immunsystem zu stärken und
- die Muskulatur zu erhalten (antikatabol) sowie den Muskelaufbau bzw. -erhalt zu unterstützen.

Energie- und Flüssigkeitszufuhr spielen bei Sportlern eine wichtige Rolle. Natürlich können Sportler sich auch mit Butterbroten, Bananen und Apfelsaftschorle ernähren, um ihren Nährstoffbedarf zu decken. Oft aber sind diese normalen Lebensmittelprodukte unhandlich und können vor allem während eines längeren Wettbewerbs nicht eingesetzt werden, da die Verdauung während der Belastung eingeschränkt ist. Sportgetränke und Sportriegel sind gute Alternativen und oft besser verträglich, da ihre Nähr-, Wirkstoff- und Energiedichte höher und rascher verfügbar ist.

Nach einer anstrengenden Freizeitaktivität ist ein Eiweißriegel auch für einen Freizeitsportler besser als ein kalorienreicher Schokoriegel. Hierbei geht es nicht um eine mögliche Leistungssteigerung beim Freizeitsportler, sondern vielmehr um die Änderung von Ernährungsgewohnheiten und gesündere Alternativen.

Sportlernahrung ist also – auch für Freizeitsportler – durchaus eine Alternative zur normalen Ernährung und kann darüber hinaus einen besonderen Nutzen für den Sportler haben. Jeder sollte sich aber vor der Verwendung solcher Produkte ausführlich über deren Zusammensetzung und Sinn informieren.

8.8 Vegetarier leiden unter chronischem Eisenmangel

Eisenmangel gehört zu den häufigsten Mineralstoff-Mangelerscheinungen der westlichen Welt. Etwa 30 Prozent, zwei Milliarden Menschen sind davon betroffen. Eisenmangel tritt bei Fehlernährung auf oder bei speziellen Erkrankungen und entsteht immer dann, wenn es im Organismus zu einem Missverhältnis zwischen Eisenbedarf und -angebot kommt. Damit die Eisenbilanz nicht negativ wird, müssen Frauen täglich 15 Milligramm und Männer täglich zehn Milligramm mit der Nahrung aufnehmen. Richtig ist, dass tierische Produkte, vor allem rotes Fleisch, die effektivsten Eisenlieferanten sind. Ebenso stimmt es,

dass die Versorgung rein über pflanzliche Lebensmittel gut ausgewählt sein muss, um die geringere Aufnahme des Spurenelements aus Pflanzenprodukten im Darm auszugleichen. Lediglich drei bis acht Prozent des pflanzlichen Eisens werden vom Körper aufgenommen, im Vergleich zu 20 Prozent aus tierischen Lebensmitteln. Falsch ist aber, dass Eisenmangelerscheinungen ausschließlich und mit großer Wahrscheinlichkeit Pflanzenköstler betreffen. Zuverlässige und eindeutige Zahlen existieren hierzu keine. Untersuchungen zeigten aber, dass bei fast der Hälfte aller Frauen ein latenter Eisenmangel besteht. Vor allem Frauen im gebärfähigen Alter und Schwangere zählen zur Risikogruppe für Eisenmangelversorgung. Die schlechte physiologische Aufnahmerate von Eisen durch vegetarische Nahrung ist jedoch kein unabänderliches Schicksal für einen Pflanzenköstler und kann durch eine bewusste Lebensmittelauswahl und Kombination durchaus ausgeglichen werden. Tatsache ist, dass Vegetarier im Vergleich zu Fleischessern ihre Nahrungsmittel sorgfältiger aussuchen, welches sie tendenziell den Fleischverzehrern voraushaben. Menschen, die sich für die vegetarische Lebensform entschieden haben, wissen überwiegend sehr genau darüber Bescheid, was der Körper benötigt und wie die Bereitstellung zu gewährleisten ist. Dementsprechend ist meist das nötige Know-how vorhanden, die förderlichen und hemmenden Einflüsse verschiedener Nahrungsmittel auf die Eisenresorption entsprechend zu nutzen oder zu minimieren.

Pflanzliche Eisenlieferanten sind Kohl- und Bohnengemüse, Nüsse, Samen, Vollkorngetreide, Rote Beete, Linsen, Erbsen, Weizenkeime, getrocknete Früchte, Mangold und Topinambur. Ein Trick, die Aufnahmerate um ein Siebenfaches zu erhöhen, ist die zeitgleiche Vitamin-C-Zufuhr, die durch Zitrus- und Beerenfrüchte, Paprika oder Petersilie gesichert wird. Ebenfalls förderlich wirken sich organische Säuren wie Zitronensäure, Fruktose und Eiweiße aus. Hemmend auf die Eisenresorption hingegen wirken sich Kaffee und schwarzer Tee aus, die die Aufnahmemenge halbieren, ebenso wie Ballaststoffe, Kalzium, die Oxalsäure in Spinat oder Rhabarber und Phytin aus Hafer und Weizenbrot. Wer auf diese Aspekte bewusst achtet, kann auch mit vegetarischer Ernährung seinen Eisenstatus sicherstellen. Es empfiehlt sich jedoch vor allem bei Frauen, die sich streng vegetarisch ernähren, regelmäßig die Eisenwerte kontrollieren zu lassen. Bei mangelnder Eisenaufnahme, und insbesondere in Situationen, die einen erhöhten Eisenverlust mit sich bringen, wie hoher Blutverlust, ist eine zusätzliche Einnahme mit Eisenpräparaten empfehlenswert.

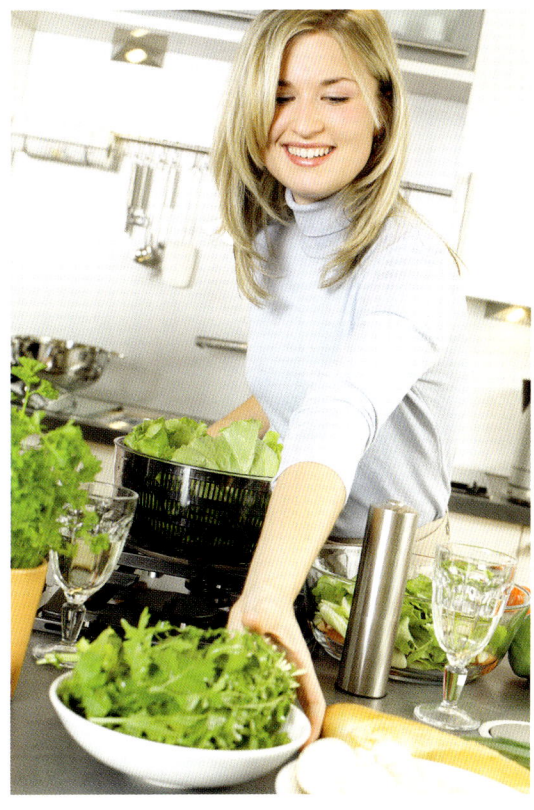

8.9 Natürliche Aromen kommen aus der Frucht

Eigentliche Funktion von Aromastoffen war es, bei der Herstellung entstandene Geschmackseinbußen wieder auszugleichen, indem man das Lebensmittel mit natürlich enthaltenen Lebensmittelauszügen wieder auf Normalniveau anreicherte. Heute entstehen in den industriellen Labors die vielseitigsten Aromakombinationen und Kreationen, wobei zwischen künstlichen Aromastoffen, naturidentischen Aromastoffen und natürlichen Aromastoffen unterschieden wird.

Künstliche Aromastoffe kommen in der Natur nicht vor, sie werden synthetisch produziert, beispielsweise Cumarin, das das typische Waldmeisteraroma verleiht. Im Gegensatz zu allen anderen Aromastoffen gelten sie als Zusatzstoffe. Naturidentische Aromastoffe werden zwar künstlich hergestellt, sie sind aber chemisch mit den natürlichen Aromastoffen identisch, wie zum Beispiel Vanillin. Auch die Hoffnung, wenigstens die natürlichen Aromastoffe entstammten tatsächlich dem Nahrungsrohstoff, dessen Geschmack sie propagieren, also zum Beispiel dem Pfirsich beim Pfirsich-

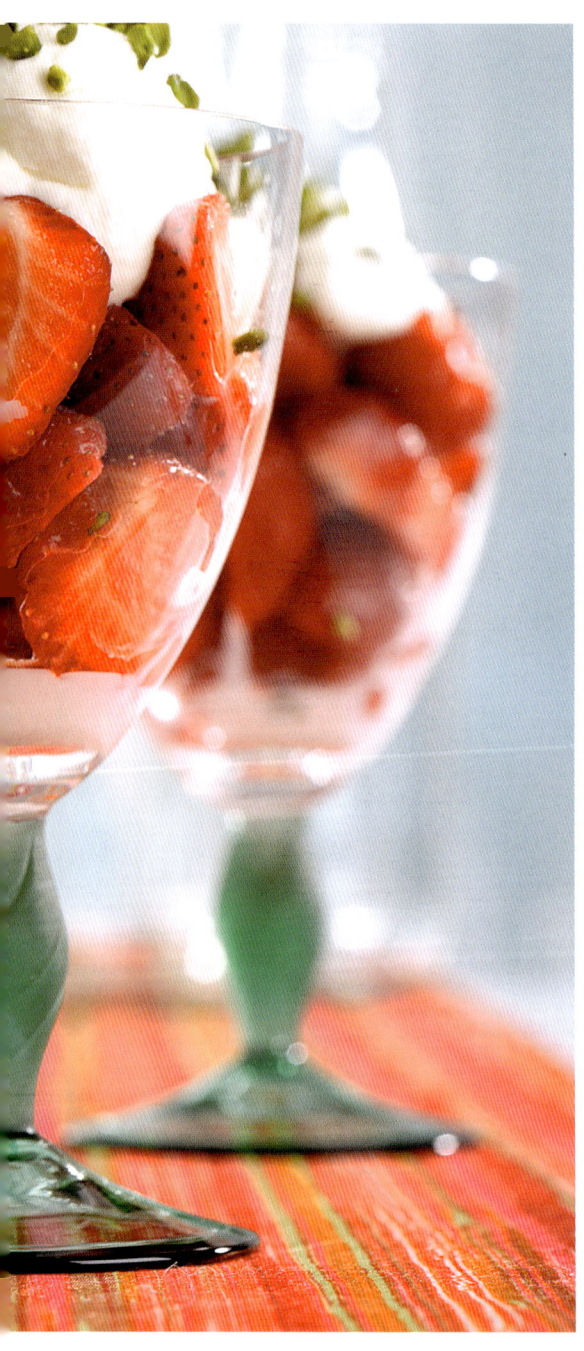

joghurt, muss enttäuscht werden. Das wäre angesichts der benötigten Rohstoffmenge einfach unmöglich! Die gesamte Erdbeerernte des Planeten könnte nicht ausreichen, um allein die konsumierte Menge nach Erdbeeren schmeckender Milchprodukte sicher zu stellen.

Werfen wir einen Blick auf die Packungsangabe, um uns vorstellen zu können, wie viel echte Frucht im Joghurt steckt: Ist auf der Packung „Mit Früchten" oder „Fruchtjoghurt" angegeben, sind dort sechs Prozent Frucht enthalten; lautet die Angabe „Fruchtzubereitung", stecken dreieinhalb Prozent Frucht darin, und hinter „Mit Fruchtgeschmack" verbirgt sich ein Anteil von unter dreieinhalb Prozent. Umgerechnet heißt das, neun Gramm Frucht sind schon das maximal höchste der Gefühle – drei Gramm sind der Durchschnittsgehalt, der in einem Becher Fruchtjoghurt stecken kann.

Neun Gramm Erdbeeren könnten nun kaum für die gewünschte Geschmacksintensität sorgen. Was ist also im Joghurt drin, wenn man vom „natürlichen" Aroma spricht? „Natürlich" bedeutet, der Rohstoff muss in der Natur vorkommen, es muss sich um irgendeine biologische Substanz handeln, pflanzlichen oder tierischen Ursprungs. Zu ihrer Herstellung können auch physikalische, enzymatische oder mikrobiologische Prozesse angewendet werden. Diese Rohstoffe können zum Beispiel Bakterien, aber auch Baumrinde sein. Natürliches Erdbeeraroma wird zum Beispiel größtenteils aus Sägespänen hergestellt. Whisky kann im Schnellverfahren das Aroma alter Fässer erlangen, wozu sonst jahrzehntelange Lagerungsprozesse nötig gewesen waren. Was die moderne Industrie doch nicht alles zu vollbringen mag!

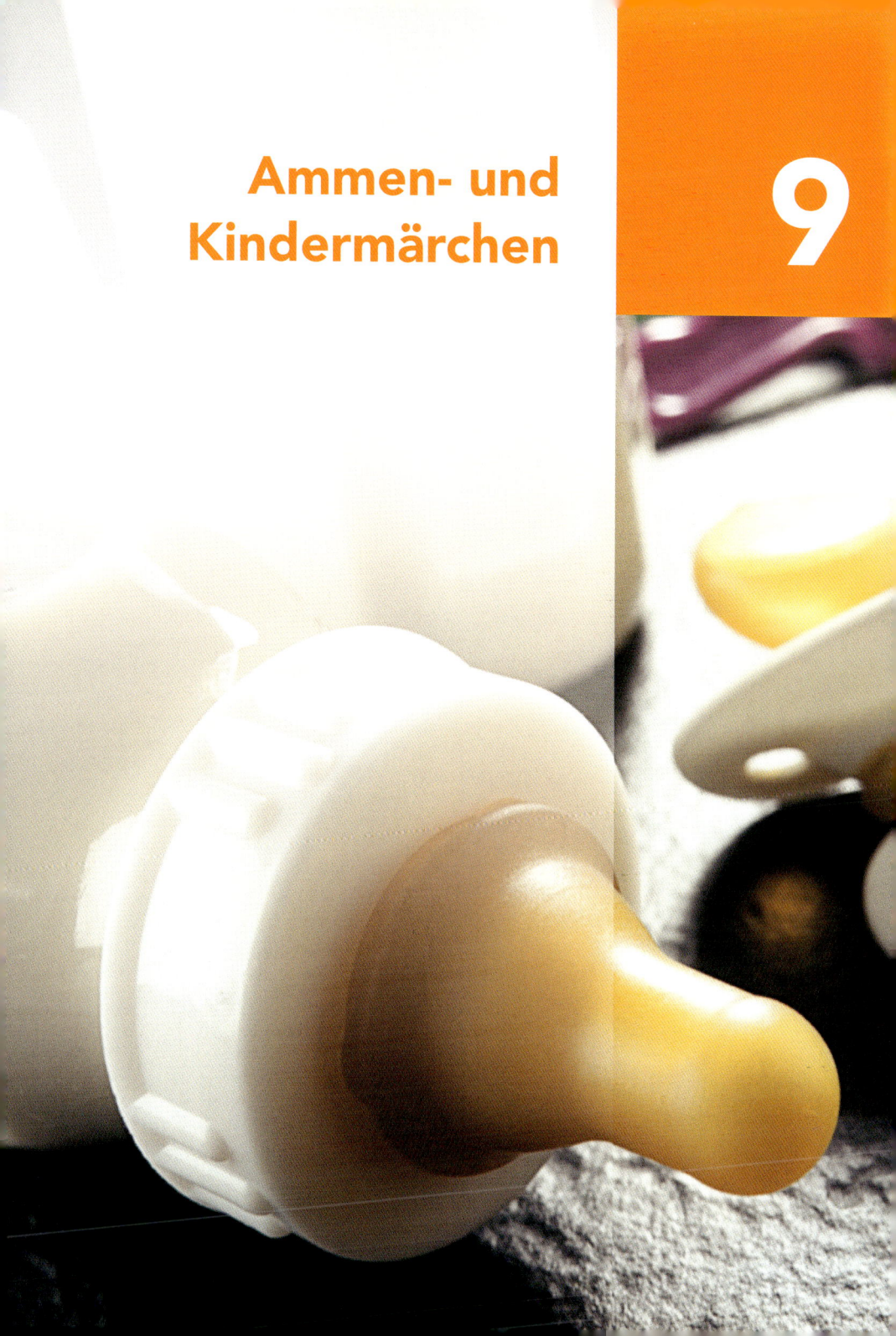

Ammen- und Kindermärchen

9

9.1 Kinder kosten Knochen

Schwangerschaft und Stillzeit beeinträchtigen die Knochendichte nicht dauerhaft. Frauen müssen keine Bedenken haben, durch Schwangerschaft und Stillzeit ihre Knochensubstanz zu schwächen. Eine aktuelle Studie an 1354 weiblichen Zwillingen zeigt, dass Schwangerschaft und Stillzeit die Knochendichte nicht beeinträchtigen. Mehr noch: Das Skelett von Müttern wies mindestens sechs Monate nach der Schwangerschaft durchschnittlich sogar einen höheren Mineraliengehalt auf als das von Frauen, die keine Kinder geboren hatten. Auch das Stillen wirkte sich nicht dauerhaft negativ aus. Frauen, die gestillt hatten, wiesen höhere Mineralienmengen im Skelett auf und eine höhere Dichte des Hüftknochens als Mütter, die ihre Kinder nicht gestillt hatten. Dass Kinder eine Ursache für Osteoporose sind, kann somit ins Reich der Ammenmärchen verwiesen werden.

Natürlich bedeuten Schwangerschaft und Stillzeit Probleme für den Kalziumhaushalt der Mutter und können zu einem Verlust an Knochenmasse führen. Die erwähnte Studie zeigt jedoch, dass sich das Skelettsystem von dieser Belastung wieder voll erholen kann. Die Messungen erfolgten mindestens sechs Monate nach Abschluss der Schwangerschaft bzw. Stillzeit. Damit der Körper nach der außerordentlichen Belastung entstandene Schäden wieder reparieren kann, benötigt er ausreichend Baustoffe. Es ist ernährungsmedizinisch sinnvoll, auch nach der Schwangerschaft und Stillzeit reichlich kalziumreiche Lebensmittel wie Milchprodukte, Nüsse und kalziumreiches Mineralwasser zu verzehren, aber auch Nahrungsergänzungsmittel einzunehmen. Neben Kalzium ist Vitamin D in einer knochengesunden Ernährung unentbehrlich. In Schwangerschaft und Stillzeit ist der Bedarf dieses fettlöslichen Vitamins von vier auf zehn Mikrogramm pro Tag erhöht. Vitamin D sorgt für eine effektive Aufnahme von Kalzium in den Körper und dessen Einbau in den Knochen. Leider sind in Deutschland viele Personen nicht ausreichend mit Vitamin D versorgt. Daher bietet sich die Einnahme eines Kombinationspräparats von Kalzium und Vitamin D an, um die Knochen zu stärken. Auch Menschen, die nur selten der Sonneneinstrahlung ausgesetzt sind, beispielsweise Senioren, Schwerstkranke, Verschleierte, sollten diese Mikronährstoffe einnehmen.

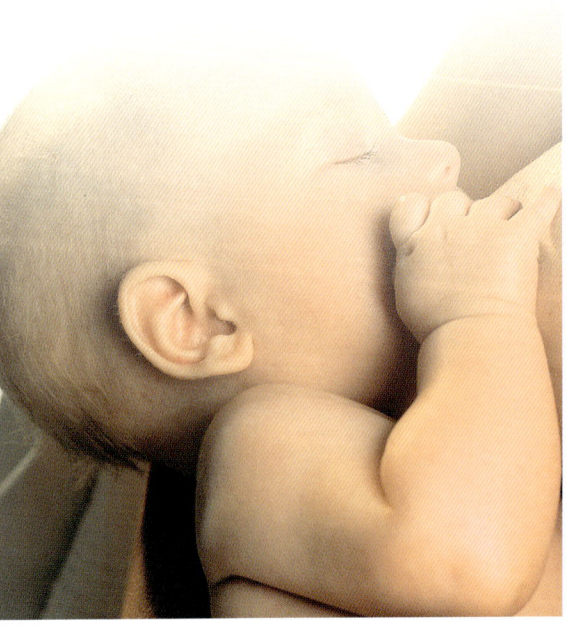

9.2 Kinder müssen viel Spinat essen

Dieses Märchen stammt noch aus Zeiten, als man glaubte, dass Spinat viel Eisen enthalte. Heute weiß man, dass 100 Gramm gekochter Spinat nur 2,2 Milligramm Eisen enthalten und der Körper es nur schlecht aufnehmen kann.

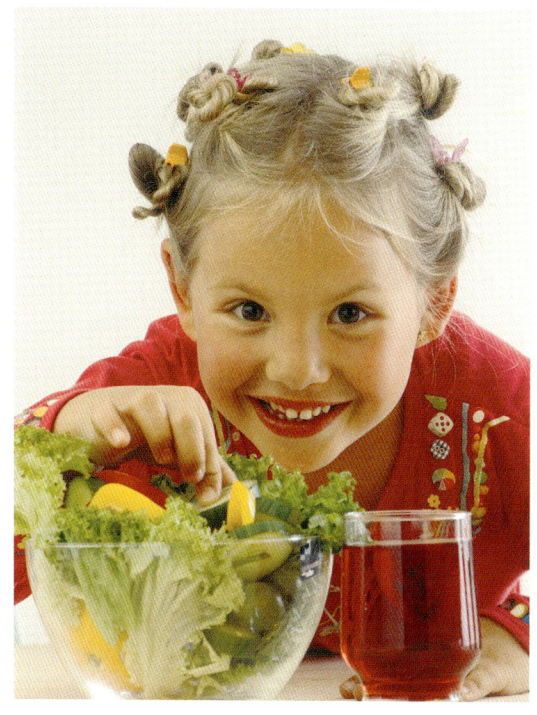

Spinat ist aber trotzdem gesund: Er ist eine wichtige Quelle für Magnesium, Kalium, verschiedene B-Vitamine und Vitamin C. Fügt man etwas Milch oder Sahne hinzu, so verbessert sich der Nährwert dieses Gemüses ungemein. Denn Spinat enthält relativ viel Oxalsäure, die im Körper in Verbindung mit Kalzium auskristallisieren kann. Oxalsäure ist nicht gesund und kann zur Bildung von Nierensteinen beitragen. Wird dem Essen von vornherein schon Kalzium, z. B. in Form von Milch, zugegeben, findet dieser Prozess noch vor der Nahrungsaufnahme statt, und die Salze werden mit dem Stuhl ausgeschieden.

Viele Erwachsene mögen keinen Spinat! Sicherlich auch deshalb, weil sie als Kinder gezwungen wurden, Spinat als besonders gesundes Gemüse zu essen. Aus eben diesem Grund sollte man die lieben Kleinen nicht dazu nötigen, Dinge zu essen, die sie nicht mögen. Wissenschaftler haben herausgefunden, dass sich Kinder, wenn sie die Wahl haben, ganz instinktiv für die Nahrungsmittel entscheiden, die sie für ihre physiologische Lebenssituation brauchen. Wachstum, Körpergewicht, Knochenbildung und Gesundheit stellen im Kindesalter eben ganz besondere Ansprüche an die Ernährung, und diese könnten Kinder im Normalfall ganz alleine erfüllen. Aber Erziehung und Lernverhalten führen mit-

unter dazu, dass ungesunde Lebensmittel präferiert werden. Wenn Sie sich selbst gesund ernähren und Ihren Kindern ein Vorbild sind, kommen diese oft gar nicht in Versuchung, sich dem ungesunden Schlemmen hinzugeben. Völliger Verzicht auf kleine Naschereien ist allerdings nicht sinnvoll, denn natürlich kommen Kinder durch ihre Freunde ganz automatisch an Bonbons und Schokolade. Beides ist in Maßen ja auch nicht verboten.

Eine ausgewogene Ernährung ist auch für Kinder wichtig. Abwechslungsreiche Kost fördert nicht nur die Gesundheit, sondern ermöglicht den Kindern auch, den Geschmack vieler verschiedener Lebensmittel kennen und schätzen zu lernen.

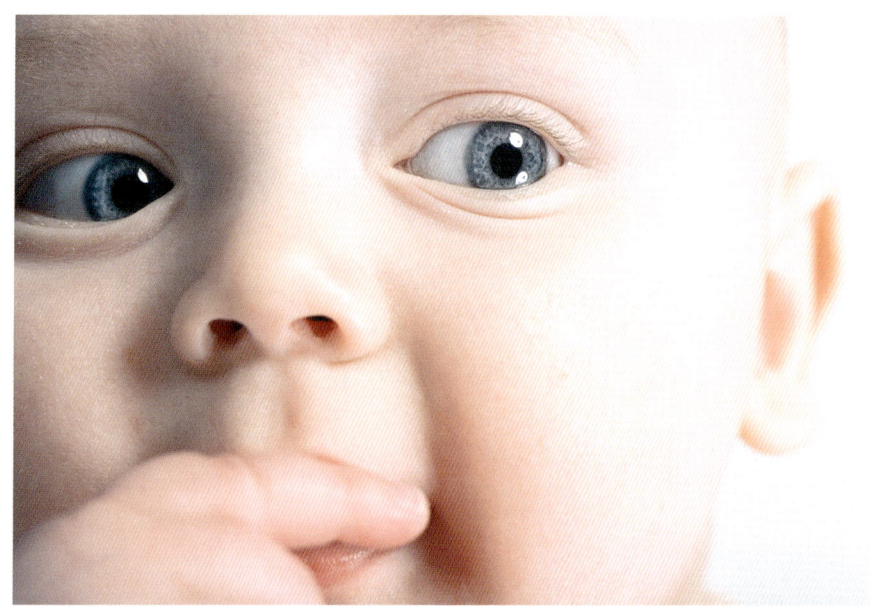

9.3 Babynahrung macht dick

Nicht allen Müttern ist es vergönnt, ihre Kinder zu stillen. Und ab einem bestimmten Zeitpunkt muss ohnehin mit adaptierter Milchnahrung zugefüttert werden, weil die Muttermilch nicht mehr ausreicht. Diese ist in ihrer Zusammensetzung der Muttermilch sehr ähnlich. Beide, Muttermilch und adaptierte Milchnahrung, haben einen eher geringen Sättigungsgrad. Das ist bei teiladaptierter Milch etwas anders. Ihr wird Stärke zugesetzt, die ein gewisses Sättigungsgefühl hervorruft. Diese Art von Babynahrung steht in der Kritik, dick zu machen. Das Baby weiß aber von selbst, wann es Hunger hat und wann nicht. Das heißt, es ist gar nicht wirklich in der Lage, zu viele Kalorien aufzunehmen, weil es instinktiv über seine Nahrung verfügt. An einer er-

höhten Gewichtszunahme könnten höchstens die Eltern Schuld sein, die es zu gut meinen und zu viel Pulver auflösen. Eine zu dickflüssige Nahrung kann dann zu Verstopfungen führen, was aber im eigentlichen Sinne auch nicht dick macht. Nur eine erhöhte Dosierung kann zu Übergewicht bei Kleinkindern führen. Hier sind nicht die Hersteller, sondern die Eltern anzuklagen, die sich nicht an die vorgegebenen Portionen halten.

9.4 Babynahrung muss Bio sein

Eltern werden ist nicht schwer, Eltern sein dagegen sehr. Und das beginnt schon mit der Auswahl des richtigen Babybreis. Nachdem sie ihr Baby mit der angeblich unbedenklichen Muttermilch gestillt haben, stehen viele Erziehungsberechtigte vor der Frage, welcher Brei der beste sei. Selber kochen oder Gläschen, Bio oder Billigprodukt? In regelmäßigen Rhythmen werden Babynahrungen im Auftrag von Lebensmittelüberwachungsämtern, aber auch von verbraucherorientierten Testmagazinen untersucht. Das Hauptaugenmerk der Lebensmittelkontrollbehörden liegt sicher auf der Kontrolle der Einhaltung der üblichen Richtwerte. Dabei werden Lebensmittel einer mikrobiologischen und einer chemischen Untersuchung unterzogen. Die Europäische Union hat für diese Parameter strenge Richtlinien vorgegeben, die jedes Mitgliedsland mindestens umsetzen muss. Die Deutschen sind dabei mitunter etwas gründlicher, als sie es eigentlich sein müssten. Ein Unternehmen, das die entsprechenden Richtwerte überschreitet, müsste bestimmt Konkurs anmelden, da solche Skandale dank der ausgezeichnet agierenden deutschen Medienwelt garantiert aufgeklärt würden. Und keine Frage, die meisten Mütter würden sofort auf Alternativen umsteigen. So gesehen ist es fragwürdig, ob die Unternehmen mutmaßlich einen solchen Skandal und die damit verbundenen Firmenpleiten provozieren würden, die meisten Lebensmittel dürften also vergleichsweise „sauber" sein.

Doch Zeitschriften wie Öko-Test finden immer mal wieder beängstigende Höchstwerte von Substanzen wie Semicarbazid (SEM) und 2-Ethylhexansäure (2-EHA). Diese Substanzen werden bei der Verpackung der Breis in Gläschen an den Dichtungen der Deckel eingesetzt und verhindern ein mögliches Eintreten von gefährlichen Mikroorganismen. Selbst wissenschaftliche Übersichtsarbeiten sehen den Nutzen dieser Substanzen

als erwiesen an, die Schädigung allerdings nicht. Trotzdem wurde ihr Einsatz vom Bundesministerium für Verbraucherschutz vorsorglich untersagt. Die Hersteller haben dieses Gesetz fristgerecht umgesetzt, jedoch waren noch einige Monate später alte, belastete Döschen im Handel. Das wurde natürlich vom Ministerium und der Test-Zeitschrift kritisiert. Auch wenn die Substanzen höchstwahrscheinlich harmlos sind, reagierten die Unternehmen beruhigend schnell.

Gibt es Unterschiede zwischen Bio- und Nicht-Bio-Produkten? Einige Anforderungen an Biolebensmittel bestehen laut Informationsdienst Verbraucherschutz Ernährung Landwirtschaft e. V. (AID) in dem Verzicht der Bauern auf:

■ chemische Mittel zur Vermeidung oder Bekämpfung von Unkräutern und tierischen Schädlingen in der Landwirtschaft (chemisch-synthetische Pflanzenschutzmittel),

■ leicht lösliche und daher schnell wirksame Düngemittel,

■ Tierarzneimittel als Futterzusatzstoffe, zum Beispiel Antibiotika, die das Wachstum fördern (2006 werden sie generell verboten),

■ gentechnisch veränderte bzw. hergestellte „Zutaten",

■ die Bestrahlung von Erzeugnissen (ist in Deutschland generell nur in wenigen Ausnahmen erlaubt),

■ die rund 300 Zusatzstoffe, die in der EU für Lebensmittel zugelassen sind; nur 34 dürfen für Bio-Produkte verwendet werden. Geschmacksverstärker, Farbstoffe und naturidentische oder künstliche Aromen sind verboten.

Das wirkt auf junge Mütter auf jeden Fall beruhigend. Doch auch Bio-Breis gibt es in Dosen, die abgedichtet werden müssen. Außerdem kann man davon ausgehen, dass stillende Mütter ihren Kindern schon Schadstoffe mit der Muttermilch verabreichen. Muttermilch würde nämlich in Deutschland als Lebensmittel höchstwahrscheinlich gar nicht zugelassen werden, denn als Endglied der Nahrungskette haben die meisten von uns schon extreme Schadstoffanreicherungen im Körperfett zu verzeichnen. Dieses wird während der Stillzeit mobilisiert und die Substanzen an das Kind weitergegeben. Damit gibt es im Schadstoffkreislauf ein neues Mitglied. Auch wenn augenscheinlich die Menge an fettlöslichen Schadstoffen im Vergleich zum Gewicht des Säuglings hoch scheint, so ändern sich die Körperproportionen im Wachstum ja dahingehend, dass der Erwachsene als eher „schadstoffarm" bezeichnet werden kann. So gesehen „verwächst" sich die Gefahr. Lediglich bei einer erneuten Mobilisierung des Fettgewebes kann es zu einer wiederholten wirksamen Freisetzung der Substanzen im Körper kommen. Doch die Mengen sind dann wiederum so gering, dass nicht mit ernsthaften gesundheitliche Schäden zu rechnen ist. So gesehen ist fraglich, ob das Argument der Schadstoffarmut für Bionahrung spricht.

Außerdem müssen auch bei Nicht-Bio-Produkten strenge Grenzwerte in Bezug auf Schadstoffe und Risikosubstanzen wie Nitrat eingehalten werden. Wobei bei Fleisch sicher eher zu Biokost geraten werden kann als bei Gemüse, weil hormonell wirksame Substanzen schon in geringeren Mengen Einfluss auf die kindliche Entwicklung nehmen können.

Der selbst gekochte Brei ist ganz bestimmt die unsicherste Nahrungsvariante für das Kind. Denn die dafür verwendeten Produkte, ob Bio oder nicht, werden gar nicht auf kindgerechte Parameter überprüft. Auch eine einseitige oder unvollständige Lebensmittelauswahl ist bei der Eigeninitiative am Herd eher zu befürchten als bei gekauften Gläschen. Auch wenn das Gemüse, Getreide und Fleisch beim Biobauern gekauft wurde, wird es im Haushalt nicht annäherungsweise so schnell verarbeitet, wie es die Industrie ermöglicht. Das hat zur Folge, dass Vitamine und Mineralstoffe verloren gehen und sich Mikroorganismen vermehren können. Am Ende ist die Belastung des kleinen Organismus mit Pilzgiften sicher beängstigender, als die von Substanzen, die Gläschen gegen die Umwelt abdichten. Selbstversorgende Mütter sollten versuchen, das Allergierisiko ihrer Kleinen durch den Einsatz von allzu exotischen Lebensmitteln und Gewürzen nicht unnötig zu erhöhen.

Den Nachwuchs mit frischen heimischen Produkten und ganz ohne Gläschen gesundheitsbewusst großzuziehen, gestaltet sich besonders im Winter vergleichsweise schwierig. Viele Mütter werden jetzt sagen, dass das ja auch früher schon ohne Dosen gehen musste, aber seinen Sie sich gewiss, dass die Sterblichkeit von Kleinkindern nie so niedrig war, wie sie es heute ist.

9.5 Gummibärchen übertragen Rinderwahnsinn

Sie lachen uns in den verschiedensten Farben an. Ihr Anblick lässt uns manchmal schmunzeln. Gummibärchen sind so schön zäh, und doch elastisch. Im Kinderfernsehen sind die kleinen Gelatinewesen sogar immer für uns da, wenn wir sie brauchen. Wie beruhigend. Nein, wie beunruhigend. Gelatine ist der Stoff, der Gummibärchen ihre ganz besondere Konsistenz verleiht. Es ist aber auch ein Stoff, der aus Abfallprodukten der tierverarbeitenden Industrie gewonnen wird. Die Haut und die Knochen von Kälbern, Schweinen und Rindern dienen bei der Gelatineherstellung als Rohstoffe. Doch was passiert mit den Knochen? Die Ausgangsmaterialien werden zunächst gewaschen und zerkleinert. Ihnen wird mittels heißen Wassers das Fett entzogen. Anschließend erfolgt die Trocknung des zerkleinerten Materials durch einen Heißluftstrom. Um die Mineralien aus dem Knochen zu lösen, kommt Salzsäure zum Einsatz. Danach werden die Knochenreste gründlich gewaschen. Der bei diesem Prozess entstehende Stoff, das Ossein, ist der Grundstoff für die Knochengelatine. Es folgen komplizierte chemisch-thermische Prozesse, die die Struktur der Gelatine-Vorstufe, des Kollagens, so verändern, dass Gelatine entsteht.

Rinderhaut und -knochen sind also bei diesem Prozess beteiligt. Doch zur Beruhigung sei gesagt, dass der überwiegende Teil der Gelatine aus Schweinematerialien gewonnen wird. Wissenschaftler halten es zudem für nahezu unmöglich, dass die Prionen, die für die Entstehung der Creutzfeldt-Jakob-Krank-

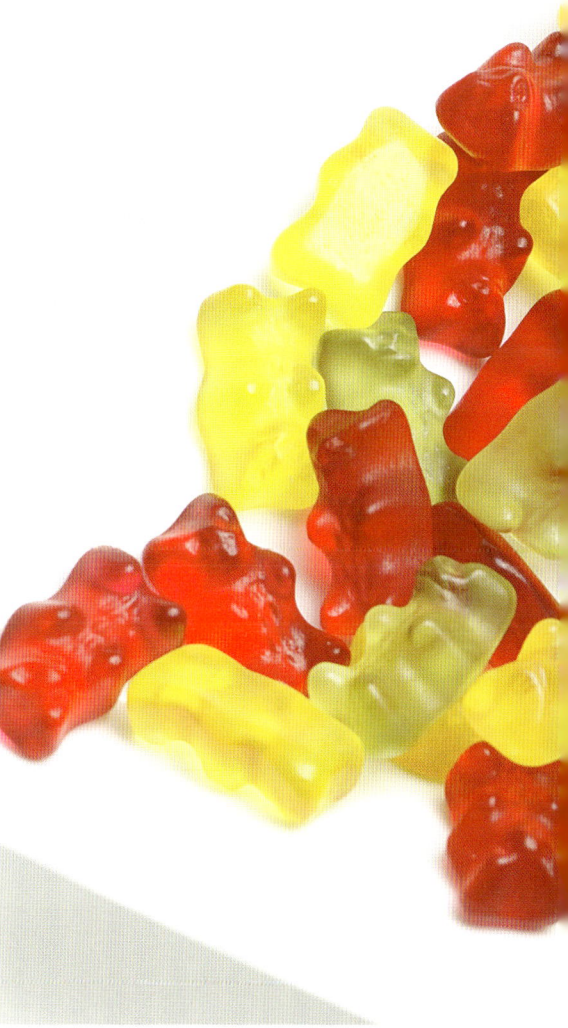

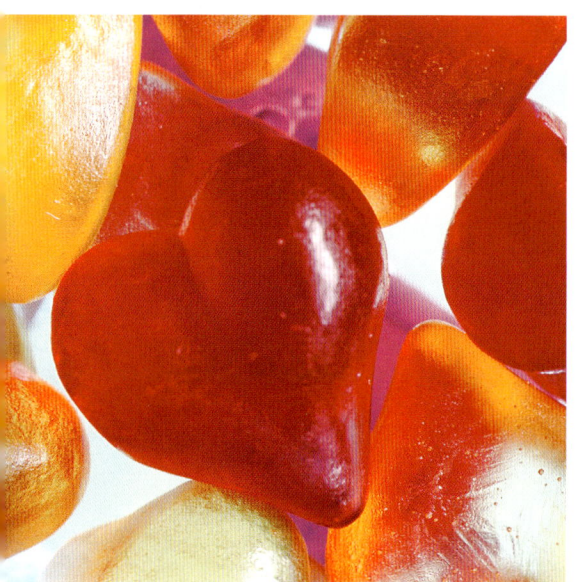

heit verantwortlich sind, diese Hitze- und Säurebehandlung überstehen. Gummibärchen werden also längst nicht mehr verdächtigt, BSE-ähnliche Erkrankungen beim Menschen zu übertragen. Zur Überwachung werden mittlerweile BSE-Schnelltests angewandt, die das Rind auf die gefährlichen Krankheitserreger testen. Solche Rinder dürfen nicht weiterverarbeitet werden.

Gummibärchen gehören zu den BSE-freien Lebensmitteln. Wenn Sie jedoch trotzdem Zweifel hegen, dann essen Sie einfach „pflanzliche" Gummi-Leckereien. Deren Konsistenz entspricht zwar nicht der der Originale und sie sind meistens auch teurer, können aber garantiert keine Creutzfeldt-Jakob-Krankheit auslösen.

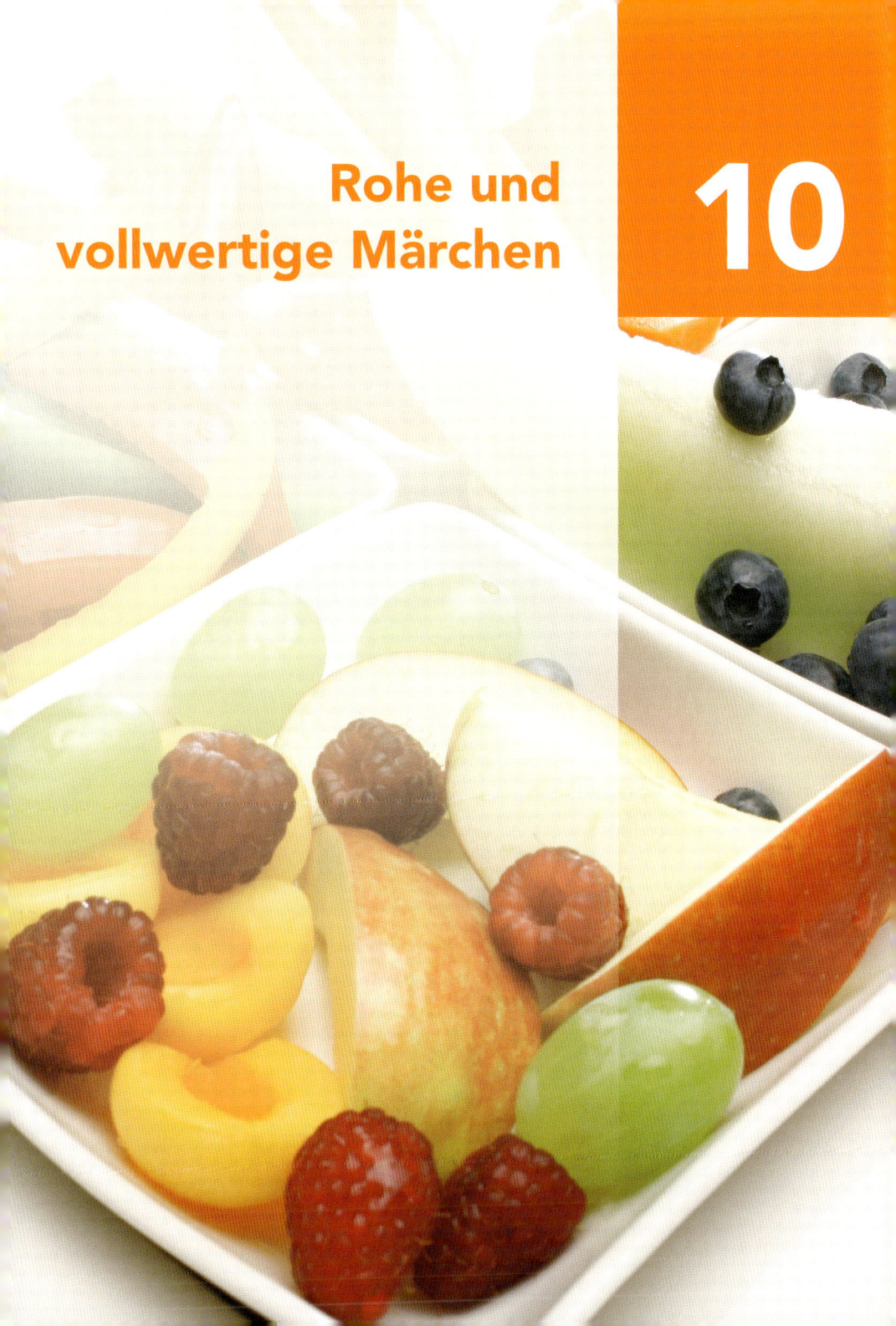

Rohe und vollwertige Märchen

10.1 Rohköstler ernähren sich gesund

Auch ein Märchen? Das werden sich die meisten Leser jetzt vielleicht ungläubig fragen. Rohkost ist natürlich nicht ungesund. Wenn dem so wäre, müsste man vor Salat und Obst warnen. Ungesund wird es aber für die vielen Menschen, die versuchen, sich ausschließlich von „roher Kost" zu ernähren. Das ist noch eine Stufe extremer als vegane Ernährung. Wie jede Form der einseitigen Ernährung, ist auch diese Form nicht empfehlenswert und auf jeden Fall ungesund.

Rohkost ist der Begriff für rohes, unverarbeitetes Obst und Gemüse. Ernährungsexperten und Mediziner predigen seit vielen Jahren, dass wir mehr solcher Lebensmittel verzehren sollen. Doch wer ausschließlich Rohkost isst, schafft es eher selten, dem Körper ausreichend Energie zuzuführen. Rohkost enthält besonders viele Ballaststoffe, die im Körper schwer oder gar nicht abbaubar sind. Ballaststoffe sind auch dafür bekannt, dass sie recht schnell ein Sättigungsgefühl hervorrufen. Unser Magen ist zwar ein Hohlmuskel, aber ab einem bestimmten Füllungsgrad kann er einfach nichts mehr aufnehmen. Wir könnten also schon aufgrund der geringen Energiedichte und des hohen Anteils an satt machenden Ballaststoffen nicht den täglichen Kalorienbedarf des Körpers decken, wenn wir uns nur durch Rohkost ernährten. Für Kinder ist sie deshalb besonders ungeeignet.

Doch von ausschließlicher Rohkost-Ernährung gehen noch weitere Gefahren aus: Viele rohe Lebensmittel sind sehr schwer verträglich oder sogar giftig. Es ist kein Zufall, dass wir Kartoffeln und grüne Bohnen vor dem Verzehr kochen. Auch Pflanzen schützen sich davor, gefressen zu werden, und da sie schlecht weglaufen können, produzieren sie Substanzen, die für mögliche Fraßfeinde – in diesem Fall der Mensch! – giftig oder schlecht bekömmlich sind. Selbst in Getreide finden wir solche Stoffe. Da Getreide aber nicht erst seit der Erfindung der

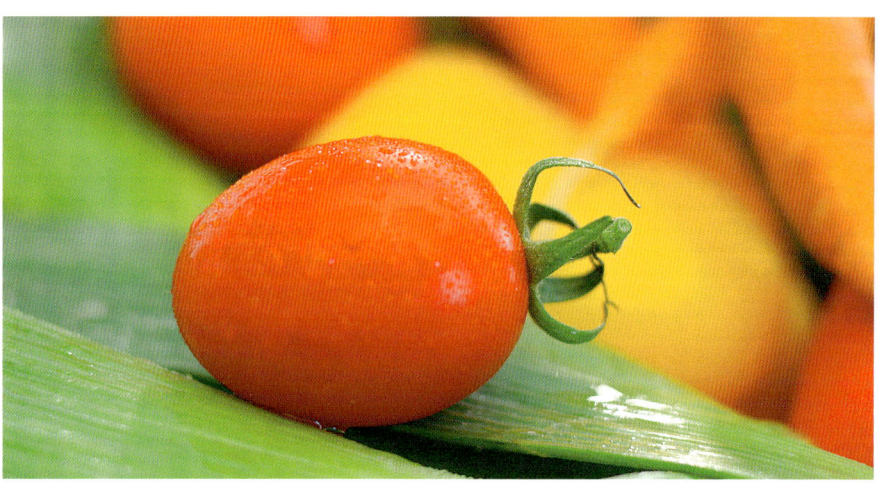

Pasta eine unglaublich wichtige Rolle in der Ernährung spielt, haben sich unsere Vorfahren schon früh Methoden ausgedacht, mit denen sie Korn zu Mehl verarbeiten konnten. Brot enthält schließlich auch erhitztes Mehl.

Der ernährungsphysiologische Wert mancher Gemüsesorten steigt durch das Erhitzen, z. B. beim Kochen, sogar noch an. Wertvolle Vitamine und Mineralstoffe, wie beispielsweise das Lykopin der Tomate, werden beim Garen erst für die Verdauung verfügbar gemacht.

In einer Studie der Universität Gießen wurde festgestellt, dass viele Rohköstler zu wenig, gar nichts oder aber nur destilliertes Wasser trinken. Das spricht auch nicht gerade für diese Ernährungsweise.

Abgesehen davon, dass bei reiner Rohkost viele Nährstoffe eher schlecht aufgenommen werden, bieten pflanzliche Lebensmittel ein eher geringes Angebot an bestimmten Nährstoffen, wie zum Beispiel Eiweiß, B-Vitamine, Kalzium und Eisen. Es kann also bei den betroffenen Rohköstlern durchaus zu gravierenden Mangelerscheinungen kommen. So haben junge Frauen, die sich auf diese Weise ernähren, oft einen gestörten Menstruationszyklus.

Doch natürlich muss erwähnt werden, dass bestimmte Vitamine beim Kochen zerstört werden können, wie beispielsweise das Vitamin C. Durch Abgießen des Kochwassers gelangen viele Vitamine und Mineralstoffe einfach in den Ausguss. Daher empfiehlt die Deutsche Gesellschaft für Ernährung e. V., die Hälfte der Menge, die wir im optimalen Fall an Obst und Gemüse aufnehmen, roh zu verzehren.

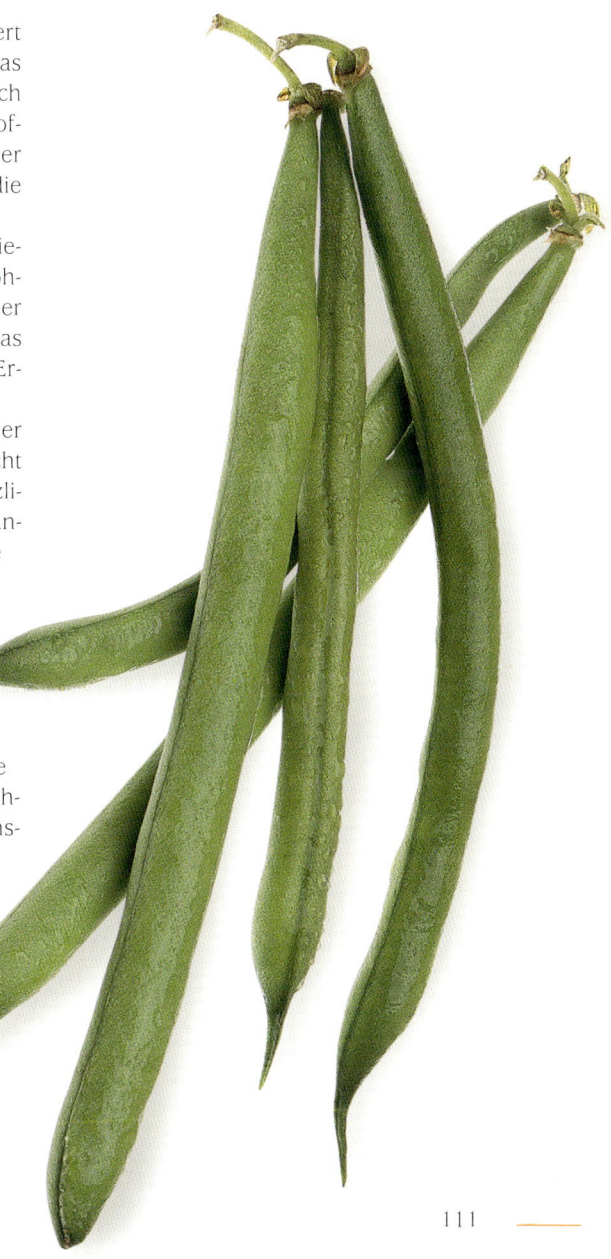

Zusammenfassend sei gesagt: Rohes Obst und Gemüse ist grundsätzlich gesund. Sie sind reich an Vitaminen und Mineralstoffen und liefern unseren Geschmacksnerven einen außergewöhnlichen Genuss. Die Kaumuskeln sind gefordert und die Ballaststoffe binden Wasser, verhindern Verstopfungen und haben wahrscheinlich positive Effekte auf den Cholesterinspiegel. Doch wer sich ausschließlich von ungegarten pflanzlichen Lebensmitteln ernährt, tut sich und seinem Körper nichts Gutes. Ernähren Sie sich stets ausgewogen und nie einseitig!

10.2 Rohkost am Abend gärt im Magen

Hier erlaube der Leser einen kleinen Exkurs in sein Innerstes und dessen Funktionsweise.

Die aufgenommene Nahrung passiert zunächst die Mundhöhle. Dort wird das Essen zerkleinert und zum Teil sogar schon vorverdaut. Im Mund sind nämlich Enzyme am Werk, die Kohlenhydrate spalten können. Dadurch hat der restliche Verdauungstrakt nicht mehr so viel zu tun. Über die Speiseröhre wird der vorverdaute Nahrungsbrei in den Magen transportiert, den wichtigsten Ort der Proteinverdauung. Damit dies geschieht, wird der Magen erst einmal so richtig sauer. Damit aktiviert er einen Eiweiß spaltenden Abbaukatalysator, das Pepsin. Das zerkleinert die Proteine zu Peptiden, die dann im Dünndarm weiter abgebaut werden. Ansonsten übernimmt der Magen keine ausschlaggebenden Funktionen in der Verdauung von Nahrungsmitteln. Denn die im Mund vorverdauten Kohlenhydrate werden erst im Dickdarm mit Hilfe des Bauchspeicheldrüsensekrets weiter aufgespalten. Die in der Nahrung enthaltenen Fette werden nicht im Magen verdaut. Hierfür sind die Gallensäuren verantwortlich, sie emulgieren die Fette im Dünndarm und bereiten sie somit für die Fett spaltenden Enzyme, die ebenfalls im Bauchspeicheldrüsensekret enthalten sind, vor.

Was bedeutet nun eigentlich Gärung? Gärung ist ein Abbauprozess von Kohlenhydraten, der unter sauerstoffarmen Bedingungen hauptsächlich von Bakterien bzw. Hefen durchgeführt werden kann. Nach Möglichkeit sollte niemand Bakterien im Magen haben, und normalerweise wirkt die Magensäure einer Ausbreitung von Bakterien entgegen. Wenn nun wirklich Mikroorganismen der Magensäure standhalten, so können diese für den Körper nicht gesund sein.

Tatsache ist jedoch, dass die „guten" Darmbakterien in der Lage sind, einige Stoffe zu verwerten, die der Körper alleine gar nicht verdauen könnte. Dazu gehören sogar bestimmte Ballaststoffe. Jedoch sind wir keine Wiederkäuer und deshalb nicht in der Lage, Rohkost im Magen zu vergären. Der Pansen von Kühen und anderen Cellulose-Verwertern ist dicht besiedelt von Mikroorganismen, die in der Lage sind, ganz komplexe Kohlenhydrate abzubauen. Eine Gärung kann beim Menschen also nur im Dickdarm stattfinden. Das dauert auch eine ganze Weile, nämlich mehrere Stunden, findet aber grundsätzlich immer dann statt, wenn wir Nahrung aufnehmen – und nicht nur abends oder über Nacht. Wann Sie Rohkost bzw. Ballaststoffe essen, ist also relativ egal. Wenn Sie sich dabei wohler fühlen, dann können Sie ruhig auch zum Abendbrot einen Salat verzehren.

10.3 Vollwertkost ist immer gesund

Viel Obst und Gemüse sowie Getreide in oft unverarbeiteter Form ist nach Meinung der meisten Menschen das Gesündeste überhaupt. Schließlich liefern uns diese Nahrungsmittel nicht nur Unmengen an Vitaminen und Mineralstoffen, sondern helfen uns mit ihren Ballaststoffen, weniger zu essen, da sie bekanntlich schneller satt machen. Kein Ernährungswissenschaftler dieser Welt würde diese Aussage bezweifeln, aber man muss besonders bei Vollwertkost genau differenzieren, was man wie essen sollte.

Viele Leser, die sich vollwertig zu ernähren versuchen, werden bereits festgestellt haben, dass die Form der Nahrungsaufnahme mitunter zu so unangenehmen Nebenwirkungen wie Durchfall und Blähungen führen kann. Das liegt ganz einfach daran, dass auch Pflanzen nicht unbedingt erfreut darüber sind, gegessen zu werden. Natürlich möchten wir an dieser Stelle nicht auf das mögliche Vorhandensein einer Seele bei Bäumen, Sträuchern oder anderen Pflanzen anspielen. Aber auch Pflanzen wollen sich erfolgreich fortpflanzen und haben hierbei Schutzmechanismen entwickelt, die davor bewahren sollen, dass ihre Samen von Tieren oder Menschen ungestraft verzehrt werden. So beinhalten bestimmte Samenhüllen sogar Giftstoffe, wie es z. B. bei der Tollkirsche der Fall ist.

Die Solanine in unreifen Tomaten und Kartoffeln sind ebenfalls schädlich für den Menschen, so dass wir gelernt haben, diese Lebensmittel vor dem Verzehr zu verarbeiten, um solche Substanzen unschädlich zu machen. So genannte Enzyminhibitoren, die in zahlreichen rohen pflanzlichen Lebensmitteln zu finden sind, schalten einige unserer Verdauungsenzyme einfach aus. Dadurch müssen die Darmbakterien die Aufgaben unserer Enzyme einfach mit übernehmen. Jedoch entstehen bei der Umsetzung bestimmter Stoffe durch die Bakterien, die sich in unserem Darm befinden, oft „giftige" Verbindungen, so

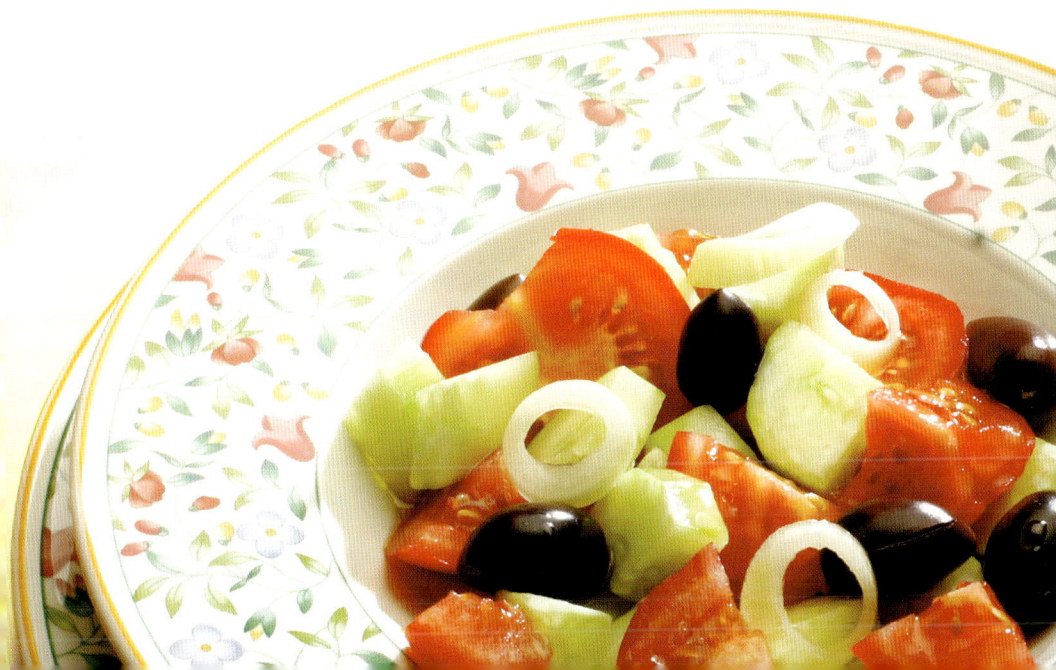

genannte Gärungs- und Fäulnisgifte. Diese können sogar ins Blut gelangen. Die Darmschleimhaut kann durch diese Enährungsweise geschädigt werden, was wiederum zu einer Schädigung des Immunsystems führt. Unsere Darmschleimhaut ist nämlich die erste und gleichzeitig wichtigste Barriere unseres Immunsystems. Nahrungsmittelunverträglichkeiten können sich bei einer kaputten Darmschleimhaut leichter ausprägen.

Zu einer guten Vollwerternährung gehört ein recht umfangreicher Konsum von Vollkornprodukten. Sicher würde spontan auch niemand in Frage stellen, dass Vollkornbrot gesund ist. Volles Korn bedeutet jedoch auch, dass die Randschichten des Getreidekorns nicht abgelöst werden. In diesen Randschichten befinden sich zwar wertvolle Vitamine und Mineralstoffe, aber auch Phytinsäure (auch Phytat genannt). Das ist ein Stoff, der für das Getreide unglaublich wichtig ist. Zum einen bietet er Schutz vor Fraß-

feinden, zum anderen ist er beim Keimen des Korns ein wichtiger Energielieferant. Doch Phytat wirkt sich in unserem Verdauungssystem eher schädlich auf die Aufnahme verschiedener Mineralstoffe wie Eisen, Zink, Kalzium oder Magnesium aus. Pure Körnerkost kann also zu einer Mangelernährung führen. Der Mensch hat jedoch schon früh Mechanismen entwickelt, um diese negativen Effekte zu verringern: Das Korn wird normalerweise von der Schale getrennt. Außerdem kann die Phytinsäure auch durch im Korn enthaltene Enzyme abgebaut und somit unschädlich gemacht werden. Dazu sind ganz besondere Bedingungen notwendig, wie dies auch bei der natürlichen Sauerteigverarbeitung – Roggenmehl wird über einen Sauerteig geführt – der Fall ist. Diese Prozedur ist zwar relativ langwierig, aber sehr effektiv. Leider wurde in den letzten Jahren versucht, die Säuerung des Brotteigs ökonomischer zu gestalten. Um keine kostbare Zeit zu verschwenden,

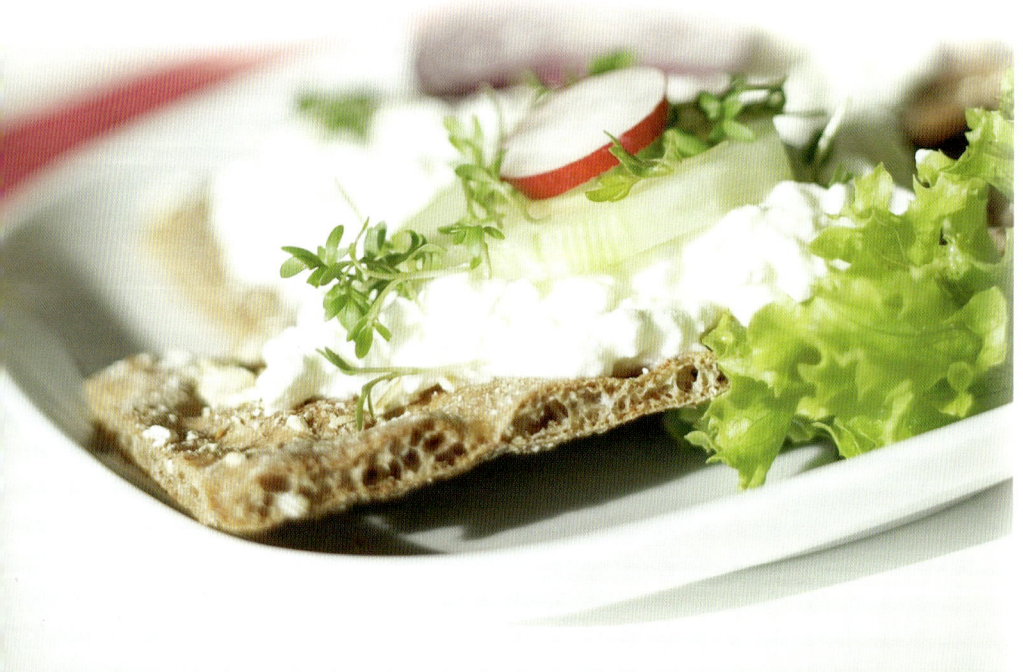

werden Säuren, Mineralsalze und Enzyme eingesetzt. Dabei wird jedoch kaum Phytat abgebaut.

Generell kann man sagen, dass die Elemente der Vollwerternährung nicht grundsätzlich als negativ zu betrachten sind. Nur etwa zwei Prozent der deutschen Bevölkerung essen beispielsweise ausreichend Obst und Gemüse. Man muss jedoch berücksichtigen, dass die Menschheit im Zuge ihrer Entwicklungsgeschichte Wege und Mittel gefunden hat, um pflanzliche Lebensmittel verträglich zu machen. Der dauerhafte Verzehr von großen Mengen unverarbeiteter pflanzlicher Lebensmittel, also Obst und Gemüse, aber auch Getreide, ist grundsätzlich nicht empfehlenswert.

10.4 Ballaststoffe sind Ballast

Das muss ja richtig sein, denn schließlich steckt's schon im Namen drin. Ballaststoffe sind Substanzen, die der Körper überflüssigerweise aufnimmt, durch das Verdauungssystem schleust und rasch wieder ausscheidet. Sie werden in unserem Magen-Darm-Trakt praktisch nicht verändert, denn uns fehlen die Enzyme, um Ballaststoffe aufzuschließen. Sie haben keine Kalorien und gehören nicht zu den Vitaminen und Mineralstoffen, also sind sie unnütz. Und da im Wort Ballast auch „Last" steckt, schleppen wir diese Substanzen schwer mit uns herum.

Das stimmt so ganz sicher nicht. Denn unendlich viele Studien zum Thema ballaststoffreiche Ernährungen können nicht irren, auch wenn Forscher den scheinbar unverdaulichen Pflanzenbestandteilen zunächst diesen irreführenden Namen verpasst haben. Schon ab

1972 begannen die Ärzte Dr. Denis Burkitt und Dr. Hugh Trowell, mit der so genannten „Ballaststoff-Hypothese" die positiven Effekte einer ballaststoffreichen Kost herauszuarbeiten. Sie legten besonderes Augenmerk auf die afrikanische Bevölkerung und stellten fest, dass Afrikaner, deren Nahrung besonders reich an pflanzlichen Ballaststoffen war, seltener an bestimmten Erkrankungen, die wir heute Zivilisationskrankheiten nennen, litten. Kaum ein Afrikaner schlägt sich mit zu hohen Cholesterinwerten herum und läuft Gefahr, an koronarer Herzkrankheit zu erkranken. Dort ist die Wahrscheinlichkeit, einen dickleibigen Menschen mit Diabetes mellitus Typ 2 anzutreffen, eher gering.

Doch was sind eigentlich diese mysteriösen Ballaststoffe? Es sind Teile von Pflanzenzellen, die der Mensch mit Hilfe seiner eigenen Enzyme nicht abbauen und somit ohne fremde Hilfe nicht aufnehmen kann. Erst Bakterien, die sich in unserem Darm angesiedelt haben, können die komplexe Struktur einiger Ballaststoffe aufspalten und machen die daraus entstandenen Kohlenhydrate für den Menschen verfügbar. Bei diesen Stoffen handelt es sich z. B. um Vielfachzucker, die keine stärkeähnliche Struktur aufweisen: unverdauliche Mehrfachzucker, resistente Stärke sowie Lignin. Aufgrund ihrer besonderen Eigenschaften lösen sie in unserem Verdauungssystem bestimmte Effekte aus.

Diese Effekte sind zwar nicht ausschließlich als positiv zu bewerten, aber sie helfen trotzdem bei der Vermeidung verschiedener Zivilisationskrankheiten, indem sie z. B. einen Beitrag zur Senkung des Cholesterinspiegels leisten. Denn Fette werden langsamer aufgenommen,

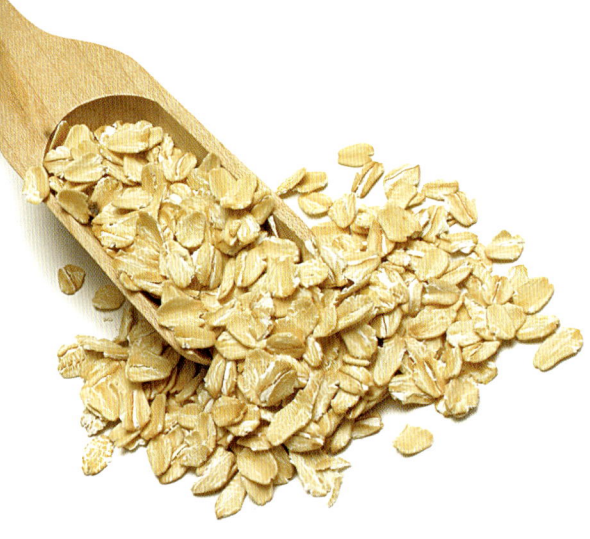

Sättigungsgefühl sorgen sowie den Darm weniger Kalorien resorbieren lassen. Ballaststoffe kommen sogar Diabetes-Patienten zugute, denn sie lassen z. B. den Blutzuckerspiegel weniger rasch und stark ansteigen.

In unseren Breiten wurden im Verlauf der Menschwerdung immer weniger Ballaststoffe gegessen: Während die Nahrung unserer Vorfahren vor einer Millionen Jahre noch zu 25 Prozent aus solch unlöslichen Fasern bestand, sind es heute gerade einmal ein Zehntel dessen. Das liegt mitunter daran, dass wir unser Mehl immer feiner ausmahlen können, dass wir immer mehr auf Fleisch verzichtet haben und die stärkereiche Kartoffel die Ballaststoffbombe Getreide immer mehr vom Speiseplan verdrängt hat.

Doch laut Umfragen weiß über die Hälfte der Deutschen mittlerweile, dass ballaststoffreiche Ernährung gesund ist. Ballaststoffe sind also ganz sicher kein unnötiger Ballast, sondern einfache Hilfsmittel in der Bekämpfung zahlreicher Volkskrankheiten. Wir finden sie in großen Mengen in Obst, Gemüse und Vollkornprodukten. Versuchen Sie also, sich

wenn die Nahrung ballaststoffreich war. Die beim mikrobiellen Abbau von Ballaststoffen im Darm entstehenden kurzkettigen Fettsäuren, wie z. B. die Buttersäure, wirken sich auf sehr viele verschiedene Mechanismen aus, die das Darmkrebsrisiko verringern können. Auch bei entzündlichen Darmerkrankungen hilft die Buttersäure wahrscheinlich. Ballaststoffe treten erfolgreich den Kampf gegen Verstopfungen oder Hämorrhoiden an. Sie helfen beim Abnehmen, indem sie im Magen länger verweilen und somit länger für ein

Welche Aufgaben erfüllen Ballaststoffe?

Eigenschaft	Effekt
Quellfähigkeit	verkürzte Passagezeit durch den Darm erhöhte Beweglichkeit des Dünndarms erhöhtes Stuhlvolumen weichere Beschaffenheit des Stuhls
Gelbildung	Nahrung verbleibt länger im Magen teilweise erniedrigte Aufnahme von Kohlenhydraten und Fetten
Sterolbindung	Absorption von Cholesterin und Gallensäuren vermindert
Mikrobielle Verwertbarkeit	mehr Darmbakterien unterstützen die Verdauung im Darm Bildung von Krebs hemmenden kurzkettigen Fettsäuren und Gasen

an die Empfehlungen der WHO zu halten: Essen Sie fünf Portionen Obst und Gemüse pro Tag!

10.5 In Obst und Gemüse steckt nichts mehr drin

Bei manchen Märchen, die in den Medien verbreitet werden, bekommt man zu Recht den Eindruck: Bad news are good news. Eigentlich sollten wir gar nichts mehr essen können und dürfen. Mittlerweile sind auch Obst und Gemüse nicht mehr das, was sie einmal waren. Das kann nicht sein!

Gerade Obst und Gemüse sind wichtige Vitamin- und Mineralstoffspender und regen mit ihren Ballaststoffen auch noch die Verdauung an.

Natürlich zählen die meisten Obst- und Gemüsesorten aufgrund ihres hohen Wassergehaltes nicht gerade zu den Kalorienbomben. Der Gehalt an Vitaminen und Mineralstoffen ist je nach Obst- bzw. Gemüsesorte sowie je nach Jahreszeit unterschiedlich. Und natürlich kann ein Apfel, der mehrere Monate eingelagert wurde, nicht mehr annähernd so viel Vitamin C enthalten, wie das frisch vom Baum gepflückte Obst.

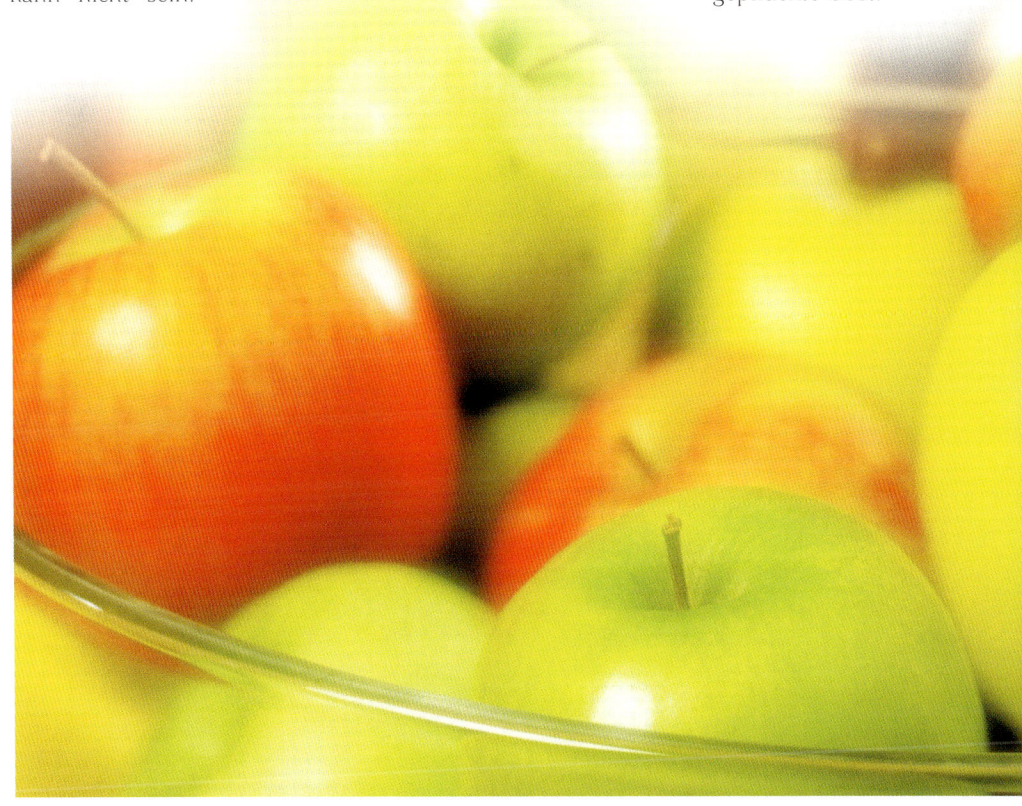

Denn der Apfel produziert diesen Stoff ja nicht dafür, dass er seinem Vertilger, in diesem Falle dem Menschen, zugute kommt, sondern um sich selbst gegen oxidative Schäden zu schützen. Je länger eine Frucht gelagert wird und je weiter der Transportweg ist, umso mehr verliert sie an wertvollen Schutzsubstanzen. Dazu gehören auch die neuerdings stark angepriesenen sekundären Pflanzenstoffe. Vergleicht man die Nährwertlexika der letzten Jahre mit älteren Exemplaren, so könnte man fast den Eindruck gewinnen, dass sich neue protektive Stoffe in die Lebensmittel pflanzlicher Herkunft eingeschlichen haben. Natürlich waren sie schon immer drin, die Wissenschaft wusste nur noch nichts von ihrer Existenz und Wirkung.

Wichtig ist natürlich auch, dass wieder mehr einheimisches Obst und Gemüse auf dem Speiseplan stehen. Gegen Tiefkühl- und Dosenfrüchte und -gemüse ist nichts einzuwenden. Im Gegenteil, sie bilden besonders in den Wintermonaten eine sinnvolle Alternative zu den tropischen Exportschlagern aus weit entfernten Regionen mit ihren durch den weiten Transport verursachten Vitamin- und Sekundärstoffverlusten. Dass dubiosen Anbietern von „Zusatzvitaminen" ein angeblich geringerer Gehalt an wertvollen Inhaltsstoffen von Obst und Gemüse zugute kommt, steht außer Frage. Dem gegenüber weisen seriöse Unternehmen, die Supplemente vertreiben, lediglich auf die Tatsache hin, dass wir grundsätzlich zu wenig Obst und Gemüse verzehren und damit oft das Vitaminoptimum nicht erreichen können. Sie plädieren jedoch zunächst für eine ausreichende Aufnahme der natürlichen Lieferanten, erst in zweiter Linie empfehlen sie den Konsumenten ihre Produkte.

10.6 Karotten bewahren vor Sehschwäche

Karotten sind reich an Beta-Carotin, eine Vorstufe von Vitamin A. Und das spielt beim Sehvorgang eine Schlüsselrolle. Es wird im Körper zu Vitamin A (Retinol) umgewandelt, welches ein Baustein der lichtempfindlichen Netzhaut und somit wichtig für den Sehvorgang ist. Bei einem Vitamin-A-Mangel kommt es relativ schnell zur so genannten Nachtblindheit. Die Betroffenen haben Schwierigkeiten, im Dämmerlicht zu sehen. Die Sehschwäche bildet sich wieder zurück, sobald der Netzhaut wieder genügend Vitamin A zur Verfügung steht. Für das Dämmerungssehen ist eine ausreichende Vitamin A-Zufuhr notwendig, und alleine hierfür trifft die obige Aussage auch zu. Doch kommt diese spezielle Art der Sehschwäche – dazu noch durch Vitamin-A-Mangel verursacht – in der westlichen Welt extrem selten vor. Praktisch betrifft dies lediglich spezielle Patientengruppen wie zum Beispiel Personen mit einer Fettverdauungs- oder -aufnahmestörung, die das zugeführte fettlösliche Vitamin nicht ausreichend resorbieren können und wieder ausscheiden. Ein stark ausgeprägtes Defizit des Vitamins kann sogar zur Erblindung führen, was in Entwicklungsländern tatsächlich häufiger vorkommt. Jedoch auf die in den Industrieländern weit verbreiteten Sehschwächen wie Kurz- und Weitsichtigkeit haben Karotten oder Carotin keine Einflussnahme. Also: Möhren knabbern ist sinnig für gesunde Hautfarbe und kräftigen Biss, und hat viele weitere positive Aspekte für die Gesundheit, doch zur Heilung von Sehstörungen, die wir in unseren Breitengraden vorfinden, tragen sie nicht bei.

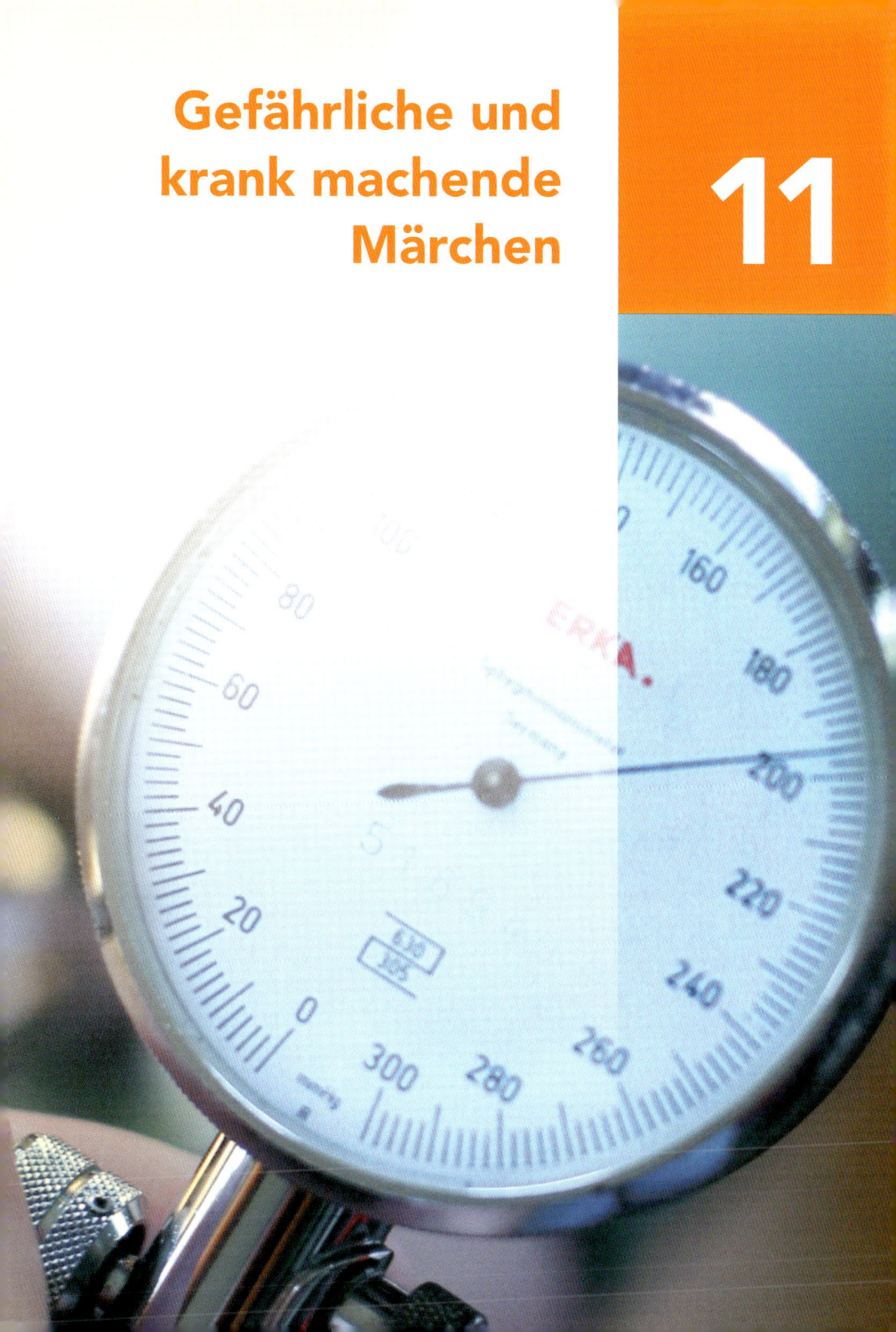

Gefährliche und krank machende Märchen

11

11.1 Dreck reinigt den Magen

Wir leben in einem so genannten zivilisierten Land und dürfen täglich alle Errungenschaften dieser Zivilisation genießen. Sauberes trinkbares Wasser bekommen wir direkt aus dem Wasserhahn. Eine komplett ausgebaute Kanalisation und Klärgruben sorgen dafür, dass das gebrauchte Schmutzwasser und unsere Fäkalien so schnell wie möglich von unserem Wirkungsbereich abtransportiert werden. Im Gegensatz zum Mittelalter liegt kaum mehr Müll auf den Straßen, denn unsere Straßenreinigung und Müllabfuhr arbeiten gründlich und meist zuverlässig. Auch Konservierungsstoffe gehören zu solchen Errungenschaften,

die in Deutschland tagtäglich zahlreiche Lebensmittelvergiftungen verhindern. All diese Vorteile des modernen Lebens tragen dazu bei, dass sich bestimmte Infektionskrankheiten nicht unkontrolliert ausbreiten können. Gezielt unreine Lebensmittel zu genießen, mit der Absicht, dem Magen damit etwas Gutes zu tun, kann also nicht im Sinne der Gesundheit sein.

Jedoch sind wir selbst eine regelrechte Herberge für Keime jeglicher Art. Unser Darm und unsere Haut beispielsweise sind übersät von Bakterien, Viren und Pilzen. Zum Glück, denn sie sind im Darm für die Umwandlung verschiedener Nahrungsbestandteile vonnöten, und auf der Haut bilden sie einen Säureschutz. Bei zu intensiver Hygiene der

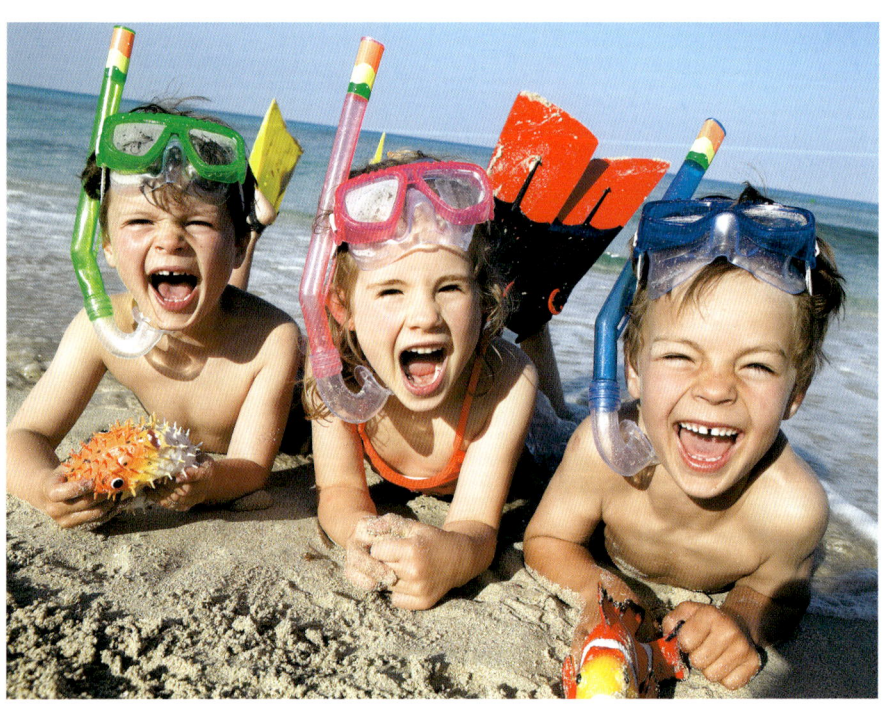

Haut waschen wir also einfach unseren Schutzfilm weg, wodurch bestimmte Hautkrankheiten erst entstehen können. Um unser Verdauungssystem zu stärken, gehen wir sogar so weit, dass wir freiwillig keimhaltige Lebensmittel verzehren. Manche Menschen geben für mehr Keime auch bereitwillig mehr Geld aus. Das glauben Sie nicht? Essen Sie keinen Joghurt oder trinken Sie nicht die angepriesenen probiotischen Getränke? Schade, Sie enthalten Ihrem Körper wirklich etwas vor, sowohl an Genuss als auch an helfenden Bakterien.

Doch wo kommen in unserer sauberen Welt noch andere Keime vor? Warum können wir uns erkälten oder über Wunden infizieren? Keime gibt es überall. Sie schwirren um uns in der Luft herum oder besiedeln den Boden. Einige von ihnen können uns sogar gefährlich werden, doch meist ist unser natürliches Abwehrsystem stärker.

Besonders kleine Kinder neigen dazu, alles, was sich in ihrer Reichweite befindet, anzufassen und in den Mund zu stecken. Das Abwehrsystem der Kleinen ist jedoch noch nicht so gut ausgebildet wie das von Erwachsenen. Daher sind sie eher anfällig für so genannte Bagatellinfektionen. Diese Infekte stärken aber auch gleichzeitig das Immunsystem und wirken der Entstehung von Allergien entgegen. Zu viel Hygiene fördert Allergien, ebenso der vermehrte Einsatz von Antibiotika in der Medizin und Tierhaltung, die Abgase des Straßenverkehrs und das oft eher rar ausfallende Lüften unserer bewohnten Räumlichkeiten. Landkinder sind übrigens weniger von Allergien betroffen als Stadtkinder. Scheinbar sorgt ein bisschen Dreck im Leben dafür, dass es uns besser geht. Auch eine Studie, die mit deutschen, österreichischen und schweizer Schulkindern durchgeführt wurde, zeigte, dass Umweltgegebenheiten einen entscheidenden Einfluss auf das Immunsystem haben. So wurde bei Landkindern eine verstärkte Resistenz gegen bestimmte Allergieauslöser gefunden.

Also reinigt Dreck den Magen doch, oder stärkt das Immunsystem? Das mit dem Immunsystem stimmt schon irgendwie, auch wenn Sie trotzdem keinen Dreck als Vorspeise servieren sollten. Denn dem Magen nützt purer Dreck nun wirklich nicht. Unser Verdauungstrakt ist ein empfindliches Organsystem, das nur einem gewissen Angriff von Krankheitserregern standhalten kann. Das kennen wir von der Magen-Darm-Infektion im Urlaub in einem weniger entwickelten Land, in dem die Trinkwasserversorgung nicht so gut funktioniert wie bei uns und wir von Keimen attackiert werden, die unser Körper aus deutschen Gefilden nicht kennt.

Neben schlecht gereinigten Lebensmitteln sind rohes Fleisch und roher Fisch riskant, da sie aufgrund ihrer Zusammensetzung lästige Krankheitserreger wie Salmonellen geradezu anziehen. Man sollte diese Lebensmittel also garen und die Gerätschaften, die man zur Zubereitung verwendet, hinterher ordentlich reinigen. Ein Wurmbefall des Verdauungssystems, der durch den Verzehr von ungewaschenen Lebensmitteln übertragen werden kann, ist nicht unbedingt ungefährlich.

In der Küche ist gründliche Hygiene eine Pflicht. Auch Lappen und Schwämme, die in der Küche zum Einsatz kommen, sollten regelmäßig gewechselt werden. Im sonstigen Leben sollte man manchmal nicht zu streng mit sich selbst und seinen Kindern sein.

Der Spruch „Dreck reinigt den Magen" stimmt also nur bedingt. Wer Dreck isst, läuft Gefahr, sich bestimmte Krankheiten zuzuziehen.

11.2 Fasten macht schlank und hält gesund

Schon zu Anfang sei verraten, dass dem ganz sicher nicht so ist! Fasten ist schlimmer als jede Diät, besonders wenn es ohne ärztliche Kontrolle erfolgt. Aber erlauben Sie zunächst einen kleinen Exkurs in die Welt des Fastens.

In der Geschichte der Menschheit gehörte Fasten zum Alltagsleben. Das lag zum einen an dem saisonal schwankenden Nahrungsangebot und zum anderen daran, dass weder Gefrierschränke noch Konservendosen eine unversehrte Langlebigkeit der Lebensmittel gewährleisten konnten. Seit weniger als einhundert Jahren ist die Bevölkerung der westlichen Welt erst in der Lage, sogar einen Nahrungsmittelüberschuss zu produzieren. Heutzutage kann sich bei uns zwar jeder ausreichend zu essen kaufen, aber trotzdem fasten wir eigentlich täglich, sozusagen im Schlaf. Denn nachts sinkt der Insulinspiegel, und die in der Leber in Form von Glykogen gespeicherten Kohlenhydrate werden abgebaut. Zur Energiebereitstellung dienen nun auch Aminosäuren. Auch wenn wir krank sind, verlieren wir meist den Appetit und fasten mehr oder weniger unfreiwillig, um den Körper nicht zusätzlich mit der Verdauung zu belasten.

Manche fasten aus religiösen Gründen: In nahezu jeder religiösen Gemeinschaft wird zu bestimmten Zeiten auf sämtliche oder nur bestimmte Nahrungsmittel verzichtet. Ansonsten fasten viele Menschen in der westlichen Welt freiwillig, im Glauben, dass sie damit abnehmen können oder zumindest ihrer Gesundheit etwas Gutes tun. Oft taucht in diesem Zusammenhang auch das berühmte oder doch eher berüchtigte Wort „entschlacken" auf. Der Fastende will sich schädlicher Stoffe entledigen, die dem Körper angeblich wie ein Stein im Magen liegen und die er von dort einfach nicht mehr loswird. Es sei denn, er verzichtet auf eine der drei wichtigsten Essenzen, die er neben Luft und Wasser zum Leben braucht – auf die Nahrung.

Aber beginnen wir mit dem Märchen „Fasten macht schlank"!

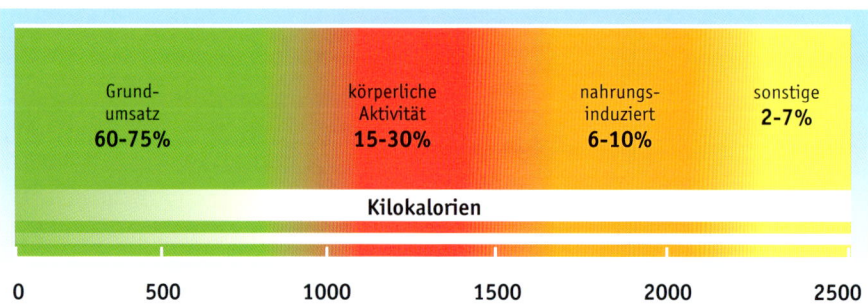

Komponenten des menschlichen Energiebedarfs

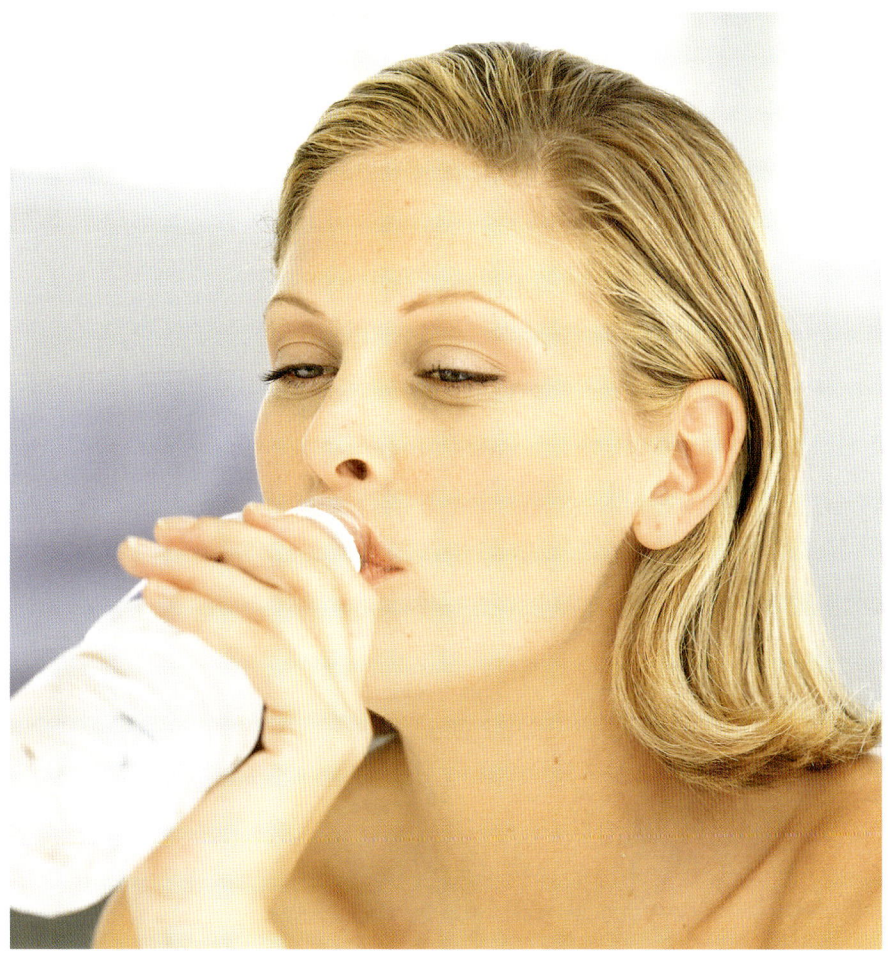

Mindestens 1200 Kalorien und 60 Gramm Eiweiß braucht der Mensch jeden Tag, einfach nur, um zu existieren. Dazu müsste er sich in absoluter Ruhe befinden. Denn auch wenn wir meinen, nichts zu tun, tut unser Körper etwas: Er produziert Energie, genauer gesagt mindestens acht Watt. Wenn wir dann doch mal etwas mehr tun, schafft der Körper bis zu 300 Watt, und die ganz Aktiven unter uns schaffen schon niedrigere Mikrowellen-Werte von ca. 600 Watt. Ein Watt entspricht in etwa 0,24 Kalorien pro Sekunde. Glücklicherweise muss in unseren Sphären kaum jemand rund um die Uhr arbeiten, denn sonst müsste er bis zu 6220 Kalorien pro Tag aufnehmen. Dann könnte er kaum noch etwas anderes tun als essen und käme nicht zum Arbeiten. Völlig unmöglich also.

Wenn jemand fastet, spart er also sogar die Energie ein, die sein Körper zum Dasein braucht. Aber keine Angst, aus rein energetischer Sicht müsste sich der moderne Mensch der westlichen Hemisphäre keine Sorgen machen, denn Energiereserven haben wir ja an Bauch, Po und Hüfte in Form von Fett zur Genüge. Doch leider kalkuliert unser Körper etwas anders, als wir es gern hätten, denn wie bereits erwähnt, baut er beim Fasten erst seine nicht wirklich üppigen Kohlenhydratreserven ab. Sie stellen ca. 1600 Kalorien zur Verfügung und sind somit innerhalb eines Tages verbraucht. Für unseren Stoffwechsel ist dieser Kohlenhydratabbau am leichtesten zu verwirklichen, denn die so genannte Glykogenolyse, also der Abbau des Glykogens, funktioniert nicht nur recht einfach und schnell, sondern ist auch die erste Reaktion des Körpers auf einen abfallenden Blutzuckerspiegel. Auf diese Art und Weise entsteht die aktivierte Form der Glukose, die dann in Energie umgesetzt wird. Doch sehr schnell ist dieser Speicher aufgebraucht. Ganz von allein senkt der Körper seinen Energieverbrauch. Der fastende Mensch bewegt sich weniger, vermeidet jeglichen Stress, dem er eigentlich nicht mehr gewachsen ist. Außerdem tut er alles, um einen möglichst konstanten Blutzuckerspiegel zu gewährleisten. Das ist verhältnismäßig schwierig bei einem Defizit an Kohlenhydraten, also versucht der Körper, Eiweiße und Fette abzubauen. Dabei werden sowohl glukogene Aminosäuren als auch das Glycerol – ein Bestandteil der Fette – verstoffwechselt. Der Insulinspiegel fällt ab, so dass die Zellen kaum noch Glukose speichern. Der Glukoseverbrauch des Gehirns sinkt auf 30 Prozent. Der restliche Bedarf wird von Abbauprodukten des Fettes, den Ketonkörpern, übernommen.

Der pH-Wert im Körper sinkt ebenfalls ab. Dieser Zustand ähnelt einer Azidose bei einer schweren unbehandelten Zuckerkrankheit. Dabei verliert der Körper sogar an Gewicht, und zwar in Form von Wasser. Das ist anfangs etwa ein Kilogramm pro Tag, später sind es ca. 500 Gramm. Die Eiweiße, die der Körper abbaut, stammen meist aus dem Muskelgewebe. 50 bis 70 Gramm des kostbaren Eiweißes „verbraucht" der Körper in einer solchen Notsituation täglich. Erst nach etwa zwei Wochen wird der Eiweißabbau auf 20 bis 25 Gramm pro Tag minimiert. Dann sammelt sich in unseren Geweben Wasser an. Nun könnte man meinen, dass man die Muskeln einfach durch Krafttraining erhalten könnte. Das ist leider nicht möglich, da uns beim Fasten gar keine Quelle für Eiweiße zur Verfügung steht, denn wir essen überhaupt nichts. Versuchen Sie einmal körperlich aktiv zu sein, wenn Sie einige Tage lang keine Nahrung zu sich genommen haben. Auch Muskelpartien, die nicht so einfach mittels Gewichtheben trainiert werden können, sind von den Attacken auf die Eiweiße betroffen. Unser Herz z. B. ist auch ein Muskel – erfolgt das Fasten nicht unter ärztlicher Aufsicht, ist auch er in Gefahr. Außerdem ist unser Körper ohne Eiweiße gar nicht in der Lage, sich gegen Eindringlinge jeglicher Art zu wehren, denn er benötigt die Bausteine zur Bildung der Abwehrstoffe. Der Fastende erkrankt häufiger an Infektionskrankheiten bzw. bereits bestehende Infekte verschlimmern sich oft.

Macht Fasten nun aber dennoch schlank? Oder besser gefragt: Bauen wir eigentlich auch richtig viel Fett ab? Zum Thema Fettabbau werden zwei Meinungen vertreten: Zum einen kann Fett, wie oben beschrieben, während des Eiweißabbaus verbraucht werden. Andere Wissenschaftler meinen, dass erst nach einer Woche auf die Fettreserven zugegriffen werden kann. Fakt ist, dass aus Sicht der Evolution der menschliche Körper immer für Notzeiten Fett sparen wollte und unsere Fettdepots so angelegt hat, dass in unseren „regulären" Fastenzeiten, also nachts und im Fall einer Krankheit, nicht sofort auf das Fett zugegriffen werden kann. Die meisten Diäten beweisen das eindrucksvoll. Wie auch immer, unser Körper merkt sich einfach alles. Auch die noch so kleinste Attacke auf unseren Stoffwechsel. Zehn Tage Fasten sind sicher keine kleine Attacke, sondern ein gewaltiger Angriff!

Nach der zweiten Theorie würden bei einer solchen Fastenkur nach nur drei Tagen die Fette aus der Reserve gelockt. Aus Angst vor einer neuen Hungerperiode speichert der Körper nach dem Fasten umso effektiver das Fett. Das „verlorene" Gewicht, das zum größten Teil auf Wasserverlust basiert, ist schnell wieder drauf, und in vielen Fällen kommt sogar noch etwas dazu. Wie bei einer Diät kommt es zum Jo-Jo-Effekt.

Kurz und gut, Fasten macht nicht schlank. Wer aus welchen Gründen auch immer gerne einmal fasten möchte, muss unbedingt vorher zu einem Arzt gehen, denn bestimmte Risikogruppen, wie Personen mit Gicht, ältere Menschen, Kinder, Schwangere sowie Menschen mit anderen chronischen Erkrankungen, sollten auf gar keinen Fall fasten.

Aber abgesehen von den Attacken auf die Muskulatur und das Immunsystem könnte ja Fasten dennoch gesund sein? Immerhin heißt es ja, dass Fasten entschlackt. Vielleicht beginnen wir mit der Definition von Schlacke. Da Schlacke nach Meinung von Fastenkurkliniken und Fastenbuch-Autoren eine Gefahr für den Menschen darstellt, sollte dieser Begriff in medizinischen Wörterbüchern (z. B. Pschyrembel) zu finden sein. Fehlanzeige, man findet einen Eintrag zu Schlackenkost, einer sehr ballaststoffreichen Kost, die mit Fasten nichts zu tun hat, sondern bei Verstopfungen empfohlen wird. Schlacke kennen wir ja eigentlich auch eher aus dem Ofen; sie entsteht beim Verbrennen von Koks. Aber der Mensch funktioniert glücklicherweise

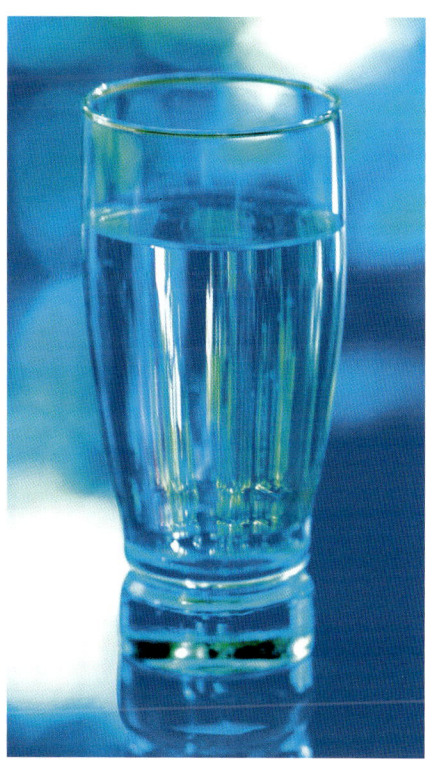

doch etwas anders. Natürlich befinden sich in unserem Körper jede Menge Stoffe, die wir irgendwann einmal über die Nahrung oder die Luft aufgenommen haben. Jeder kennt wohl die Fotos einer Raucherlunge, die einen dicken Belag aus Teer und anderen Substanzen aufweist und einen düsteren Anblick bietet. Viele Giftstoffe finden wir auch eingebettet in unser Fettgewebe. Dort verweilen sie und tun uns nichts, solange wir sie nicht aktivieren, indem wir die Fettreserven angreifen. Das Fasten selbst kann also dazu führen, dass unser Körper unnötig mit fettlöslichen, schädlichen Substanzen aus seinem eigenen Inneren überflutet wird.

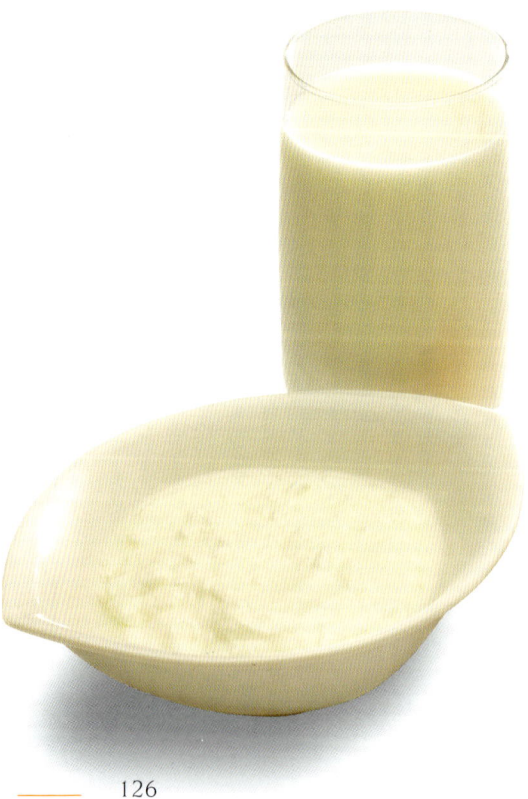

Nach einer anderen Theorie befindet sich die Schlacke im Darm. Bei Darmspiegelungen oder Ultraschalluntersuchungen konnte dort aber noch keine Schlacke gefunden werden. Wenn man aber nichts isst, sondern nur trinkt, können keine großen Mengen aus dem Darm entfernt werden, denn über den Darm wird die Flüssigkeit in den Körper aufgenommen und nicht ausgeschieden.

Auch in der Leber und in den Nieren sind viele Schadstoffe gespeichert, die durch Fasten entfernt werden sollen. Doch durch den Eiweißabbau wird die Niere durch die Ausscheidung harnpflichtiger Substanzen stark be- und nicht entlastet. Es sind sogar bleibende Leberschäden bei fastenden Personen festgestellt worden. Für diese Organe kann das Fasten also auch nicht gut sein. Um Ihnen ganz deutlich vor Augen zu führen, dass Fasten nicht gesund ist, geben wir Ihnen hier noch einmal eine kleine Zusammenfassung möglicher Komplikationen, die während eines solchen Hungerprozesses auftreten können:

- Vitaminmangel (besonders der wasserlöslichen Vitamine)
- Pigmentierung und Austrocknen der Haut
- Entzündung der Schleimhäute
- Niedriger Blutdruck und Herzfrequenz
- Infektionskrankheiten
- Verwirrung, Angst, Depressionen (bedingt durch verminderte Hirnleistung)
- Krämpfe, unkontrollierte Bewegungen
- Nierensteine und Blut im Urin
- Veränderte bzw. ausbleibende Menstruation
- Wachstumsstörungen bei jungen Menschen
- Herzrhythmusstörungen
- Kräfteverfall (Kachexie)

Natürlich ist die jeweilige Komplikation von der Dauer der Fastenzeit abhängig. Menschen, die solche Hungerphasen durchleben, sprechen häufig davon, dass sie sich danach unglaublich wohl gefühlt haben und das Leben erst richtig zu genießen lernten. Diese Aussagen treffen aber auch Menschen zu, die sich in bestimmten, manchmal sogar lebensbedrohlichen Situationen befunden haben, nach einer überstandenen schweren Erkrankung oder nach einem überlebten Verkehrsunfall. Trotzdem möchte wohl niemand freiwillig in eine solche Situation kommen. Wenn Sie einem Menschen in der Dritten Welt, der unfreiwillig nichts zu essen hat, erzählen, dass es in der so genannten zivilisierten Welt Menschen gibt, die freiwillig und aus nicht-religiösen Gründen fasten, dann würde er das sicher nicht nachvollziehen können. Menschen, die zwangsweise mit permanenter Nahrungsmittelknappheit leben müssen, zeigen anschaulich, welche dramatischen Schäden die fehlende Aufnahme von Nährstoffen mit sich bringen kann.

Insgesamt betrachtet ist Fasten aus ernährungsmedizinischer Sicht problematisch, da gefährlich viel Muskulatur abgebaut wird. Wer aus Überzeugung fasten möchte, muss, um sich zu schützen, auf jeden Fall ärztlich betreut werden. Ganz gefährlich sind so genannte Fastenwanderungen ohne ärztliche Begleitung.

Proteinmodifiziertes Fasten ist zur Gewichtsreduktion im Vergleich zu anderen Fastenmethoden gut geeignet. So genannte Formuladiäten oder fettarme Eiweißlieferanten bringen dem Organismus hier die notwendigen Eiweißbausteine.

11.3 Kalzium fördert die Gefäßverkalkung

Gefäß- bzw. Arterienverkalkung, in der Fachsprache Arteriosklerose genannt, ist ein recht anschaulicher Begriff und erinnert zu Recht an ein verkalktes Wasserrohr: Bei der Arteriosklerose entstehen allmählich Ablagerungen an den Gefäßwänden, jedoch steht dieser Mechanismus nicht in Zusammenhang mit dem über die Nahrung aufgenommenen Kalzium.

Was sind eigentlich Arterien und wie sind sie aufgebaut? Wie und warum können sie „verkalken"? Arterien sind Blutgefäße, die das Blut vom Herzen wegtransportieren. Dieser Transport erfolgt wellenförmig mit etwa 40 km/h. Die Wellen entstehen durch die Herzmuskelkontraktionen und können als Puls wahrgenommen werden. Die Arterien sind aus drei Schichten aufgebaut:

1. Die Intima: Das ist die innerste Schicht, die mit ihrer glatten Oberfläche das Blut reibungslos durch die Gefäße fließen lässt.
2. Die Media: Dabei handelt es sich um die mittlere Gefäßwandschicht, die aus glatten Muskelfasern besteht. Sie ist so elastisch, dass sie ihren Durchmesser verändern kann. Damit können sich die Blutgefäße beispielsweise an einen veränderten Blutdruck anpassen.
3. Die Adventitia: Die äußerste Schicht ist eine Art Schutz für die beiden inneren Schichten und besteht aus Bindegewebe.

Im Anfangsstadium der Arteriosklerose wird zunächst die Endothelzellschicht, also die Intima, beschädigt. Das ge-

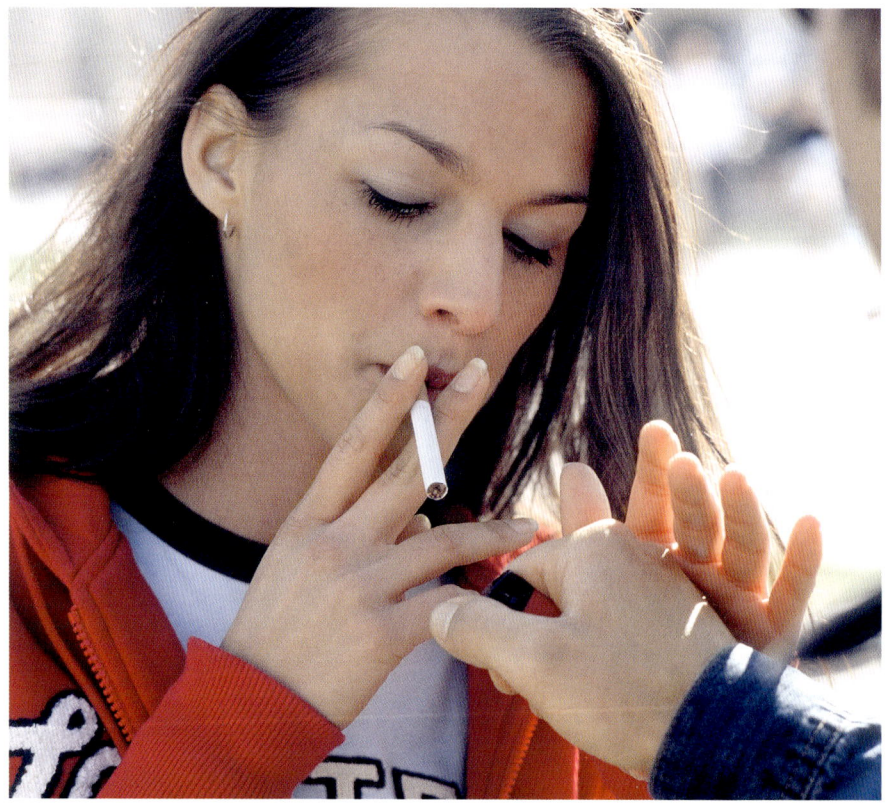

schieht z. B. infolge eines zu hohen Blut-drucks oder einer Veränderung des pH-Wertes des Blutes, wie es oft bei bestimmten Stoffwechselerkrankungen (Diabetes mellitus, Fettstoffwechselstörungen) der Fall ist. Der Körper versucht die beschädigten Stellen zu reparieren, indem sich dort Blutplättchen und gerinnungsfördernde Stoffe absetzen. Die Endothelschicht ist nach dieser Reparatur jedoch nicht mehr so stabil und dicht wie vorher. Das Gewebe wird durchlässig.

Die Intima quillt daher regelrecht auf, man spricht von einem Intimaödem. So genannte Schaumzellen – Fresszellen

(Makrophagen), an die Fettstoffe (z. B. Cholesterin) gebunden sind – lagern sich an der Gefäßinnenwand ab. Es bilden sich stetig wachsende Schaumzellen, die platzen und dadurch wieder neue Makrophagen anlocken. Nun werden wieder Schaumzellen gebildet, und der Kreislauf beginnt erneut. Diese Schaumzellen sind die wichtigsten Bestandteile der arteriosklerotischen Plaques.

Aufgrund des Intimaödems entsteht sehr viel Bindegewebe, das nicht so durchlässig ist wie die Endothelzellen, so dass eine ausreichende Sauerstoffversorgung in diesem Bereich der Arterie nicht gewährleistet ist. Die Endothelzellen können ohne den lebensnotwendigen Sauerstoff nicht existieren und sterben einfach ab.

Und nun kommt das Kalzium ins Spiel. Dieses kann sich nämlich in der Umgebung der „Todeskandidaten" absetzen und sorgt zusammen mit dem eingelagerten Fett für eine Arterienverkalkung. In Abhängigkeit von Kalk- bzw. Fettgehalt der Plaques können diese unterschiedlich stark verhärten. Wenn nun das Blut durch die Arterien gepresst wird und dort Plaques den Blutdurchfluss stören, kann es dazu kommen, dass die Verkrustungen einfach aufreißen und die Intima regelrechte Risse bekommt. Wie bei jeder äußeren Wunde, bildet sich auch dort ein Blutgerinnsel, und der Teufelskreis beginnt.

Durch die Ablagerungen ist das Gefäß stark verengt und hat an Elastizität verloren. Anfangs können Gefäßverengungen recht gut ausgeglichen werden, doch in einem Drittel der Fälle kann es zu Folgeerkrankungen kommen, wie Bluthochdruck, Herzinfarkt, Schlaganfall und periphere arterielle Verschlusskrankheit. Bei letzterer wachsen die arteriosklerotischen Plaques weiter und können so ganze Gefäße verschließen. Der Sauerstoff, der in den Arterien transportiert wird, erreicht die Zielgewebe nicht mehr. Das Gewebe wird also zu wenig oder gar nicht mehr mit Sauerstoff versorgt (Ischämie) und kann sogar absterben. Der bekannteste Fall ist das Raucherbein.

Nun könnte man nach wie vor meinen, dass sich doch Kalzium ablagert und es somit einen Risikofaktor für Arterienverkalkung darstellt. Doch zu dem Zeitpunkt, zu dem sich die Kalksalze einlagern, ist die Gefäßläsion, die die Kalk-einlagerung erst ermöglicht, schon geschehen. Für diese auslösenden Schädigungen der Gefäße sind ganz andere Faktoren verantwortlich. Die mitverursachenden Übeltäter heißen Hypertonie (Bluthochdruck), Nikotin, körperliche Inaktivität, Diabetes mellitus, Fettsucht (Adipositas), Hypercholesterinämie und Hyperurikämie. Diabetes mellitus Typ 2 und Fettsucht sind stark ernährungsabhängig. Ähnlich verhält es sich auch mit Bluthochdruck; und das Rauchen sollte man sich bei einer arteriosklerotischen Veranlagung schnellstens abgewöhnen.

Gegen Arteriosklerose kann man schon ab dem Kindesalter etwas tun, da hier schon erste Gefäßveränderungen festgestellt wurden. Eine gesunde, ausgewogene Ernährung sowie reichlich Bewegung an frischer Luft können Kinder weitgehend vor Gefäßschäden schützen.

Die Erkrankung tritt jedoch vor allem im mittleren und höheren Lebensalter auf. Die Folgen sind beispielsweise der Verlust der unteren Extremität (also eines oder beider Beine), Schlaganfall oder Herzinfarkt. Um solche Folgen zu vermeiden, sollte nicht erst die medikamentöse Therapie abgewartet werden, sondern nach Möglichkeit schon prophylaktisch auf fettarme Ernährung und Ausdauersport zurückgegriffen werden. Verzicht auf Kalzium hilft als vorbeugende Maßnahme jedoch auf gar keinen Fall!

11.4 Jod verursacht Allergien und Akne

Nur 0,2 Milligramm dieses Stoffes sollten wir laut den Empfehlungen der Deutschen Gesellschaft für Ernährung e. V. am Tag aufnehmen, und doch sind ca. 1,6 Milliarden Menschen weltweit an Jodmangel erkrankt. Allein in Deutschland verursachen diese Erkrankungen pro Jahr Behandlungskosten in Höhe von einer Milliarde Euro. Da auch Deutschland zu den klassischen Jodmangelgebieten zählt, hat man sich entschlossen, den Stoff der Nahrung so beizumischen, dass jeder Bürger direkt davon profitieren kann. Man suchte sich einen Stoff aus, den jeder Mensch konsumieren kann, gegen den keine Unverträglichkeiten oder Allergien bekannt sind und der möglichst

preiswert ist: Salz. In den 8 Gramm Kochsalz, die ein erwachsener deutscher Mann täglich mit der Nahrung aufnimmt, stecken ungefähr 160 Mikrogramm des zugesetzten Jods. Damit decken wir nicht ganz den Bedarf, aber Jod nehmen wir auch über die Nahrung auf: Bestimmte Gemüsesorten und besonders Seefisch enthalten ausreichende Mengen, um die Differenz auszugleichen. Doch wozu brauchen wir das Jod überhaupt?

Besondere jodhaltige Schilddrüsenhormone sind dafür verantwortlich, dass der Mensch wächst und Knochen und Gehirn reifen können. Sie sorgen dafür, dass der Körper aus der Nahrung möglichst schnell Energie erhält. Zur Bildung dieser Hormone in der Schilddrüse benötigt der Körper Jod, es muss ihm also permanent zur Verfügung stehen. Bekommt

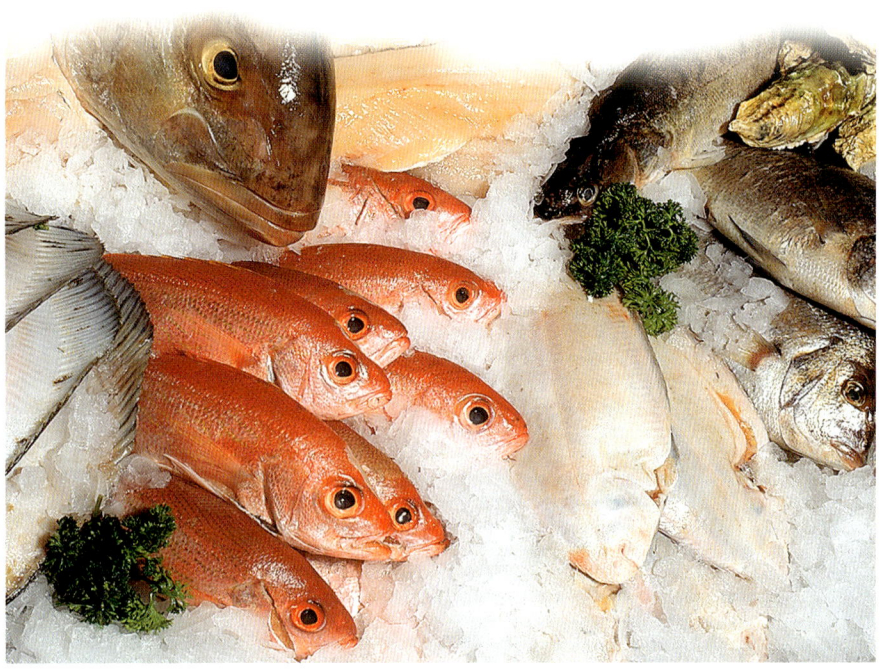

der Körper zu wenig Jod, kann es zu Symptomen einer Schilddrüsenunterfunktion oder zur Bildung eines Kropfes (Struma) kommen. Besonders bei Kindern besteht die Gefahr, dass sich die geistige Entwicklung verzögert. In ganz extremen Fällen kommt es zur Entstehung einer Entwicklungsstörung bei Kindern, dem Kretinismus.

Doch ab und an kommt Kritik an der künstlichen Jodzusetzung auf. Dabei fallen Schlagwörter wie Jodallergie oder Jodakne. Eine Allergie gegen das Element Jod kann aus wissenschaftlicher Sicht ausgeschlossen werden. Weder Jod selbst noch Jodsalz sind in der Lage, Allergien auszulösen, da beide Faktoren quasi frei von Proteinen, echte Allergene hingegen fast ausschließlich Proteine sind. Tatsächlich gibt es aber Allergien gegen bestimmte Produkte, die besonders in der Medizin oder Pharmazie zum Einsatz kommen, wie z. B. Röntgen-Kontrastmittel, jodhaltige Desinfektionsmittel oder bestimmte jodhaltige Medikamente. Doch auch Menschen, die eine Allergie gegen diese speziellen Stoffe entwickelt haben, reagieren auf keinen Fall allergisch auf jodiertes Speisesalz. Da in jodiertem Speisesalz keinerlei Eiweißbausteine enthalten sind, gegen die das Abwehrsystem Antikörperreaktionen einleiten kann, ist eine Allergie auf jodiertes Speisesalz hundertprozentig ausgeschlossen.

Die Jodakne tritt nur bei extrem hoher Jodaufnahme auf. Dabei muss man aber schon mehrere Milligramm pro Tag konsumieren, also täglich über 50 Gramm Salz. Das schafft sicher niemand freiwillig, und auch mit Hilfe von Jodtabletten ist eine solche Menge recht schwierig zu erreichen. Zur Vermeidung eines Jodmangelstrumas werden täglich nur 100 bis 200 Milligramm in Tablettenform verabreicht.

Im Allgemeinen nehmen wir eher zu wenig als zu viel Jod auf. Die Entstehung eine Jodakne oder einer „Jodallergie" durch jodiertes Speisesalz ist demnach ausgeschlossen.

11.5 Unsere Körper sind zu sauer

Es gibt Menschen, die einfach immer sauer sind. Und das auf alles und jeden, der ihnen in den Weg kommt. Aber deshalb ist ihr natürliches Regulationssystem des Säure-Base-Haushalts noch lange nicht gestört. Theorien besagen, dass wir uns selbst mit „schlechter" Ernährung übersäuern können. Auch das ist eher unwahrscheinlich, da zwei wichtige Körperorgane, die Lunge und die Niere, einen solchen Effekt stets vermeiden. 13.000 mmol Kohlendioxid und 40 bis 60 mmol Protonen fallen täglich in unserem Körper an. Das Kohlendioxid ist im Gleichgewicht mit der Kohlensäure im Körper und kann daher eine Änderung des pH-Wertes in der Körperflüssigkeit bewirken. Damit dies vermieden wird, gibt es in diesen Flüssigkeiten verschiedene Puffersysteme, die einen konstanten pH-Wert garantieren. Die Zellen können die anfallenden Säuren oder Basen längerfristig puffern, und das Kohlendioxid wird relativ rasch über die Lunge abgeatmet.

Eines der wichtigsten Systeme zur Säureregulation im Körper ist die Niere. Besonders Eiweiße haben durch die beim Abbau entstehende Harnsäure ein erhöhtes Säurepotenzial. Aber selbst bei extrem eiweißreicher Ernährung würde es ein gesunder Mensch nie schaffen, seine Niere zu überlasten, so dass der Körper übersäuert würde. Damit fällt die Übersäuerung von Migränepatienten oder Menschen mit Konzentrationsschwächen und anderen unspezifischen Symptomen als Ursache weg. Basenpulver-Vertreiber begründen aber gerade mit diesen Argumenten die Wichtigkeit ihres Produkts. Sehr oft hängen die oben erwähnten Krankheitssymptome mit einer zu geringen Flüssigkeitsaufnahme und einem niedrigen Blutdruck zusammen. Es ist in jeder Hinsicht wichtig, immer ausreichend zu trinken, was aber mit dem Thema „Übersäuerung" nichts zu tun hat. Natürlich sollte man bei Krankheitssymptomen in jedem Fall einen Arzt konsultieren. Die einzelnen pH-Werte des Magen-Darm-Traktes sind relativ fest eingestellt, so dass das Basenpulver wahrscheinlich noch nicht einmal die Magen-Passage übersteht.

Doch natürlich ist die Modeerscheinung „Übersäuerung" kein Phänomen, das grundlos entstanden ist. Menschen mit eingeschränkter bzw. gestörter Nierenfunktion, Diabetiker und Leistungssportler kennen diese Thematik zur Genüge. Auch bei älteren Menschen wurde mitunter festgestellt, dass deren Niere schlechter in der Lage war, die „überschüssige" Säure auszuscheiden. Doch bisher konnte man noch keine dauerhaft negativen Auswirkungen auf den Körper ergründen. Wichtig ist für diese Personengruppe, eine ausgewogene Nahrungsmittelauswahl zu treffen. Auch im Alter sollte man auf ausreichend Obst und Gemüse nicht verzichten und bekömmliche und gut kaubare Sorten bevorzugen.

Übrigens ist Natron das einfachste, unbedenklichste und billigste Basenpulver, das man käuflich erwerben kann. Wenn Sie also nach wie vor der Meinung sind, dass Sie (wenn auch völlig sinnlos) unbedingt Basenpräparate benötigen, dann nehmen Sie bitte wenigstens eins, das Ihren Geldbeutel nicht unnötig belastet.

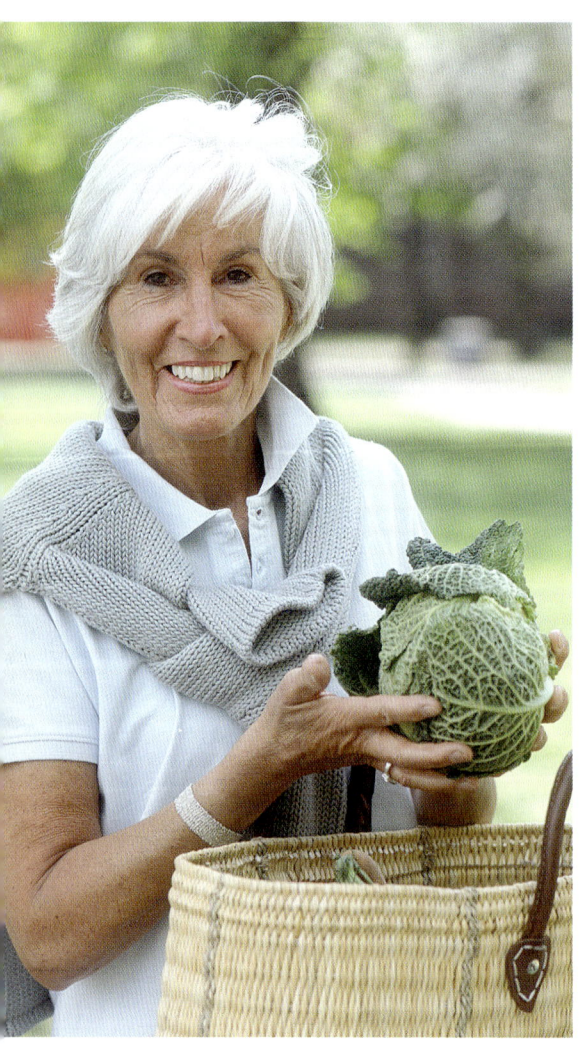

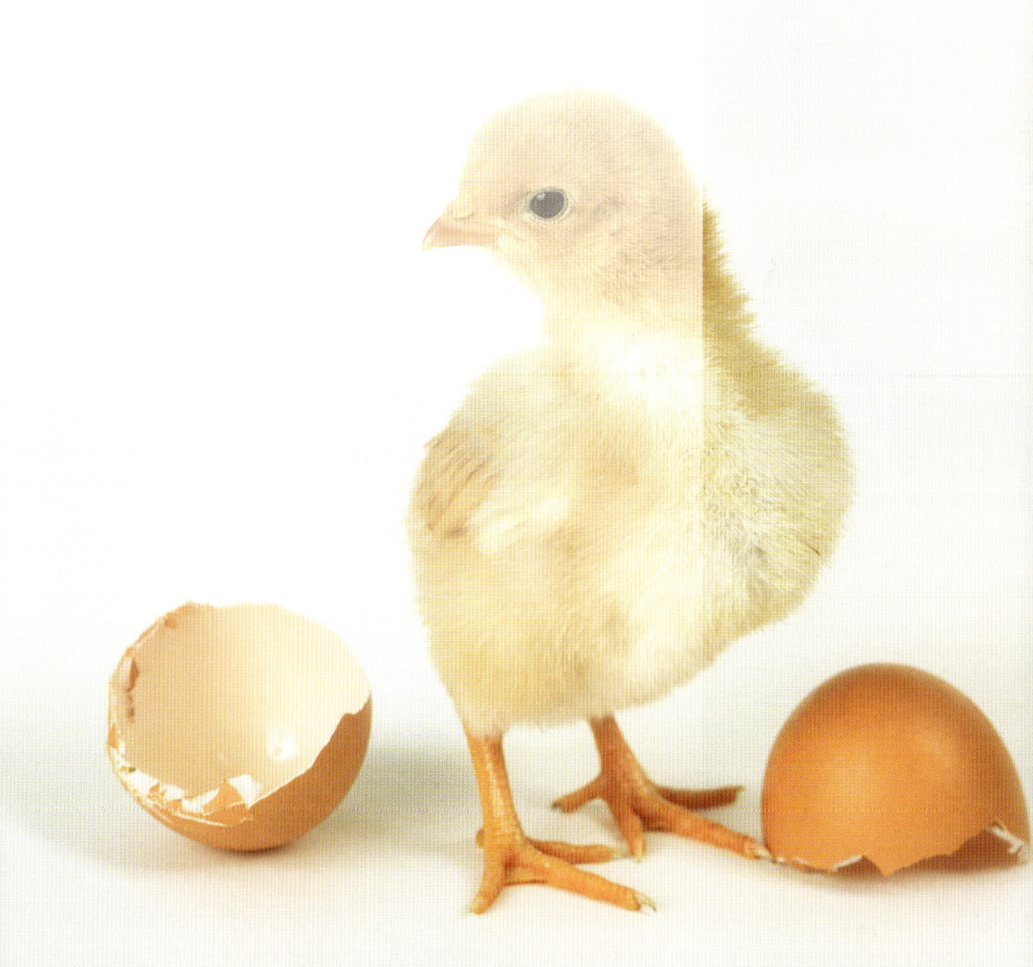

12.1 Eier erhöhen den Cholesterinspiegel

Eier enthalten Cholesterin. Ein zu hoher Cholesterinspiegel beim Menschen zählt zu den bekannten Risikofaktoren beispielsweise für Arteriosklerose (Arterienverkalkung). So weit, so richtig. Doch wenn Sie nun aufgrund dieser beiden Erkenntnisse glauben, dass Eier oder zu viele davon für einen zu hohen Cholesterinspiegel im Blut verantwortlich seien, sitzen Sie einem Ernährungsmärchen auf.

Eier gehören aufgrund ihres hohen Eiweißgehalts und ihrer wertvollen Inhaltsstoffe – sie enthalten mit Ausnahme von Vitamin C alle Vitamine und Mineralstoffe – zu den biologisch hochwertigen Nahrungsmitteln und werden zu Unrecht verteufelt.

Eiweiß (Protein) ist für den menschlichen Körper lebensnotwendig: Das Eiweiß des Hühnereies ist für den Menschen sehr gut verdaulich und verwertbar. Ein Ei der Gewichtsklasse L deckt den Tagesbedarf eines Erwachsenen z. B. an Vitamin A zu 38 Prozent, an Vitamin E zu 20 Prozent, an Eisen zu 30 Prozent und an Eiweiß zu 16 Prozent. Außerdem ist die biologische Wertigkeit des Proteins eines solchen Eies höher als die von Milch, Fleisch oder Fisch.

Das Hühnerei weist insgesamt ein nahezu ideales Fettsäuremuster auf. Ein Hühnerei enthält 1,7 Gramm gesättigte Fettsäuren, 2,2 Gramm einfach ungesättigte Fettsäuren und 0,8 Gramm mehrfach ungesättigte Fettsäuren.

Eigelb und Eiklar haben jedoch eine unterschiedliche Zusammensetzung: Der Protein-, Kalzium- und Eisengehalt ist im Eidotter höher als im Eiklar. Fett ist im Eiklar nur in Spuren, im Eigelb dagegen in Verbindung mit Lecithin und Cholesterin reichlich vorhanden.

Und damit sind wir bei unserem Thema: Je nach Gewichtsklasse beträgt der Cholesteringehalt eines Eies 200 bis 300 Milligramm. Durch diesen recht hohen Cholesteringehalt ist das Ei in früheren Jahren zu Unrecht, wie inzwischen in verschiedenen Studien nachgewiesen wurde, in Verruf geraten.

Die Cholesterinzufuhr mit der Nahrung beträgt in der Regel zwischen 500 und 750 Milligramm pro Tag. In der Leber und im Darm bildet der Körper täglich etwa 600 bis 900 Milligramm. Damit fallen pro Tag rund 1,1 bis 1,6 Gramm Cholesterin an.

Cholesterin ist eine biologisch unentbehrliche Substanz im menschlichen Körper. Sie erfüllt wichtige Aufgaben beim Bau der Zellen und Nervenbahnen. Ferner werden auch viele Hormone so-wie Vitamin D daraus synthetisiert. Der menschliche Organismus bildet jedoch ständig große Mengen Cholesterin und ist daher nicht auf eine externe Zufuhr angewiesen. Der Blutcholesterinspiegel wird beim gesunden Menschen durch einen körpereigenen Regulationsmechanismus gesteuert. Dieser sorgt dafür, dass die Bilanz zwischen Aufnahme und Ausscheidung oder Umsetzung ausgeglichen ist.

Beim Menschen hat das Cholesterin, das mit der Nahrung aufgenommen wird, nur einen geringen Einfluss auf die Höhe des Blutcholesterinspiegels: Bei einer Erhöhung der Cholesterinzufuhr um 100 Milligramm pro Tag steigt der Cholesterinspiegel um etwa 2 mg/dl (= Deziliter). Folglich kann auch eine drastische Reduktion der Cholesterinaufnahme den Blutcholesterinspiegel nur wenig senken.

Neue Forschungen haben ergeben, dass der größte Anteil des Cholesterins im Darmtrakt gar nicht aufgenommen wird, denn Hühnereier enthalten auch Lecithin, das die Aufnahme des Cholesterins an der Darmwand hemmt. Somit wird das nicht aufgenommene Cholesterin wieder ausgeschieden.

Sobald dem Körper über die Nahrung mehr Cholesterin zugeführt wird, als er benötigt, bilden sich Stoffe, die die Cholesterinsynthese hemmen. Dabei aktiviert der Körper Abbaumechanismen, die mit Hilfe der Gallensäuren eine vermehrte Ausscheidung von Cholesterin über den Darm bewirken.

Eine Langzeitstudie von Professor Dr. Walter Willett von der Harvard Medical School, USA, bei der 80 000 Frauen und 38 000 Männer in den USA untersucht wurden, hat bestätigt, dass die Menge des über die Nahrung aufgenommenen Cholesterins bei gesunden Menschen einen äußerst geringen Einfluss von nur zwei Prozent auf den Cholesterinspiegel im Blut hat. Die restlichen 98 Prozent werden von körpereigenen Mechanismen bestimmt.

Im Rahmen der vorliegenden Studie, die im April 1999 im renommierten Journal of the American Medical Association veröffentlicht wurde, notierten die Forscher über einen Zeitraum von 14 Jahren den Eikonsum von 80 082 Krankenschwestern und über acht Jahre von 37 851 Ärzten aus den gesamten USA. Die Anzahl der verzehrten Eier reichte dabei von weniger als einem Ei pro Woche bis zu mehr als einem Ei pro Tag. Parallel dazu wurden auftretende Arteriosklerose sowie Herzinfarkte aufgezeichnet.

Das Ergebnis: Selbst mehrere Eier täglich erhöhen für einen gesunden Menschen nicht das Risiko, an Arteriosklerose zu erkranken oder gar einen Herzinfarkt zu erleiden. Bei den Frauen traten in der Gruppe mit dem höchsten Eierkonsum (mehr als eines pro Tag) die wenigsten gesundheitlichen Probleme auf, so dass mit steigendem Eierverzehr das Herzinfarktrisiko beim weiblichen Geschlecht sogar abzunehmen scheint.

Der größte Teil der Bevölkerung zeigt überhaupt keine Reaktion auf die Aufnahme von Cholesterin mit der Nahrung! Einige reagieren sogar mit einer Senkung des Cholesterinspiegels. Die insbesondere in tierischen Fetten enthaltenen gesättigten Fette erhöhen den Blutfettspiegel erheblich, das zugeführte Cholesterin dagegen nur in geringem Maße. Des Weiteren vermindert das im Hühnerei enthaltene Lecithin die Aufnahme der kompletten Cholesterinmenge des Eies durch den Körper.

So ergab sich unter experimentellen Bedingungen bei einer Erhöhung der Cholesterinzufuhr um 100 Milligramm – beispielsweise von 300 auf 400 Milligramm Cholesterin – bei sonst unveränderter Kost im Durchschnitt eine um 2 mg/dl höhere Cholesterinkonzentration im Blut, z. B. ein Anstieg von 240 auf 242 mg/dl. Wer statt 400 nur 300 Milligramm konsumierte, konnte mit einem um 2 mg/dl gesenkten Cholesterinspiegel rechnen.

Andere Nahrungsbestandteile haben eine weit größere Auswirkung auf den Cholesterinspiegel. So senken Cholesterin bindende Ballaststoffe, die in Salat, Gemüse oder Obst, Haferflocken, Müsli, Vollkornbrot usw. enthalten sind, den Cholesterinspiegel.

Insgesamt ist ernährungswissenschaftlich davon auszugehen, dass Hühnereier keinen signifikanten Einfluss auf die Höhe des Cholesterinspiegels haben. Nach Berichten amerikanischer Forscher soll das im Ei vorhandene Lecithin den Mechanismus in der Darmwand sogar hemmen, der für die Aufnahme von Cholesterin verantwortlich ist. Dies kann den scheinbar widersprüchlichen Zusammenhang aufdecken, warum Eier trotz relativ hohem Cholesteringehalt nicht zu einem Anstieg des Blutcholesterinspiegels führen. Die American Heart Association bestätigt, dass Cholesterin im Ei kein Risiko für den Herzinfarkt darstellt, und hält ein Ei pro Tag für gesünder als nur drei Eier in der Woche.

In zwei groß angelegten Kohortenstudien bestätigten amerikanische Wissenschaftler die Vermutung, dass der Cholesterinspiegel zu überwiegenden Teilen von körpereigenen Mechanismen, und weniger von der Cholesterinaufnahme mit der Nahrung abhängt.

Eine Zufuhr von Cholesterin durch die Nahrung in Form von Hühnereiern ist – trotz individueller genetischer Unterschiede – bei der Mehrzahl der Menschen unbedenklich, da 80 bis 85 Prozent der Bevölkerung intakte Körperreaktionen besitzen, die sowohl Nahrungscholesterin als auch körpereigene Cholesterinsynthese lenken. Zugleich kann der Verzehr von Nahrungsmitteln mit Cholesterin bindenden Ballaststof-fen, wie sie in Vollkornbackwaren, Gemüse oder Obst vorkommen, ausgleichend und sogar senkend wirken.

Statt also Angst vor dem Verzehr von Eiern zu haben, sollte sich die Mehrzahl der Bevölkerung nicht den Genuss verderben lassen: Lassen Sie sich ruhig ein Ei pro Tag schmecken!

12.2 Eier von glücklichen Hühnern schmecken besser

Die (politisch) erwünschte Haltungsform von Legehennen ist die Freiland- oder Bodenhaltung. Nur diese Haltungsformen werden für gut befunden, und die Käfighaltung wird zugleich verteufelt. Denn Eier, die von so genannten glücklichen Hühnern stammen, die in Boden- oder Freilandhaltung gehalten werden, stammen angeblich nicht nur aus der für die Hennen besseren und gesünderen Haltungsform, sondern schmecken auch noch besser und sind gesünder.

Doch die Wirklichkeit sieht anders aus. Die EU-Vorgabe über den Ausstieg und das Verbot der herkömmlichen Käfighaltung aus dem Jahre 1999 haben die deutschen Legehennenhalter mitgetragen. Der nationale Alleingang Deutschlands: Die herkömmliche Käfighaltung soll schon zum 1. Januar 2007 – fünf Jahre früher als in der restlichen EU – verboten, und die so genannten „ausgestalteten Käfige" nicht zugelassen werden. Dennoch wurde in Deutschland aufgrund einer Initiative der Legehennenhalter eine neue Haltungsform für Legehennen in einem geschlossenen System entwickelt, die so genannte (Klein-) Gruppenhaltung, die die ausgestalteten Käfige – die übrigens Bestandteil der EU-Hennenhaltungsrichtlinie sind – zur Grundlage hat. Diese bietet den Hennen mehr Platz, Sitzstangen, verbesserte Nester zur ungestörten Eiablage und Einstreu zum Scharren und Staubbaden.

Jüngste wissenschaftliche Ergebnisse zeigen, dass diese ausgestalteten Käfige und mehr noch ihre Fortentwicklungen, die (Klein-) Gruppenhaltungen, die Forderungen des Tierschutzes nach Ausübung arteigener Verhaltensweisen berücksichtigt und zugleich auch Vorteile gegenüber der herkömmlichen Käfig-

haltung hinsichtlich Tiergesundheit, Arzneimitteleinsatz, Produktqualität, Tierbetreuung und Umweltschutz aufweist. Studien und Versuchsreihen, die alle zurzeit praktizierten Haltungsformen von Legehennen nach Krankheitserscheinungen und Mortalitätsraten untersuchten, kommen zu dem Ergebnis, dass diese möglicherweise die tiergerechteste Haltungsform darstellt.

Vergleicht man die verschiedenen Haltungsformen miteinander, ergibt sich demnach ein differenzierteres Bild.

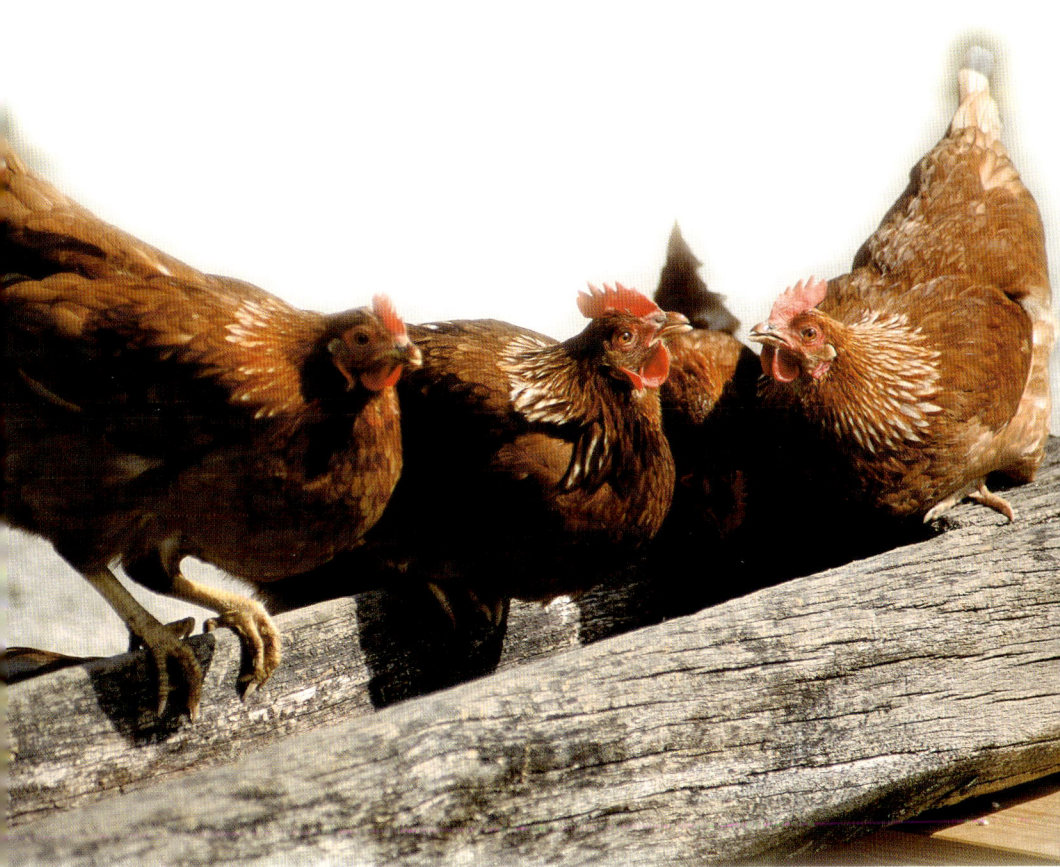

Herkömmliche Käfighaltung

Die Käfige sind mit Futtertrog, Tränke und einem leicht geneigten Gitterboden versehen, über den die Eier auf ein Sammelband rollen. Der Kot der Tiere fällt durch das Gitter und wird über ein Band entsorgt. Pro Käfig werden üblicherweise vier bis sechs Tiere gehalten.

Vorteile: Trennung der Tiere von ihren Ausscheidungen, problemlose Reinigung der Ställe, minimale Staubbelastung für Mensch und Tier, weniger sozialer Stress, gezielte Behandlung erkrankter Tiere und damit bessere Gesundheitskontrolle.

Nachteile: Beschränkung der natürlichen Verhaltensweisen der Hühner – etwa durch den Verzicht auf Einstreu oder Nester.

Bodenhaltung

In der Bodenhaltung leben maximal neun Hennen auf einem Quadratmeter Fläche eines geschlossenen Stalls, der sie vor Witterung und natürlichen Feinden schützt. Auch eine Nutzung mehrerer Ebenen ist erlaubt, maximal 18 Tiere pro Quadratmeter Stallgrundfläche dürfen gehalten werden.

Vorteile: Innerhalb des Stalles können sich die Tiere frei bewegen. Die Ausstattung mit Legenestern, Sitzstangen und Einstreu ermöglicht den Hennen, ihren natürlichen Verhaltensweisen nachzugehen.

Nachteile: Kämpfe um die Rangordnung machen das umstrittene „Schnabelkürzen" bei Legehennen erforderlich. Der Kontakt zwischen Tieren und ihren Ausscheidungen begünstigt die Ausbreitung von infektiösen Krankheiten und Parasiten, Gefahr des „Arzneimittelrecycling" (Wiederaufnahme von Mitteln gegen Infekte), ferner deutliche Verluste durch verschmutzte und beschädigte Eier, deutlich höherer Aufwand als die Käfighaltung.

Freilandhaltung

Die Ställe der Freilandhaltung entsprechen in ihrer Ausstattung den Anforderungen der Bodenhaltung. Pro Henne sind vier Quadratmeter Auslauffläche vorgesehen. Die Tiere können sich dabei jederzeit in den Stall zurückziehen.

Vorteile: In der Freilandhaltung haben die Tiere tagsüber freien Zugang zu einem größtenteils bewachsenen Auslauf, der ggf. über Unterschlupfmöglichkeiten und Tränken verfügt.

Nachteile: Rangordnungskämpfe, Kannibalismus und Infektionsgefahr durch den Kot der Hennen und den Kontakt zu frei lebenden Tieren und deren Ausscheidungen. Gesundheits- und Hygienerisiken durch Witterungsbedingungen (Zugluft, Nässe, Unterkühlung). Hohe Belastung der Böden durch die unkontrollierbaren Ausscheidungen der Tiere.

Ausgestalteter Käfig

Der ausgestaltete Käfig gemäß EU-Vorgaben hat eine Käfigfläche von 750 cm^2 pro Tier bei einer Gesamtfläche von mindestens 2 000 cm^2 und ist mit einem Nest, einem Einstreubereich und Sitzstangen ausgestattet.

Die deutsche Geflügelwirtschaft hat ein Modellvorhaben „ausgestalteter Käfig" ins Leben gerufen, mit dem Ziel, die praktische Erprobung und Entwicklung dieser neuen Haltungsform wissenschaftlich zu begleiten.

Auf insgesamt sechs Betrieben wurden verschiedene Varianten des ausgestalteten Käfigs eingerichtet und während des Untersuchungszeitraums teil-

Daten rund um Huhn und Ei

Bestand an Legehennen	48,6 Millionen
Eierverbrauch je Kopf	217 Eier/Jahr
Marktanteil deutscher Eier	64,6 %
Legehennen nach Haltungsformen:	
Käfighaltung	83,9 %
Bodenhaltung	7,4 %
Freilandhaltung	8,6 %
Eierproduktion in Deutschland	
2002	11,5 Milliarden
2007	(bei Käfigverbot): ca. 5 Milliarden

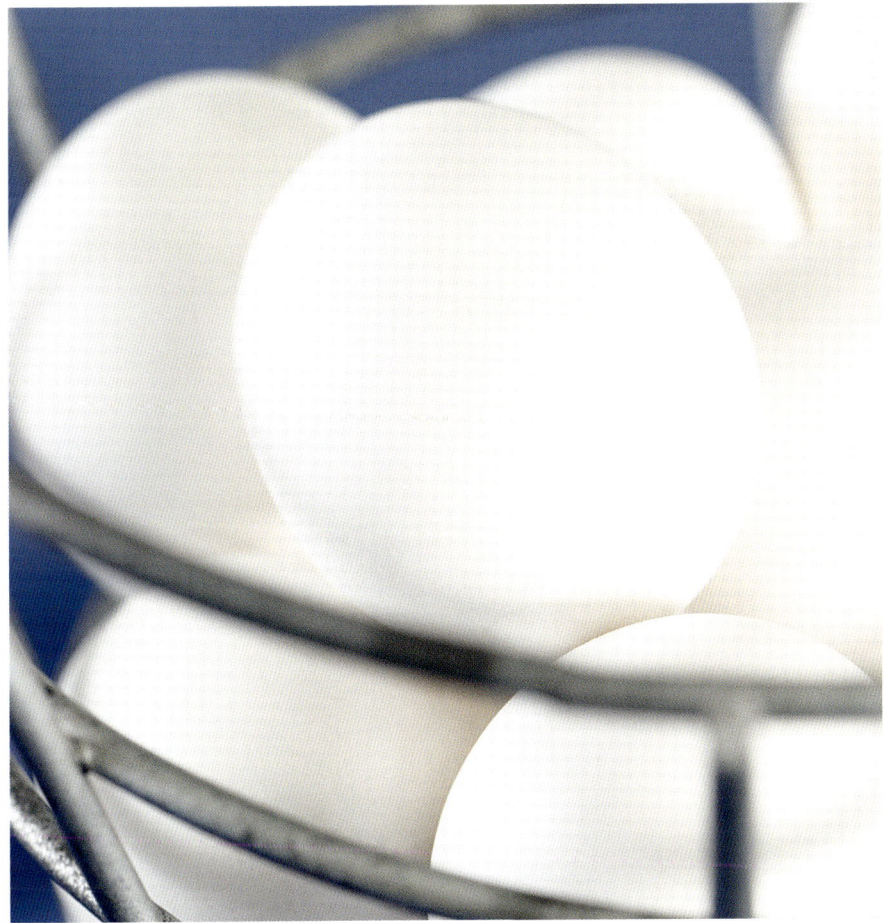

weise in Richtung einer funktionierenden Gruppenhaltung weiterentwickelt. Der Abschlussbericht der Bundesforschungsanstalt für Landwirtschaft (FAL) kommt bei Berücksichtigung von Produktion, Tierverhalten, Hygiene und Ökonomie zu einem grundsätzlich positiven Ergebnis und empfiehlt ausdrücklich die Weiterentwicklung dieses Haltungssystems.

Diese Empfehlung wird insbesondere auch bei der Frage nach der notwendigen medizinischen Versorgung der Hennen unterstrichen: So wurde in den Bodenhaltungssystemen ein höherer Anteil bestimmter Impfungen und Behandlungen der Tiere festgestellt als in der konventionellen und der ausgestalteten Käfighaltung. Dasselbe gilt auch für die „Verluste pro 1 000 Anfangshennen", die ebenfalls in den Käfighaltungssystemen deutlich geringer ist als bei der Bodenhaltung.

Wenn an dem Verbot dieser Haltungsform ab 2007 in Deutschland festgehalten wird, werden von derzeit 11,5 Milliarden Eiern zukünftig nur noch fünf Milliarden in Deutschland erzeugt werden. Die erhebliche Einschränkung des Angebots von Eiern aus heimischer Erzeugung steht im Übrigen eindeutig im Widerspruch zum Wunsch der Verbraucher, deutsche Eier aus streng kontrollierter, regionaler Erzeugung kaufen zu können.

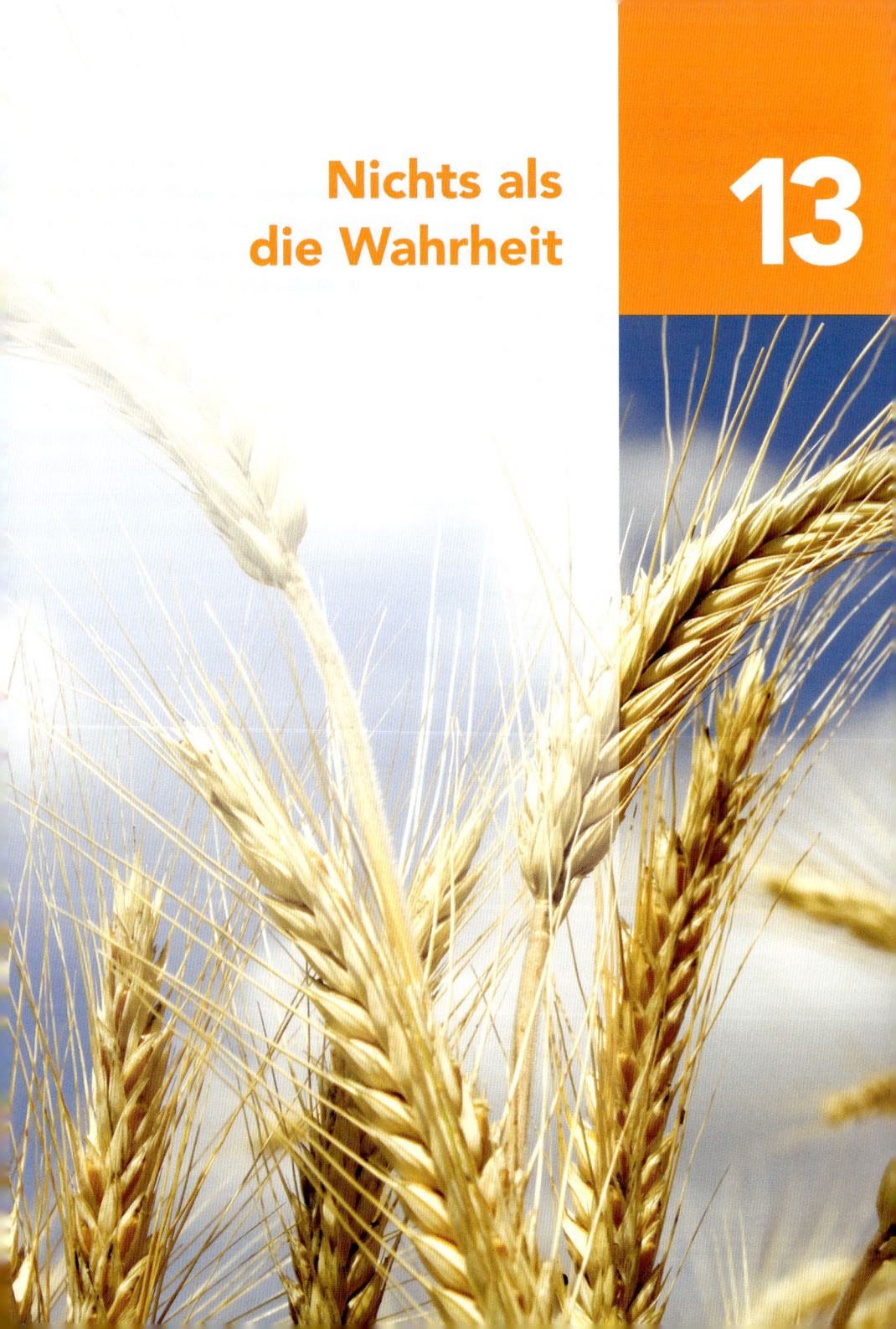

Nichts als
die Wahrheit

13

Wir haben für den geneigten Leser eine Zusammenstellung moderner Ernährungswahrheiten verfasst, die einer wissenschaftlichen Überprüfung Stand hält. In der Wissenschaft ist vieles relativ und einem Wandel unterworfen. Trotzdem gibt es Ernährungsregeln, die allgemein anerkannt sind. Essen Sie sich einfach gesund!

13.1 Gesunde Lebens- und Ernährungsweise erhält oder macht gesund

Nach einer Studie des Bundesministeriums für Gesundheit stehen 64,4 Prozent der Todesfälle in Deutschland in direktem oder indirektem Zusammenhang mit Fehl- oder Überernährung und ernährungs(mit-)bedingten Krankheiten.

Eine Vielzahl wissenschaftlicher Untersuchungen zeigt, dass gesunde Lebensführung, die eine gesunde Ernährungsweise einschließt, Krankheiten vorbeugen kann oder bei deren Behandlung hilft. Natürlich ist bei den meisten Erkrankungen nicht möglich, allein durch eine gesunde Ernährungsweise, ihre Entstehung auszuschließen. Die meisten Erkrankungen sind multifaktoriell bedingt und die Nahrung spielt meist nur eine Rolle. Natürlich ist es beispielsweise nicht möglich, durch mehr Gemüse und Obst bestimmte Krebserkrankungen auszuschließen. Durch wenig Gemüse und Obst steigt aber die Wahrscheinlichkeit, bestimmte Krebserkrankungen zu entwickeln. Daher gilt: Mehr Gemüse und Obst bedeuten mehr Gesundheit. Momentan essen nur zwei Prozent der Bevölkerung ausreichend Gemüse und Obst.

Eine weitere Studie des Bundesministeriums für Gesundheit zeigt, dass schon Anfang der neunziger Jahre des vergangenen Jahrhunderts ein Drittel der Kosten im Gesundheitswesen auf Fehlernährung und ernährungs(mit)bedingte Erkrankungen zurückzuführen waren. Der Naturwissenschaftler Professor Dr. Rudolf Schmitz hat die fehlernährungsbedingten (direkt und indirekt) Kosten für das Jahr 2006 auf mindestens 80 Milliarden Euro hochgerechnet.

Erschreckend ist, dass nur 15 Prozent der stark übergewichtigen Menschen eine normale Lebenserwartung erreichen. Aber auch Übergewicht ist multifaktoriell bedingt und die Bedeutung der Ernährung für die Entstehung und den Abbau von Übergewicht wird allgemein überschätzt. Das heißt nicht, dass Sie alles und in jeder Menge essen dürfen

Ernährungs(mit)bedingte Krankheiten

Zu viele Kalorien	Übergewicht/Adipositas (BMI > 27)
Zu viel (bestimmte) gesättigte Fettsäuren	Diabetes mellitus Typ 2
Zu viel Purinkörper	Hyperurikämie und Gicht
Zu viel Alkohol	erhöhte Triglyzeridwerte
Zu wenig Ballaststoffe	Verstopfung
Zu wenig Gemüse	Darmkrebs
Zu wenig Obst	Nahrungsmittelunverträglichkeiten und -allergien
Zu wenig Vitamine und Mineralstoffe	Mangelerkrankungen

ohne zuzunehmen. Um Übergewicht wirksam und dauerhaft abzubauen, bedarf es neben einer lebenslangen (sonst ist es ohnehin sinnlos) Umstellung des Ernährungsverhaltens mehr Bewegung. In der Regel sind zudem eine Verhaltenstherapie und/oder psychologische Beratung notwendig, denn das Fehlverhalten, das zu einer überreichlichen Kalorienaufnahme bei gleichzeitig erniedrigtem Bedarf geführt hat, muss ausgeräumt werden. Übrigens: Nicht Fett macht uns fett, sondern eine oberhalb des Bedarfs liegende Energiezufuhr, denn eine Kalorie ist eine Kalorie.

Grundsätzlich bleibt festzustellen, dass es keine Lebensmittel gibt, die gesund oder ungesund sind. Auch Butter, Salz, Alkohol und Zucker sind nicht grundsätzlich ungesund oder gar gefährlich. Genauso, wie Tomaten, Äpfel oder Broccoli im Übermaß nicht gesund sind. Der Ausspruch von Paracelsus „All Ding' sind Gift und nichts ohn' Gift; allein die Dosis macht, dass ein Ding kein Gift ist" gilt für die Ernährungsweise in besonderem Maße. Es gibt keine guten und bösen oder gesunden und ungesunden Lebensmittel. Vielmehr kommt es darauf an, möglichst vielseitig zu essen und jedes Extrem zu vermeiden. Das menschliche Gebiss zeigt, dass der Mensch ein Alles(fr)esser ist. In keinem Falle ist der Mensch als Vegetarier konzipiert – was aber nicht heißt, dass Vegetarier ungesund leben.

13.2 Modell zu einer gesunden Ernährungsweise

Fern von Ernährungsmärchen, Werbebotschaften und Lobbyismus-Abhängigkeit haben die Wissenschaftler und Praktiker der Gesellschaft für Ernährungsmedizin und Diätetik ein neues, wissenschaftlich begründetes Modell zu einer gesunden Ernährungsweise entwickelt. Mit der neu konzipierten Ernährungspyramide liegt ein Modell zur gesunden Ernährungsweise vor, das Speisen und Getränke, Bewegung und – soweit notwendig – Vitamin- und Mineralstoffsubstitution berücksichtigt. Es bezieht aktuelle ernährungswissenschaftliche Erkenntnisse mit ein und unterscheidet sich deutlich von den bisherigen Ernährungsmodellen.

Die Pyramide hat vier Stufen, die auf einer Basis ruhen. Die grün umrandeten Pyramidenstufen enthalten die Lebensmittel, die Sie täglich – reichlich oder in Maßen – verzehren sollten. Die Lebensmittel in der Spitze, die rot umrandet ist, sollten Sie dagegen möglichst meiden. Die meisten Krankheiten, die im Zusammenhang mit der Ernährungsweise stehen, haben mehrere Ursachen. Daher kann die Ernährungsweise allein auch keinen hundertprozentigen Schutz gegen sie darstellen. Die Wahrscheinlichkeit, durch eine gesunde Ernährungsweise nach der aktuellen Ernährungspyramide ernährungs(mit-)bedingten Krankheiten vorzubeugen, ist aber immens hoch. Grundsätzlich gesichert ist, dass eine Ernährungsweise, die ausgewogen und vielseitig ist, gesundheitsförderlich ist. Außerdem sollte es nicht zu Mangelzuständen bei Vitaminen und Mineralstoffen kommen. Wissenschaftlich eindeutig ist, dass eine vermehrte Fischzufuhr – insbesondere fetter Fisch wie Lachs, Hering, Makrele – durch die enthaltenen Omega-3-Fettsäuren positiv für den menschlichen Organismus ist. Eine ausreichende Flüssigkeitszufuhr sollte täglich gewährleistet

sein. Der Genuss von 750 Gramm Gemüse und Obst sollte täglich stattfinden. Hier sind insbesondere grünblättrige Gemüse zu bevorzugen. Außerdem ist der Konsum von fettarmen Milchprodukten gesundheitsförderlich. Alkohol sollte überhaupt nicht oder regelmäßig in minimalen Mengen konsumiert werden.

Die Basis der Ernährungspyramide

Die Basis jedes gesunden Lebensstils bildet ausreichende tägliche Bewegung. Besonders empfehlenswert sind Ausdauersportarten wie Joggen, Walken, Nordic Walking, Schwimmen oder Rad fahren. Ausdauersport stärkt Herz und Kreislauf,

fördert die Durchblutung, die Kraft und die Elastizität der Muskulatur, stärkt das Immunsystem, verbessert die, senkt den Blutzucker und Blutdruck, verbessert die Insulinwirkung, fördert die Verdauung und hebt die Stimmung – und natürlich hilft er, Übergewicht abzubauen oder gar nicht erst entstehen zu lassen. Die Muskulatur verbraucht reichlich Energie. Bewegen Sie sich so oft wie möglich! Mindestens dreimal pro Woche, am besten aber täglich sollten Sie idealerweise für etwa 30 bis 45 Minuten Ihren Puls in Schwung bringen (maximale Pulsfrequenz 220 minus Lebensalter; Einsteiger sollten nur bis ca. 60 Prozent der maximalen Pulsfrequenz ge-

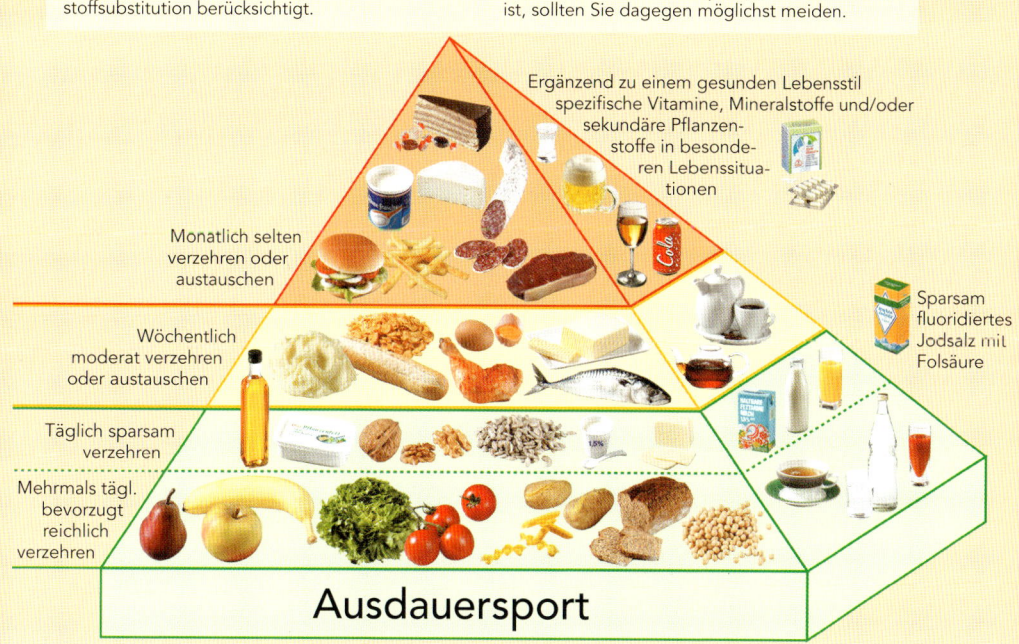

Mit der aktuellen, von der Gesellschaft für Ernährungsmedizin und Diätetik e.V. konzipierten Ernährungspyramide liegt erstmalig ein Modell zur gesunden Ernährungsweise vor, das Speisen und Getränke, Bewegung sowie Vitamin- und Mineralstoffsubstitution berücksichtigt.

Die Pyramide hat vier Stufen, die auf einer Basis ruhen. Die grün umrandeten Pyramidenstufen enthalten die Lebensmittel, die Sie täglich – reichlich oder in Maßen – verzehren sollten. Die Lebensmittel in der Spitze, die rot umrandet ist, sollten Sie dagegen möglichst meiden.

Ergänzend zu einem gesunden Lebensstil spezifische Vitamine, Mineralstoffe und/oder sekundäre Pflanzenstoffe in besonderen Lebenssituationen

Monatlich selten verzehren oder austauschen

Wöchentlich moderat verzehren oder austauschen

Sparsam fluoridiertes Jodsalz mit Folsäure

Täglich sparsam verzehren

Mehrmals tägl. bevorzugt reichlich verzehren

Ausdauersport

hen!). Es ist sinnvoll, sich an der frischen Luft zu bewegen und durch eine gute Sonneneinstrahlung auch die körpereigene Vitamin-D-Synthese zu fördern. Das beugt der Osteoporose vor.

Stufe 1: Mehrmals täglich reichlich essen und trinken

- Gemüse und Obst: reich an bestimmten Vitaminen, Mineralstoffen und sekundären Pflanzenstoffen: geringe Kaloriendichte, niedriger glykämischer Index und niedrige glykämische Ladung
- Grobe Vollkornprodukte, Pellkartoffeln und Hülsenfrüchte: komplexe Kohlenhydrate, sekundäre Pflanzenstoffe, Ballaststoffe und pflanzliches Eiweiß

Die Grundlage einer gesunden Ernährungsweise sind reichlich Gemüse und Obst. Beides enthält viele verschiedene Vitamine und Mineralstoffe, aber auch viel Wasser und verschiedene Ballaststoffe, hat daher also eine geringe Kaloriendichte. Sättigend, kalorienarm und lecker: Also greifen Sie zu, und essen Sie davon, so viel Sie möchten! Um viele der gesunden Inhaltsstoffe zu erhalten, sollten Sie möglichst frisches Gemüse und Obst kaufen und einen großen Anteil davon roh verzehren. Grundsätzlich sollte in einer ausgewogenen Ernährung Gemüse und Obst in roher und gekochter Form verzehrt werden. Tiefkühlware ist zu lange gelagertem Gemüse vorzuziehen. Aber auch Gemüse und Obst aus Konserven ist gesund. Garen Sie Gemüse so kurz wie möglich und schonend in wenig Wasser, vermeiden Sie Warmhaltezeiten. Eine Vielzahl von Studien zeigen, dass bei geringer Gemüse- und Obstaufnahme bestimmte Krankheiten (insbesondere bestimmte Krebserkrankungen, Herz-Kreislauf-Erkrankungen und Diabetes mellitus Typ 2) häufiger vorkommen als bei Menschen, die reichlich davon verzehren. Essen Sie täglich mindestens insgesamt ein Kilogramm Gemüse, Obst und Pellkartoffeln.

Zusätzlich sollten Sie reichlich Lebensmittel mit komplexen Kohlenhydraten essen. Diese finden Sie in groben Vollkornprodukten (aber auch Weißmehl- und Mischprodukte können natürlich verzehrt werden), Hülsenfrüchten und Pellkartoffeln, die außerdem pflanzliches Eiweiß, Wirkstoffe und Ballaststoffe liefern. Ballaststoffe schützen nicht nur vor Erkrankungen des Darms. Bei ballaststoffreicher Kost sind auch Herz-Kreislauf-Erkrankungen und Diabetes mellitus selten. Ballaststoffreiche Lebensmittel sind die idealen Sattmacher. Pellkartoffeln – besonders mit Schale – sind fettarm und behalten durch das Garen in der Schale ihre wertvollen Inhaltsstoffe. Dagegen sind verarbeitete Kartoffelprodukte wie Kartoffelbrei, Kroketten oder Ähnliches bereits fettreicher und haben einen höheren glykämischen Index beziehungsweise eine höhere glykämische Last – diese befinden sich deshalb in der Stufe 3 der Pyramide! Grobe Vollkornprodukte und kleine Pellkartoffeln haben einen relativ niedrigen glykämischen Index. Hülsenfrüchte sind reich an pflanzlichem Eiweiß und Ballaststoffen. Besonders zu empfehlen ist die Sojabohne und aus ihr hergestellte Produkte, da diese viele sekundäre Pflanzenstoffe enthält, die vielfältige gesundheitsfördernde Wirkungen haben. Vor allem bei vegetarischer Ernährung sollte mindestens einmal wöchentlich ein Hülsenfruchtgericht auf dem Speiseplan stehen! Vollkornprodukte wie Brot, Getreideflocken, Nudeln, Reis und andere Getreidesorten sind den Weißmehlprodukten aus ernährungsmedizinischer Sicht vorzuziehen, da sie größere Mengen an Vitaminen, Mineralstoffen, sekundären Pflanzenstoffen und Ballaststoffen enthalten. Sie haben eine niedrigere Kaloriendichte und einen geringeren glykämischen Index. Daher sind stark verarbeitete Getreideprodukte wie Cornflakes oder Weißmehlprodukte in Stufe 3 zu finden. Studien beweisen, dass bestimmte wasserlösliche Ballaststoffe in der Lage sind, den Cholesterinspiegel zu senken.

Mindestens 1,5 oder besser zwei Liter sollten Sie täglich trinken! Als Getränke sind die kalorienfreien Durstlöscher Mineralwasser, Früchte- und Kräutertees zu empfehlen sowie Gemüsesäfte. Sofern das Leitungswasser regional von hoher Qualität ist und der Geschmack zusagt, kann es natürlich auch getrunken werden. Grundsätzlich sollte aufgrund von vielen tausend Leitungswasservorfällen jährlich Leitungswasser abgekocht (also für Tee und Kaffee) verwendet werden. Mineralwasser ist Leitungswasser hinsichtlich des Gehaltes an Mineralstoffen überlegen. Auch Süßstoff gesüßte Lightgetränke können Sie – wenn Sie auf den süßen Geschmack nicht verzichten möchten – täglich trinken.

Stufe 2: Täglich moderat essen und trinken

- Fette, Nüsse und Samen: lebensnotwendige Fettsäuren, fettlösliche Vitamine und sekundäre Pflanzenstoffe
- Fettarme Milchprodukte: Eiweiß und Kalzium

Fette versorgen uns mit lebensnotwendigen Fettsäuren und Vitaminen, sie sollten daher täglich in unserem Speiseplan enthalten sein. Auch bestimmte herzgesunde sekundäre Pflanzenstoffe (Phytosterine) kommen reichlich in Nüssen und Samen vor. Wichtig ist, die „richtigen" Fette auszuwählen und diese zwar in ausreichender Menge, nicht aber übermäßig zu essen. Aber eine streng fettarme Kost ist nicht das Maß der Dinge. Vielmehr sollte die Fettaufnahmemenge moderat sein. Studien zufolge sollten die Nahrungsfette reichlich einfach ungesättigte, aber wenig gesättigte Fettsäuren enthalten. Natürlich muss der Bedarf an lebenswichtigen mehrfach ungesättigten Fettsäuen gedeckt sein. Ideal sind Rapsöl, Leinöl und Walnussöl. Bevorzugen Sie Diät- und Reformmargarine, die frei von Transfettsäuren sind. Studien zeigen, dass Phytosterine in der Lage sind, den Cholesterinspiegel wirksam zu senken. Für die Speisenzubereitung sollten Sie auf Rapsöl zurückgreifen, da sie viele einfach ungesättigte Fettsäuren haben, die

das Herz und die Gefäße schützen. Rapsöl ist Olivenöl überlegen, da es weniger
gesättigte Fettsäuren enthält. Zusätzlich
enthält es mehr gesundheitsförderliche
ungesättigte Fettsäuren und auch mehr
fettlösliche Vitamine. Wählen Sie Zube-
reitungsarten aus, die mit wenig oder
ganz ohne Fett auskommen. Erhitzen Sie
das Fett nicht zu hoch und nicht zu lange.
Frittieren sollten Sie möglichst nicht!
Achten Sie vor allem auf die versteckten
Fette in Fleisch und Wurstwaren, Süßigkeiten und fettreichen Milchprodukten!
Eine streng fettarme Kost ist ebenso ungesund wie eine sehr fettreiche Ernährungsweise.

In der Stufe 2 der Lebensmittelpyra-
mide finden sich auch Nüsse und Samen.
Sie sind fettreich, das enthaltene Fett hat
aber ein gesundheitsförderliches Fettsäuremuster. Zudem enthalten sie viele sekundäre Pflanzenstoffe, die auch den
Cholesterinspiegel senken können. Nüsse und Samen sollten in die normale Ernährung eingebunden werden (beispielsweise täglich eine Hand voll im Müsli
oder Obstsalat); vermeiden Sie dagegen
das Knabbern von mit Fett zubereiteten
Nüssen „nebenbei": Eine Dose Erdnüsse
(200 Gramm) enthält 100 Gramm Fett!
Erdnüsse sind übrigens keine Nüsse, sondern Hülsenfrüchte!

Milch und Milchprodukte liefern vor
allem Eiweiß und Kalzium. Für die Festig-
keit von Knochen und Zähnen ist es daher
wichtig, täglich Milch oder Milchprodukte
zu verzehren. Achten Sie darauf, die fettarmen Varianten auszuwählen: 1,5 Prozent
Fett bei Milch und Joghurt, 30 Prozent Fett
i. Tr. bei Käse! Fettarme Milchprodukte
sind arm an Transfettsäuren und enthalten
mehr Kalzium als fettreiche Milchprodukte.

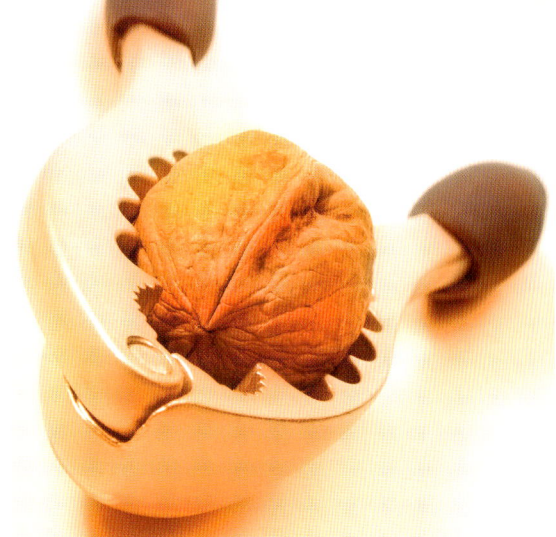

Milch ist als Durstlöscher ungeeignet. Obstsäfte liefern Vitamine, Mineralstoffe, sekundäre Pflanzenstoffe, sollten
wegen ihres Kalorien- und Zuckergehal-
tes jedoch nur selten oder stark verdünnt
getrunken werden. Optimal ist das Mi-
schen von einem Drittel Fruchtsaft mit
zwei Dritteln Mineralwasser oder Trinkwasser.

Stufe 3: Wöchentlich moderat essen und trinken

- Geflügel und Eier: Eiweiß, Eisen und
  Zink
- Seefisch: Jod, Eiweiß und Omega-3-
  Fettsäuren

Stufe 3 enthält (industriell) verarbeitete
Kartoffel- und Getreideprodukte sowie
Butter, die wegen ihres ungesunden Fett-
säuremusters und relativ hohen Choleste-
ringehalts nur selten verzehrt werden sollte. Im Zweifelsfall sollte besser auf Halb-
fettbutter zurückgegriffen werden. Aufgrund ihrer Zusammensetzung ist Butter
nur in Maßen zu empfehlen.

Auch Fisch, bevorzugt Seefisch, sollte jede Woche verzehrt werden. Er enthält Jod, wertvolles Eiweiß und gesunde Omega-3-Fettsäuren. Mehr Fisch lautet die Devise. Essen Sie also zweimal wöchentlich Seefisch und tauschen Sie auch mal Käse oder Wurst durch Fisch (beispielsweise Makrele, Lachs oder Hering) aus. Eier enthalten fast alle lebensnotwendigen Nähr- und Wirkstoffe. Sie gehören zusammen mit Milch und Soja zu den gesündesten Lebensmitteln überhaupt. Studien beweisen, dass Eier den Cholesterinspiegel und das damit verbundene Herzinfarktrisiko nicht erhöhen.

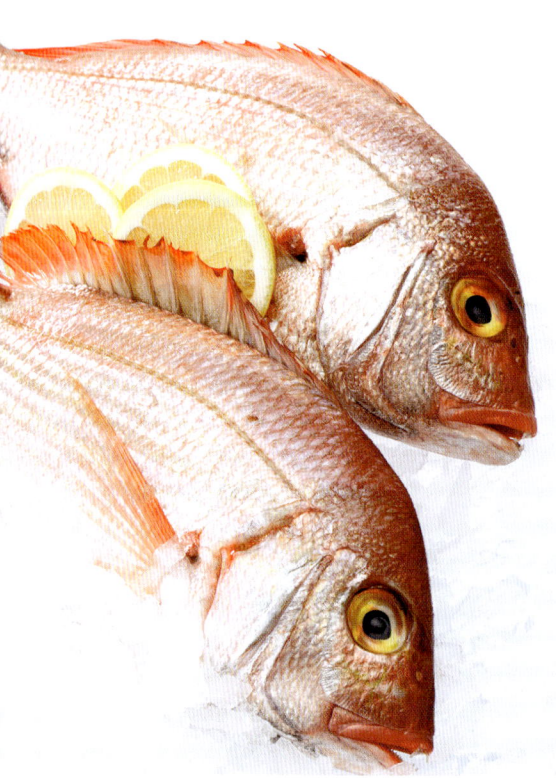

Fleisch enthält hochwertiges Eiweiß, wichtige Mineralstoffe und Vitamine. Fleisch ist vor allem ein guter Eisen- und Zinklieferant. Doch sollte es Geflügelfleisch oder mageres Schweinefleisch sein und nur einmal pro Woche verzehrt werden. Bevorzugen Sie magere Fleischsorten. Helles Fleisch wie Geflügel und Fisch ist aus gesundheitlichen Gründen dunklem, rotem Fleisch, also Rindfleisch und gepökelten Fleisch- und Wurstwaren, vorzuziehen. Rotes, dunkles Fleisch ist Studien zufolge ein Risikofaktor für bestimmte Krebserkrankungen. Gepökeltes Fleisch sollte niemals gebraten oder gegrillt werden.

Kaffee und schwarzer Tee sollten nur in Maßen – täglich nicht mehr als vier Tassen – getrunken werden. Sie sind zwar nicht schädlich, doch sind die Getränke der Stufe 1 vorzuziehen. Grüner Tee scheint besonders gesundheitsförderlich zu sein. Kaffee sollte möglichst immer gefiltert zubereitet werden.

Stufe 4: Selten essen und trinken oder austauschen

In der Spitze finden Sie die Lebensmittel, die in einer gesunden Ernährungsweise möglichst fehlen sollten. Natürlich muss man nicht auf alles verzichten, doch sollten diese Lebensmittel selten verzehrt werden!

Fast Food ist relativ fett- und kalorienreich, enthält wenig Ballaststoffe, ist stark verarbeitet und hat ein ungesundes Fettsäuremuster. Außerdem sättigt es kaum. Zudem fördert es das „Essen nebenbei" und damit die Überernährung.

Süßigkeiten können bei unzureichender Zahnhygiene und Fluoridzufuhr den Zähnen genauso wie alle anderen traubenzuckerhaltigen und klebrigen Lebensmittel schaden. Aber Zucker und Süßigkeiten sind nicht der Auslöser von Zahnkaries. Ein Übermaß an Zucker in Kombination mit Fett kann der Figur schaden – ein Stück Schwarzwälder Kirschtorte enthält 296 Kalorien. Zucker kann Bestandteil einer gesunden Ernährungsweise sein. Aber große Mengen Zucker sind genauso wenig gesund wie fünf Liter Mineralwasser auf einmal! Zudem sind die enthaltenen Fette wahre Krankmacher – einige Stückchen Schokolade fördern das Wohlbefinden, während einige Tafeln die Übergewichtsentstehung fördern können. Fettreiche Milchprodukte wie Sahne, Crème fraîche, Käse mit mehr als 45 Prozent Fett i. Tr. sind ebenfalls ungesund, da sie zu viele gesättigte Fettsäuren und Transfettsäuren enthalten. Fettreiches Fleisch enthält Cholesterin, Purin und relativ gesättigte Fettsäuren. Auch wenn der Fettgehalt der Wurst heute deutlich niedriger ist als noch vor 20 Jahren, enthalten viele Wurstsorten (Mettwurst, Teewurst oder Leberwurst) versteckte Fette. Täglich zugeführt, erhöhen diese Lebensmittel die Wahrscheinlichkeit ernährungs(mit)bedingter Krankheiten.

Zu vermeidende Getränke stellen Alkoholika dar. Alkohol ist täglich genossen ein Giftstoff, der zur Abhängigkeit führen kann. Da seine gesundheitsfördernden Wirkungen hinter seinen krankheitsauslösenden zurückstehen, ist es sinnvoll, keinen oder nur wenig Alkohol zu trinken, auf keinen Fall aber täglich. Auch zuckergesüßte Getränke sollten möglichst vermieden werden. Aber vergessen Sie nicht: Zucker macht nicht krank und auch nicht süchtig!

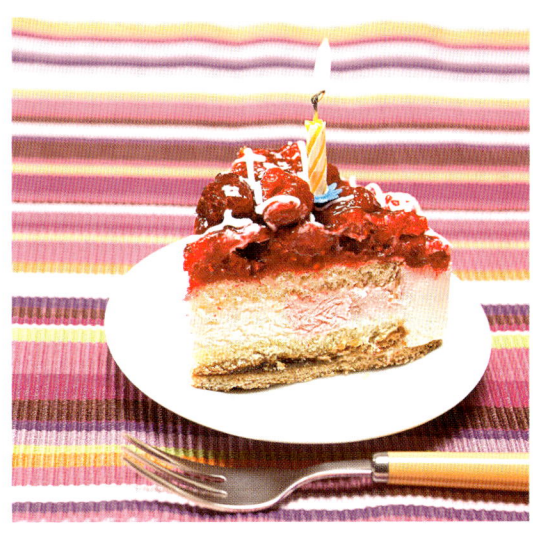

Ergänzungen: fluoridiertes Jodsalz, Vitamin- und Mineralstoffpräparate

Zum Schutz vor fluoridmangelbedingter Karies und jodmangelbedingten Schilddrüsenerkrankungen sowie Folsäuremangel sollte im Haushalt ausschließlich fluoridiertes Jodsalz mit Folsäure zum Salzen verwendet werden. Dessen Verwendung in moderaten Mengen ist prinzipiell ungefährlich und führt nicht zu Krankheiten wie Bluthochdruck, Osteoporose oder Krebs. Die durchschnittliche Salzzufuhr in Deutschland wurde von Experten lange Zeit deutlich überschätzt und liegt heute nur noch minimal oberhalb der Empfehlungen. Wer Salz einsparen möchte, sollte insbesondere auf salzige Knabberartikel, Fertigsaucen und andere Fertigprodukte verzichten.

Der Vitamin- und Mineralstoffbedarf ist für jeden Menschen und in jeder Lebenssituation unterschiedlich. Vitamine, Mineralstoffe und sekundäre Pflanzenstoffe werden als Wirkstoffe bezeichnet. Viele Medikamente, chronische Krankheiten, Stress und Rauchen erhöhen den Wirkstoffbedarf. Menschen, die reichlich Obst und Gemüse sowie Säfte daraus zu sich nehmen, nehmen ausreichend sekundäre Pflanzenstoffe auf. In manchen Lebenssituationen ist die Einnahme von bestimmten Vitaminen und Mineralstoffen sowohl vorbeugend als auch (in einigen Fällen) therapeutisch notwendig und sinnvoll. Es scheint sinnvoll, wenn praktisch jeder neben einer gesunden Ernährungsweise auch noch ein niedrig dosiertes Multivitaminmineralstoffpräparat einnimmt. Solche Produkte gibt es inzwischen sehr preiswert in Drogerien. Achten Sie darauf, dass sich die enthaltenen Mikronährstoffe möglichst nicht gegenseitig bei der Aufnahme hemmen und zeitversetzt freigesetzt werden. Sinnvoll ist es, Vitamine, Mineralstoffe, aber auch sekundäre Pflanzenstoffe möglichst natürlich aufzunehmen. Dafür bieten sich Gemüse- und Obstkonzentrate an. Wichtig ist, dass Menschen täglich ausreichend Vitamine und Mineralstoffe aufnehmen müssen. Daher ist eine „Vitaminkur" sinnlos. Es ist ungefährlich, dauerhaft – in der richtigen Dosis – Nahrungsergänzungsmittel einzunehmen.

13.3 Sieben klare Regeln für eine gesunde Ernährungsweise

Bei Einhaltung eines gesunden Lebensstils und dieser Regeln sind Sie im Rahmen der Möglichkeiten vor ernährungs(mit)bedingten Krankheiten geschützt.

1. Mehr pflanzliche, weniger tierische Lebensmittel bedarfsgerecht kombinieren, vor allem Obst und Gemüse essen. Frische Lebensmittel möglichst aus der Region entsprechend der Saison einkaufen, nicht oder nur kurz lagern, schonend garen und mit Genuss langsam und stressfrei verzehren.

2. Bevorzugt ballaststoffreiche Lebensmittel mit moderater Blutzuckerwirksamkeit und geringer Kaloriendichte essen (Gemüse und Obst, grobe Vollkornprodukte, Hülsenfrüchte, Pellkartoffeln).

3. Fette mit einem hohen Anteil einfach ungesättigter Fettsäuren und ausreichend mehrfach ungesättigten Fettsäuren als Hauptfettquelle nutzen (Diätmargarine, hochwertige Pflanzenöle wie Rapsöl, Nüsse und Samen), aber möglichst keine Transfettsäuren und wenig gesättigte Fettsäuren aufnehmen.

4. Fettarme Milchprodukte täglich, aber in moderater Menge in den Speiseplan einbauen, fettreiche Milchprodukte meiden und austauschen.

5. Essen Sie bevorzugt pflanzliche Eiweißträger, insbesondere Soja und Sojaprodukte sowie Fisch, Geflügel und anderes helles Fleisch.

6. Täglich mindestens 1,5 bis 2 Liter trinken. Bevorzugt Trinkwasser, Mineralwässer, Kräuter- und Früchtetees, Gemüsesäfte sowie verdünnte Obstsäfte. Alkohol – wenn überhaupt – nur in geringen Mengen (zu den Mahlzeiten, aber nicht am Abend, da dies der Schlafhygiene schadet).

7. Wenig Süßigkeiten, Fertigprodukte, Fast Food, dafür moderat fluoridiertes Jodsalz mit Folsäure und damit hergestellte Lebensmittel verzehren.

Quellennachweis

Kapitel 3: Lauter süße Märchen

Alexy, U. et al.: Fortification masks nutrient dilution due to added sugars in diet of children and adolescents, J Nutr. Vol. 132, S. 2785–2791 (2002)

Biesalski, H. K.: Ernährungsmedizin, 2. Auflage, Stuttgart (1999)

Chapman et al.: Effects of complex carbohydrates on the glycemic response, complex carbohydrates in foods, The british nutrition foundation, London (1990)

Heseker, H.: Süßwaren: Ursache für Übergewicht und Nährstoffdefizite? Eine Auswertung der Nationalen Verzehrsstudie, Moderne Ernährung heute 4 (1999–2000)

Lineisen, J. et al.: Sucrose intake in Germany, Z Ernährungswiss 37, Seite 303–314 (1998)

Matissek, R. (1995): Schweineblut in Schokolade? Ein Horrormärchen. Ärztliche Praxis 12: 24, Mitteilung des Bundesverbandes der Deutschen Süßwarenindustrie (1996)

Müller, M. J.: Neue Studie belegt: Naschen führt nicht zu Übergewicht bei Kindern, Moderne Ernährung heute 4 (1999–2000)

Richardson, J.: The sugar intake of businessmen and its inverse relationship with relative weight, Brit J Nutr. Vol. 27, Seite 449–460 (1972)

Verordnung über einige zur menschlichen Ernährung bestimmte Zuckerarten (Zuckerartenverordnung) vom 8.3.1976 (BGB I), letzte Änderung 27.4.1993, BGBl I

- www.bernd-leitenberger.de
- www.dge.de
- www.diabetes-world.net
- www.ernaehrungsmed.de
- www.eufic.org
- www.foodnews.ch
- www.hobbythek.de
- www.krebsinformation.de
- www.lifeline.de
- www.medizinfo.de
- www.m-ww.de
- www.optipage.de
- www.schokolade.know-library.net
- www.stiftung-warentest.de
- www.zahnaerztehaus.de

Kapitel 4: Heißkalte Aufwärmmärchen

Büchler, A.: Weißblech für Verpackungen: Herstellung, Verwendung und Recycling, Bibliothek der Technik, Bd. 183, Landsberg (1999)

Hochschule Niederrhein, Fachbereich Oecotrophologie/Institut für Lebensmittelqualität: Lebensmittelstudie, Mönchengladbach/Willich (2001)

KIN Lebensmittelinstitut e. V.: Untersuchung zu Vitamin C-Verlusten bei grünen Bohnen, Neumünster (1992)

Ninfali, P. et al.: Polyphenols and antioxidant capacity of vegetables under fresh and frozen conditions, J Agric Food Chem, Vol. 51, Seite 2222–2226 (2003)

Sammonds, K.: Nutrient Study, Massachusetts (2000)

University of Illinois, Department of Food Science and Human Nutrition: Nutrient Conservation in canned, frozen and fresh foods, Illinois (1997)

- www.dge.de
- www.freenet.de/freenet/fit_und_
  gesund/ernaehrung
- www.swr.de/kaffee-oder-tee

Kapitel 5: Fette Märchen

Bolte, G., Winkler, G., Hölscher, B., Thefeld, W., Weiland, S. K. und Heinrich, J.: Margarine Consumption, Asthma, and Allergy in Young Adults: Results of the German National Health Survey 1998, Annals of Epidemiology, Volume 15, Issue 3, Pages 207–213 (2005)

Jahreis, G. und Bochmann, K.: Speisefette im Vergleich: Zur physiologischen Wirkung enthaltender Fettsäuren, Ernährungs-Umschau, Volume 45 (1998)

Kapitel 6: Schlanke und dicke Märchen

Biesalski, H. K.: Ernährungsmedizin, 2. Auflage, Stuttgart (1999)

Blumenthal, H., Borzelleca, J. F. und Filer, L. J.: Gutachten zur „GRAS Affirmation" für die amerikanische Gesundheitsbehörde FDA (1993)

Elmadfa, I. et al.: Die Große GU-Nährwert-Tabelle (1996/1997)

Schweizerische Gesellschaft für Ernährung, Aktuelles (1997)

- www.wikipedia.org
- www.lifeline.de

Kapitel 7: Flüssige Märchen

Aromenverordnung 22.12.1981 BGB I. Letzte Änderung 29.1.1998

Bergmann, E. und Horch, K.: Kosten Alkohol assoziierter Krankheiten, Robert-Koch-Institut (2003)

DGE, ÖGE, SGE, SVE (Hrsg.): D.A.CH. Referenzwerte für die Nährstoffzufuhr, Frankfurt am Main (2000)

Grandjean AC. et al.: The Effect of Caffeniated, Non-Caffeinated, Caloric and Mon-Caloric Beverages on Hydration. Journal of the American College of Mutrition 19(5), 591-600 (2000)

Höhn, T.: Natürlich Gesund, Hampp Verlag, Stuttgart (2002)

Inoue, H., Stickel, F., Pöschl, G. et al.: Alkohol. In: Ollenschläger, Schauder: Ernährungsmedizin, 2. Auflage, München/Jena (2003)

Krautstein, H.: Heilmittel oder Durstlöscher? Naturarzt, Nr. 11 (2001)

Maugha, R. J. et al.: Caffein ingestion and fluid balance: a review. Journal of Human Nutrition an Dietics 16, 411–420 (2003)

Mineral- und Tafelwasser-Verordnung, Fassung vom 3.3.2003

Porz, P.: Im Cola-Rausch. E.U.L.E.n-spiegel – Wissenschaftlicher Informationsdienst des Europäischen Institutes für Lebensmittel- und Ernährungswissenschaften (E.U.L.E), Heft 5 (1998)

Stiftung Warentest, Heft Mai 2003, Trinkwasserverordnung

Verordnung über natürliches Mineralwasser, Quellwasser und Tafelwasser vom 1.8.1984, BGBI I; letzte Änderung 29.1.1998

Interview mit Marco Nothmann, Meister für Wasser- und Heizungsinstallation

- www.bernd-leitenberger.de
- www.destatis.de/presse
- www.dge.de
- www.gesundheit.de
- www.netdoktor.de
- www.tierschutzbund.de

Kapitel 8: Zusätzliche Märchen

Ames, B. N. et al.: The Causes and Prevention of Cancer. Proceedings of the National Academy of Sciences of the United States of America 92, Seite 5258–65 (1995)

Anke, M. et al.: Der Nahrungsmitteltransfer in der Nahrungskette des Menschen (2000)

Biesalski, H. K.: Ernährungsmedizin, 2. Auflage, Stuttgart (1999)

Feron, G. et al.: Prospects for the microbial production of food flavors. Trends in Food, Science and Technology (1996)

Förstermann, U.: Pharmakologie des kardiovaskulären Systems der Blutgefäße. Behandlung der Hypertonie und Hypotonie. In: Forth, W. et al.: Allgemeine und spezielle Pharmakologie und Toxikologie, 8. Auflage, Seite 426–431, München (2001)

Holtmeier, H. J.: Bedeutung von Natrium und Chlorid für den Menschen, Seite 47–80, Heidelberg (1992)

Kasper, H.: Ernährungsmedizin und Diätetik. Urban & Fischer, München (2004)

Loew, D. et al.: Zum Kochsalzverbrauch in der Bundesrepublik Deutschland, Kl. Wschr. Vol. 53, Seite 1131–1132 (1975)

O'Dell, B. L., R. A. Sunde (eds.): Handbook nutritionally essential mineral elements, Seite 93–116 (1997)

Müller-Nothmann, S.-D., Raschke, K.: Das Kalorien-Nährwert-Lexikon, Schlütersche Verlagsgesellschaft (2003)

Stolp, K. D.: Stärkezucker. In: R. Heiss: Lebensmitteltechnologie. Biotechnologische, chemische, mechanische und thermische Verfahren der Lebensmittelverarbeitung. Berlin (1988)

Werkhoff, P. et al.: Chirospecific analysiis in essential oils, fragrance and flavour research. Zeitschrift für Lebensmittel, 11 (2004)

Willett, W.: Eat, Drink, and Be Healthy, The Harvard Medical School Guide to Healthy Eating, New York (2001)

- www.bernd-leitenberger.de
- www.fertiggerichtetest.de
- www.gesundheit.de
- www.gesundheitpro.de
- www.medizinfo.de
- www.oekotest.de
- www.wikipedia.org
- www.zusatzstoffe-online.de

Kapitel 9: Ammen- und Kindermärchen

Deutsches Institut für Ernährungsforschung: Eine gemischte Kost ist die beste Ernährung für Kinder, Bergholz-Rehbrücke (1996)

Nestmann E. R.; Lynch, B. S., Musa-Veloso, K., Goodfellow, G. H., Cheng, E., Haighton, L. A., Lee-Brotherton, V. M.: Safety assessment and risk-benefit analysis of the use of azodicarbonamide in baby food jar closure technology: putting trace levels of semicarbazide exposure into perspective – a review. Food Additives & Contaminants, Vol. 22 (2005)

Paton, L. M, Alexander, J. L., Nowson, C. A. et al.: Pregnancy and lactation have no long-term deleterious effect on measures of bone mineral in healthy women: a twin study. Am J Clin Nutr 77: 707–14 (2003)

- www.bse.de
- www.fke-do.de
- www.uni-bayreuth.de/departments/didaktikchemie

Kapitel 10: Rohe und vollwertige Märchen

Biesalski, H. K.: Ernährungsmedizin, 2. Auflage, Stuttgart (1999)

- www.br-online.de

Kapitel 11: Gefährliche und krank machende Märchen

Bayer W., Schmidt K.: Vitamine in Prävention und Therapie. Stuttgart 1991

Biesalki, H. K.: Ernährungsmedizin, 2. Auflage, Stuttgart (1999)

Braun-Fahrlander, C. et al.: Environmental exposure to endotoxin and its relation to asthma in school-age children, N Engl J Med. Vol. 347, Seite 869–877 (2002)

Bub, A. et al DGE-Arbeitstagung „Sekundäre Pflanzenstoffe". Karlsruhe (1998)

Gaßmann, B. Beta-Carotin erleidet kollektive Schlappe. Ern.-Umschau 2 (1996):

Groeneveld, M.: Carotinoide: Vorkommen, Lebensmittelverarbeitung und physiologische Bedeutung. Ern.-Umschau 2/45 (1998)

Pschyrembel Klinisches Wörterbuch, 259., neu bearbeitete und erweiterte Auflage, Berlin/New York (2002)

Pudel, V. et al.: Leitfaden der Ernährungsmedizin, Berlin (1998)

Siegenthaler, W.: Klinische Pathophysiologie, 8. Auflage, Stuttgart (2001)

Silbernagl, S.: Taschenatlas der Physiologie, 6. Auflage, Stuttgart (2003)

- www.mdr.de
- www.m-ww.de

Kapitel 12: Märchen rund ums Ei

aid (Hrsg.): Eier, aid Infodienst (2003)

American Journal of Clinical Nutrition: 73, Seite 885–91 (2001)

Biesalski, H. K.: Ernährungsmedizin, 2. Auflage, Stuttgart (1999)

Dieckmann, B.: Eiertanz, Osnabrücker Zeitung, 26. März 2004

FAL Bundesforschungsanstalt für Landwirtschaft: Modellvorhaben ausgestaltete Käfige, Produktion, Verhalten, Hygiene und Ökonomie in ausgestalteten Käfigen von 4 Herstellern in 6 Legehennenbetrieben, Zusammenfassung (2004)

FAL Bundesforschungsanstalt für Landwirtschaft: Pressemitteilung, 15. März 2004

Hu, F. B., Stampfer, M. J., Rimm, E. B. et al.: A Prospective Study of Egg Consumption and Risk of Cardiovascular Disease in Men and Women, JAMA 281, Seite 1387–1394 (1999)

ISPA: Dossier Legehennenhaltung, Seite 19 (2003)

Jacobs, A.-K. et al.: Dokumentation zu den Auswirkungen der ersten Verordnung zur Änderung der Tierschutz-Nutztierhaltungsverordnung auf die deutsche Legehennenhaltung und Eierproduktion, ISPA (2003)

Jiang, Y., Noh, S. K. und Koo, S. I.: Egg Phosphatidylcholine decreases the lymphatic absorption of cholesterol in rats. J Nutr. 131, Seite 2358–2363 (2001)

Kreienbrock, L. et al.: EpiLeg, orientierende epidemiologische Untersuchung zum Leistungsniveau und Gesundheitsstatus in Legehennenhaltungen verschiedener Haltungssysteme (2004)

Zentrale Markt- und Preisberichtsstelle (ZMP), Jahr 2002

- www.fal.de

Autoreninfo

Diplom Trophologin Doreen Nothmann studierte am Institut für Ernährungswissenschaft der Friedrich-Schiller-Universität Jena Ernährungswissenschaften (Trophologie) und im Rahmen des Erasmus/Sokrates-Programms an der Universidad de Navarra in Spanien Nutrición humana y dietetica. Sie erhielt ein DAAD-Stipendium für ein Praktikum beim Verbindungsbüro des Landes Sachsen-Anhalt bei der Europäischen Union in Brüssel. Während ihres Studiums war sie als wissenschaftliche Assistentin an der Thüringer Landesanstalt für Landwirtschaft beschäftigt. Als Doktorandin wechselte Doreen Nothmann an die Rheinisch-Westfälisch-Technische Hochschule Aachen und an die Medizinische Hochschule Hannover.

Sie engagiert sich ehrenamtlich als Vizepräsidentin der Gesellschaft für Ernährungsmedizin und Diätetik. Im Rahmen der Medica sowie der Internationalen Diätetik Kongresse der Gesellschaft für Ernährungsmedizin & Diätetik e.V. hielt sie Vorträge. Doreen Nothmann ist an verschiedenen Publikationen in internationalen Fachzeitschriften beteiligt. Sie lebt in Hannover.

Professor Dr. Michael Vogt studierte Geschichte, Germanistik und politische Wissenschaften an der Ludwig-Maximilian-Universität in München. 1998 wurde er Professor für Public Relation/Kommunikationsmanagement an der Augustus-Universität in Leipzig. Seine berufliche Laufbahn begann er als TV-Journalist und Verfasser zahlreicher Dokumentarfilme zu politischen und zeitgeschichtlichen Themen. Michael Vogt war Sprecher des Bundesverbandes der Pharmazeutischen Industrie. Er hat mehr als 100 Auftritte in Diskussionsrunden, Talkshows und Interviews im deutschen Fernsehen. Danach leitete er als Geschäftsführender Vorstand den Verlag und die Kommunikationsplattform des Bundesministeriums für Ernährung, Landwirtschaft und Verbraucherschutz – AID e. V. Seit dem Jahre 2001 hat sich Professor Vogt als TV-Journalist, Hochschullehrer und Autor selbstständig gemacht. Professor Michael Vogt ist Lehrbeauftragter an der Medienfachhochschule in München.

Sven-David Müller-Nothmann absolvierte die Ausbildung zum Diätassistenten an der Diätlehranstalt des Kreiskrankenhauses Bad Hersfeld. In der Medizinischen Klinik III mit dem Schwerpunkt Gastroenterologie und Stoffwechselkrankheiten war er von 1990 bis Ende 1996 in der Diät- und Diabetesberatung tätig. Im Jahre 1995 absolvierte er an der Universitätsklinik Jena eine Fortbildung zum Diabetesberater der Deutschen Diabetes Gesellschaft (DDG), wechselte zur Deutschen Gesellschaft für gesundes Leben und arbeitete anschließend als Redakteur und Assistent der Geschäftsführung in der PMI Verlagsgruppe in Frankfurt am Main. In den Jahren 1998 und 1999 baute Sven-David Müller-Nothmann die Presse- und Informationsstelle des Universitätsklinikums der RWTH Aachen auf und leitete diese.

Nach einer langjährigen Tätigkeit bei der Gesellschaft für Ernährungsmedizin und Diätetik führt er jetzt das Zentrum für Ernährungskommunikation und ist beim Gesundheitsportal www.quali-medic.de beschäftigt. Sven-David Müller-Nothmann ist Schriftleiter der Zeitschrift für Diätetik und Ernährungsexperte der Zeitschriften Fit for fun, Frau von heute sowie Gute Laune.

Als Autor hat er 40 Bücher herausgegeben, die eine Gesamtauflage von 750.000 Exemplaren erreichen und in neun Sprachen erschienen sind. Regel-mäßig ist er Gast in TV-Sendungen und moderiert das Fernsehmagazin Gesund-Zeit.

Der Bundespräsident der Bundesrepublik Deutschland Horst Köhler verlieh ihm 2005 für sein ehrenamtliches Engagement im Bereich Ernährung und Diabetes mellitus das Bundesverdienstkreuz am Bande.

Er arbeitet in Aachen und Köln.

Register

Abnehmen 68
Abwässer 75
Acesulfam-Kalium 41
Adventitia 127
Akne-Diät 21
Alkohol 15, 82
Alkohol, Folgekrankheiten 83
Alkoholabhängigkeit 82
Arteriosklerose 129
Aspertam 40
Aufwärmmärchen 45
Ausgestalteter Käfig 138

Babynahrung 104
Babynahrung, Bio 104
Ballaststoffe 115
Ballaststoffe, Aufgaben 116
Bananen 62
Biolebensmittel 105
Blutdruck 90
Blutgruppen-Diät 63
Bodenhaltung 138
Brauner Zucker 38
Brei, Gläschen 106
Brei, selbst gekocht 106
Brot 22
Brötchen 22
BSE 107
Butter 59

Chips 18
Cholesterin 134
Cholesterinzufuhr 134
Cola 20, 85
Cyclamat 40

Diabetes mellitus 30
Diäten 63
Dosengemüse 49
Dreck 120

Ei 133
Eier 134
Einfrieren 46
Eisen 14
Eisenbedarf 98
Eisenmangel 98
E-Nummern 89
Ernährungsmärchen, die populärsten 13
Ernährungsmärchen, Entstehung 9
Ernährungpyramide 144
Essen, abends 15

Fäkalien 120
Fasten 122
Fasten, Risiken 126
Fastenkur 125
FdH-Prinzip 64
Fett 54
Fettsäurespektrum 59
Fit-for-Fun-Diät 64
Fleischesser 98
Folsäure 96
Formula-Diäten 65
Freilandhaltung 138
Fruchtgeschmack 100
Fruchtjoghurt 100
Fruchtzubereitung 100
Fünf am Tag 62

Gemüse, Anfahrtswege 46
Gentechnik 21
Gesunde Ernährung 142
Gesunde Ernährungsweise,
    – Modell 143
    – sieben Regeln 150
Glykogen 57
Gummibärchen 107

Haushaltszucker 26
Hay'sche Trennkost 65

Heilkräuter 93
Honig 17
Hyperaktivität 37
Hypercholerinämie 60
Hypertonie 91

Intima 127

Jod 130
Jodmangelgebiet 130
Jo-Jo-Effekt 68

Kaffee 81
Kaffeekonsum 81
Käfighaltung 138
Kalbsleberwurst 23
Kalzium 127
Kandida-Infektion 19
Karies 20, 34
Karies, Prophylaxe 35
Karotten 118
Kartoffeln 70
Kohlenhydratreserven 124
Kohlsuppendiät 67
Konserve 49
Kräutertees 20
Kristallzucker 27
Künstliche Aromastoffe 99

LDL-Cholesterin 60
Lebensmittelzusatzstoffe 88
Leere Kalorien 33
Leitungswasser 74

Mahlzeiten, kleine 14
Margarine 59
Media 127
Mediterrane Ernährung 58
Mineralwasser 74

Nahrungsergänzungsmittel 93
Natron 132
Natürliche Aromen 99

Negativen Kalorien 69
Nitrat 53
Null-Diät 66

Öl, Alternativen 59
Olivenöl 58
Omega-3-Fettsäuren 56
Omega-6-Fettsäuren 56
Osteoporose 17, 102
Oxidation 51

Pasteurisation 49
Pflanzenextrakte 93
pH-Wert 131
Pilze, aufwärmen 52

Qualitätssiegel 96

Rinderblut 42
Rohkost 112
Rohwasser 75
Rotwein 16

Saccharin 41
Salz 90
Salzstangen 85
Sauerstoff 83
Sauerstoffangereichertes Mineral-
    wasser 83
Säureregulation 131
Schilddrüse 130
Schimmelpilze 17
Schokoladenaufstrich 42
Sehschwäche 118
Serotonin 32
Spargel 21
Spinat 103
Spinat, aufwärmen 52
Spitzensportler 96
Sportlernahrung 96
Steinobst 16
Sterilisation 49
Supplemente, Empfehlungen 95

Süßempfinden 31
Süßstoffe 38

Tafelwasser 86
Tiefkühlkost 46
Traubenzucker 91
Trinkwasserkonsum 77

Überflussgesellschaft 12

Vegetarier 18, 98
Vitamin A 118
Vitamine 20
Vitaminzusätze 91
Vollwerternährung 113
Vollwertkost 113

Warme Malzeit 19
Wasser, Qualität 74
Wasseraufbereitung 75
Weintrauben 62
Wurst 22

Zitrusfrüchte 91
„zuckerfrei" 43
Zucker, Industrieprodukt 26
Zuckerkonsum 28
Zuckerkrankheit 30
Zuckerrübe 27
Zusatzstoffe 88
Zusatzstoffe, Prüfung auf 88

HDE Ernaehrung
FREIZEIT/PSYCHOLOGIE
BZ 2435 920
inkl. 2.4% MWSt
SFr. 23.90
ISBN 3-89993-524-1   TB   1.2.2008/fe
Müller-Nothmann, Sven-David/Vogt, Mich ael
Friedric: Moderne
Schluetersche Verlagsanstalt +, Hannover
93 431 063
1

Fotos:

Michelle Blioux: Klappe vorne innen links, 139; CMA: 33, 41; Corbis: 35, 37, 61, 83, 104; DAK: 47, 93; Bobby Deal: 54; Fotos Direkt: 82, 110; Nicola Gavin: 48; hr: 57; Ken Hurst: 20; Informationszentrale Deutsches Mineralwasser (IDW): 73, 76, 78; Informationszentrum Weißblech: 5 (unten), 49, 50, 52; Lonza GmbH: 88, 101; MEV: 5 oben links, 6, 1. und 3. von rechts, 6, links und 2. von rechts, 9, 14, 15, 16, 17, 18, 19, 21, 22, 23, 29, 32, 34, 36, 38, 45, 62, 63, 64, 65 unten links, 66, 67 unten, 74, 75, 81, 85, 90, 92, 97, 99, 100, 102, 103, 108, 117, 120, 123, 128, 130, 132, 133, 134, 137, 141, 147, 148, 149; MH Photo Design: 27, 28, 56, 65 unten links; Franz Pfluegl: 87; Miriam Scheibe: 107; Ljupco Smokovski: Klappe hinten innen; Valeri Thoermer: Klappe vorne; Garça Victoria: Klappe vorne innen rechts, 72; Ingo Wandmacher: 5 rechts oben und unten, 8, 13, 25, 31, 53, 55, 59, 65 oben und unten rechts, 67 oben, 68, 69, 70, 91, 109, 111, 113, 114, 116, 119, 125, 126, 145